面向人民健康
提升健康素养

相约健康百科丛书

面向人民健康
提升健康素养

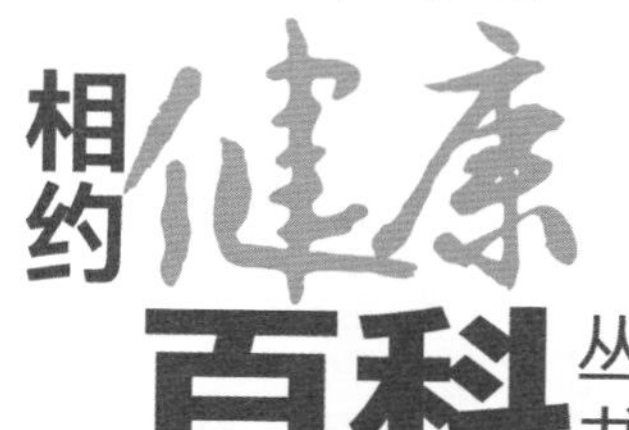

康养康复系列

老年退行性疾病康复怎么办

主编 禹 震 徐光青

人民卫生出版社
·北京·

丛书专家指导委员会

丛书工作委员会

本书编委会

主　　编　禹　震　徐光青

副 主 编　吕继辉　徐　群　方伯言

编　　者　（按姓氏笔画排序）

王宏图　天津市环湖医院
方伯言　首都医科大学附属北京康复医院
吕继辉　北京老年医院
杜晓霞　中国康复研究中心
李　沫　北京老年医院
李同达　北京老年医院
宋鲁平　华中科技大学协和深圳医院
张玉梅　首都医科大学附属北京天坛医院
张守字　北京老年医院
张志勇　北京老年医院
林　强　中山大学附属第七医院（深圳）
周玉颖　天津市环湖医院
禹　震　北京老年医院
俞　羚　上海交通大学医学院附属仁济医院
徐　群　上海交通大学医学院附属仁济医院
徐光青　广东省人民医院
高亚南　北京老年医院
彭继海　广东省人民医院
舒国建　华中科技大学协和深圳医院
靳昭辉　首都医科大学附属北京康复医院
赖丽琼　湖南省康复医院
糜建华　上海交通大学医学院附属仁济医院

学术秘书　李　沫　北京老年医院

陈竺院士
说健康

相约健康百科丛书

总　序

人民健康是现代化最重要的指标之一，也是人民幸福生活的基础。党的二十大报告明确到 2035 年建成健康中国。社会各界，尤其是全国医疗卫生工作者，要坚持以人民为中心的发展思想，把保障人民健康放在优先发展的战略位置，加快推进健康中国建设，全方位全周期保障人民健康，为实现“两个一百年”奋斗目标、实现中华民族伟大复兴的中国梦打下坚实的健康基础，为共建人类卫生健康共同体作出应有的贡献。

为助力健康中国建设，提升人民健康素养，人民卫生出版社（以下简称“人卫社”）联合相关学（协）会、平台、媒体共同策划，整合各方优势、创新传播途径，打造高质量的纸数融合立体化传播健康知识普及出版物《相约健康百科丛书》（以下简称“丛书”）。丛书通过图书、新媒体、互联网平台等全媒体，努力为人民群众提供全生命周期的健康知识服务。在深入了解丛书的策划方案、组织管理和工作安排后，我欣然接受了邀请，担任丛书专家指导委员会主任委员，主要基于以下考虑。

建设健康中国，人人享有健康。党的十八大以来，以习近平同志为核心的党中央一直高度重视、持续推动健康中国建设。2016 年党中央、国务院印发的《“健康中国 2030”规划纲要》指出，推进健康中国建设，是全面建成小康社会、基本实现社会主义现代化的重要基础，是全面提升中华民族健康素质、实现人民健康与经济社会协调发展的国家战略。健康中国的主题是“共建共享、全民健康”，共建共享是基本路径，

全民健康是根本目的。人人参与、人人尽力、人人享有，实现全民健康，需要全社会共同努力。党的二十大对新时代新征程上推进健康中国建设作出新的战略部署，赋予了新的任务使命，提出“把保障人民健康放在优先发展的战略位置，完善人民健康促进政策”。丛书建设抓住了健康中国建设的核心要义。

提升健康素养，需要终身学习。健康素养是人的一种能力：它能够帮助个人获取和理解基本的健康信息和服务，并能运用其作出正确的判断和决定，以维持并促进自己的健康。2008 年 1 月，卫生部发布《中国公民健康素养——基本知识与技能（试行）》，首次以政府文件的形式界定了居民健康素养，我很高兴签发了这份文件。此后，我持续关注该工作的进展和成效。经过多年的不懈努力，我国健康素养促进工作蓬勃发展，居民健康素养水平从 2009 年的 6.48% 上升至 2021 年的 25.4%，人民健康状况和基本医疗卫生服务的公平性、可及性持续改善，主要健康指标居于中高收入国家前列，为以中国式现代化全面推进中华民族伟大复兴奠定了坚实的健康基础。健康素养需要持续地学习和养成，丛书正是致力于此。

健康第一责任人，是我们自己。2019 年 12 月，十三届全国人大常委会第十五次会议通过了《中华人民共和国基本医疗卫生与健康促进法》，该法第六十九条提出“公民是自己健康的第一责任人，树立和践行对自己健康负责的健康管理理念，主动学习健康知识，提高健康素养，加强健康管理。倡导家庭成员相互关爱，形成符合自身和家庭特点的健康生活方式。”从国家法律到健康中国战略，都强调每个人是自己健康的第一责任人。只有人人都具备了良好的健康素养，成为自己健康的第一责任人，健康中国才有了最坚实的基础。丛书始终秉持了这一理念，能够切实帮助读者承担起自己的健康责任。

接受丛书编著邀请后，我多次听取了丛书工作委员会和人卫社的汇报，提出了一些建议，并录制了“院士说健康”视频。我很高兴能以此项工作为依托，为人民健康多做些有意义的工作。丛书工作委员会和人卫社的同仁们一致认为，这件事做好了，对提高国民特别是青少年健康素养意义重大！

2022年11月，在丛书启动会议上，我提出丛书建设要做到心系于民、科学严谨、质量第一、无私奉献四点希望。2023年9月，丛书“健康一生系列”正式出版！丛书建设者们高度负责、团结协作，严谨、创新、务实地推进丛书建设，让我对丛书即将发挥的作用充满了信心，也对健康科普工作有了更多的思考。

一是健康科普工作需把社会责任放在首位。丛书为做好顶层设计，邀请一批院士担任专家指导委员会的成员。院士们的本职工作非常繁忙，但他们仍以极高的热情投入丛书建设中，指导把关、录制视频，担任健康代言人，身体力行地参与健康科普工作。全国广大医务工作者也要积极行动起来，把社会责任放在首位，践行习近平总书记提出的“科技创新、科学普及是实现创新发展的两翼”之工作要求，把健康科学普及放在与医药科技创新同等重要的位置，防治并重，守护人民健康。

二是健康科普工作应始终心系于民。健康科普需要找准人民群众普遍关心的健康问题，有针对性地开展工作，方能事半功倍。丛书每一个系列都将开展健康问题征集活动，“健康一生系列”收集了两万余个来自大众的健康问题，说明人民群众的健康需求是旺盛的，对专家解答是企盼的。丛书组织专家对这些问题进行了认真的整理、分析和解答，并在正式出版前后组织群众试读活动，以不断改进工作，提升质量，满足人民健康需求，这些都是服务于民的重要体现。丛书更是积极尝试应用新

技术新方法，为科普传播模式创新赋能，强化场景化应用，努力探索克服健康科普“知易行难”这个最大的难题。

三是健康科普工作须坚持高质量原则。高质量发展是中国式现代化的本质要求之一。健康科普工作事关人民健康，须遵从“人民至上、生命至上”的理念，把质量放在最重要的位置，以人民群众喜闻乐见的方式，传递科学的、权威的、通俗易懂的健康知识，要在健康科普工作中塑造尊重科学、学习科学、践行科学之风，让“伪科学”“健康谣言”“假专家”无处遁形。丛书工作委员会、各编委会坚持了这一原则，将质量要求落实到每一个环节。

四是健康科普工作要注重创新。不同的时代，健康需求发生着变化，健康科普方式也应与时俱进，才能做到精准、有效。丛书建设模式创新也是耳目一新，比如立足不同的应用场景，面向未来健康需求的无限可能，设计了“1+N”的丛书系列开放体系，成熟一个系列就开发一个；充分发挥专业学（协）会和权威专家作用，对每个系列的分册构建进行充分研讨，提出要从健康科普“读者视角”着眼，构建具有中国特色的国民健康知识体系；精心设计各分册内容结构和具有中华民族特色的系列 IP 形象；针对人民接受健康知识的主要渠道从纸媒向互联网转移的特点，设计纸数融合图书与在线健康知识问答库结合，文字、图片、视频、动画等联动的全媒体传播模式，全方位、全媒体、全生命周期服务人民健康等。

五是健康科普工作需要高水平人才队伍。人才是所有事业的第一资源。丛书除自身的出版传播外，着眼于健康中国建设大局，建立编写团队组建、遴选与培养的系列流程，开展了编写过程和团队建设研究，组建来自全国，老、中、青结合的高水平编者团队，且每个分册都通过编写过程的管理努力提升作者的健康科普能力。这项工作非常有意义。希望未来，越来越多的卫生健康工作者能以高度的社会责任感、职业使命感，以无私奉献的精神参与到健康科普工作中，以更多更好的健康科普精品，服务人民健康。

衷心希望，通过驰而不息的建设，丛书能让健康中国、健康素养、健康第一责任人的理念深入人心，并转化为建设健康中国的重要动力，成为国民追求和促进健康的重要支撑。

衷心希望，能以大型健康科普精品丛书为依托，培养一支高水平的健康科普作者队伍，增强文化自信的建设力量，从而更好地为中华民族现代文明贡献健康力量。

衷心希望，读者朋友们积极行动起来，认真汲取《相约健康百科丛书》中的健康知识，把它们运用到自己的生活里，让自己更健康，也为健康中国建设作出每个公民的贡献！

中国红十字会会长
中国科学院院士
丛书专家指导委员会主任委员

2023 年 7 月

相约健康百科丛书

出版说明

健康是幸福生活最重要的指标，健康是 1，其他是后面的 0，没有 1，再多的 0 也没有意义。提升健康素养，是提高全民健康水平最根本、最经济、最有效的措施之一。党的二十大报告要求，加强国家科普能力建设，深化全民阅读活动。习近平总书记指出，科技创新、科学普及是实现创新发展的两翼，要把科学普及放在与科技创新同等重要的位置。在这一重要指示精神的指引下，人民卫生出版社（以下简称“人卫社”）努力探索让科学普及这“一翼”变得与科技创新同样强大，进而助力创新型国家建设。经过深入调研，团结广大医学科学家、健康传播专家、学（协）会、媒体、平台，共同策划出版《相约健康百科丛书》（以下简称“丛书”）。

为了帮助读者更好地了解和使用丛书，特将出版相关情况说明如下。

一、丛书建设目标

丛书努力实现五个建设目标，即：高质量出版健康科普精品，培养优秀的健康科普团队，创新数字赋能传播模式，打造知识共建共享平台，最终提升国民健康素养，服务健康中国行动落实和中华民族现代文明建设。

二、丛书体系构建

1. 丛书各系列分册设计遵从人民至上的理念，突出读者健康需求和视角。各系列的分册设计经过多轮专家论证、读者健康需求调研，形成从读者需求入手进行分册设计的共识，更好地与读者形成共鸣，让读者愿意读、喜欢读，并能转化为自身健康生活方式和行为。

比如，丛书第一个系列“健康一生系列”，既不按医学学科分类，也不按人体系统分类，更不按病种分类，而是围绕每个人在日常生活中会遇到的健康相关问题和挑战分类。这个系列分别针对健康理念养成，到人生面临的生、老、病问题，再到每天一睁眼要面对的食、动、睡问题，最后到更高层次的养、乐、美问题，共设立 10 个分册，分别是《健康每一天》《健康始于孕育》《守护老年健康》《对疾病说不》《饮食的健康密码》《运动的健康密码》《睡眠的健康密码》《中医养生智慧》《快乐的健康密码》和《美丽的健康密码》。

2. 丛书努力构建从健康知识普及到健康行为指导的全生命周期全媒体的健康知识服务体系。依靠权威学（协）会和专家的反复多次研究论证，从读者的健康需求出发，丛书构建了“1+N”系列开放体系，即以“健康一生系列”为“1”；以不同人群、不同场景的不同健康需求或面临的挑战为“N”，成熟一个系列就开发一个系列。“主动健康系列”“应急急救系列”“就医问药系列”“康养康复系列”，以及其他系列将在“十四五”期间陆续启动和出版。

3. 丛书建设有力贯彻落实“两翼论”精神，推动健康科普高质量创新发展。丛书除自身的出版传播外，还建立编写团队组建、遴选与培养的系列流程，开展了编写过程和团队建设研究，组建来自全国，老、中、青结合的高水平编者团队，并通过编写过程的管理努力提升作者的健康科普能力。丛书建设部分相关内容还努力申报了国家“十四五”主动健康和人口老龄化科技应对重点专项；以“《相约健康百科丛书》策划出版为基础探索全方位、立体化大众科普类图书出版新模式”为题，成功获得人卫研究院创新发展研究项目支持。

三、丛书创新特色

1. 体现科学性、权威性、严谨性。为做好丛书的顶层设计、项目实施和编写出版工作，保障科学性，成立丛书专家指导委员会、工作委员会和各分册编委会。

第十二届、十三届全国人大常委会副委员长，中国红十字会会长陈竺院士担任丛书专家指导委员会主任委员，国家卫生健康委员会副主任李斌、中国计划生育协会常务副会长于学军、中华预防医学会名誉会长王陇德院士、中国健康促进基金会荣誉理事长白书忠等担任副主任委员，三十余位院士应邀担任委员。专家们积极做好丛书顶层设计、指导把关工作，录制“院士说健康”视频，审阅书稿，甚至承担具体编写工作……他们率先垂范，以极高的社会责任感投入健康科普工作，为全国医务工作者参与健康科普工作树立了榜样。

人民卫生出版社、中国健康促进基金会、中国计划生育协会、中华预防医学会、中国科普研究所、全国科学技术名词审定委员会、健康报社、新华网客户端《新华大健康》等机构负责健康科普工作的领导和专家组成了丛书工作委员会，并成立了丛书工作组，形成每周例会、专题会、组建专班等工作机制，确保丛书建设的严谨性和高质量推进。

各系列各分册编委会均由相关学（协）会、医学院校、研究机构等领域具有卓越影响力的专家组成。专家们面对公众健康需求迫切，但优秀科普作品供给不足、科普内容良莠不齐的局面，均以极大的热忱投入丛书建设与编写工作中，召开编写会、审稿会、定稿会等各类会议，对架构反复研究，对内容精益求精，对表达字斟句酌，为丛书的科学性、

权威性和严谨性提供了可靠保证。

2. 彰显时代性、人民性、创新性。习近平总书记在文化传承发展座谈会上发表重要讲话，强调“在新的起点上继续推动文化繁荣、建设文化强国、建设中华民族现代文明，是我们在新时代新的文化使命”。丛书以“同中国具体实际相结合、同中华优秀传统文化相结合”理念为指导，彰显时代性、人民性、创新性。

丛书高度重视调查研究工作，各个系列都会开展面向全社会的问题征集活动，并将征集到的问题融入各个分册。此外，在正式出版前后都专门开展试读工作，以了解读者的真实感受，不断调整、优化工作思路和方法，实现内容“来自人民，根植人民，服务人民”。

在丛书整体设计和 IP 形象设计中，力求用中国元素讲好中国健康科普故事。丛书在全程管理方面始终坚持创新，在书稿撰写阶段，即采用人卫投审稿平台数字化编写方式，从源头实现“纸数融合”。在图书编写过程中，同步建设在线知识问答库。在图书出版后，实现纸媒、电子书、音频、视频同步传播，为不同人群的不同健康需求提供全媒体健康知识服务。

3. 突显全媒性、场景性、互动性。丛书采取纸电同步方式出版，读者可通过数字终端设备，如电脑、手机等进行阅读或“听书”；同时推出配套数字平台服务，读者可通过图书配套数字平台搜索健康知识，平台将通过文字、语音、直播等形式与读者互动。此外，丛书通过对内容的数字化、结构化、标引化，建立与健康场景化语词的映射关系，构建场景化知识图谱，利用人们接触的各类健康数字产品，精准地将健康知识推送至需求者的即时应用现场，努力探索克服健康科普“知易行难”这个最大的难题。

四、丛书的读者对象、内容设计和使用方法

参照《中国公民健康素养 66 条》锁定的目标人群，丛书读者对象定为接受九年义务教育及具备以上文化水平的人群，采用问答形式编写，重点选择大众日常生活中“应知道”“想知道”“不知道”和“怎么办”的问题。丛书重在解决“怎么办”，突出可操作性，架起大众对“预防为主”和“一般健康问题”从“为什么”到“怎么办”的桥梁，助力从“以治病为中心”向“以健康为中心”转变。

丛书是一套适合普通家庭阅读、查阅和收藏的健康科普书，覆盖日常生活中会遇到的常见健康问题。日常阅读，可以有效提升健康素养；遇到健康问题时查阅对应内容，可以达到答疑解惑、排忧解难的目的。此外，丛书还配有丰富的富媒体资源，扫码观看视频即可接收来自专家针对具体健康问题的进一步讲解。

《庄子・内篇・养生主》提醒我们：“吾生也有涯，而知也无涯，以有涯随无涯，殆已！”如何有效地让无穷的医学知识转化为有限的健康素养，远远不止“授人以渔”这么简单，这需要以大型健康科普精品出版物为依托，培养一支高水平的健康科普作者队伍；需要积极推进相关领域教育、科技、人才三位一体发展，大力弘扬科学精神和科学家精神；还需要社会各界积极融健康入万策，并在此基础上努力建设健康科学文化，增强文化自信的建设力量，从而更好地为中华民族现代文明建设贡献健康力量。

衷心感谢丛书建设者们和读者们的大力支持，让我们共同努力，为健康中国建设和中华民族现代文明建设作出力所能及的贡献。

丛书工作委员会

2023 年 7 月

前 言

国家统计局公布2023年中国60岁以上老年人口为2.97亿人，占全国总人口的21.1%，意味着我国已迈入中度老龄社会。《“十四五”健康老龄化规划》指出，“十四五”时期是我国积极应对人口老龄化的重要窗口期，促进健康老龄化将进入新发展阶段，需要协同推进健康中国战略和积极应对人口老龄化国家战略，促进实现健康老龄化。

人口老龄化带来疾病谱的变化，老年慢性疾病多发，成为健康老龄化的威胁，其中老年退行性疾病是很重要的一类疾病。老年退行性疾病的特点是起病缓慢、患病时间长、没有特效的治疗办法、致残致死率高、照料负担沉重。以最常见的老年退行性疾病——阿尔茨海默病为例，我国目前患阿尔茨海默病的老年人大约有1 000万，过去30年间，阿尔茨海默病在死亡原因排名中已经由第10位上升到第5位，是对公共卫生事业的巨大挑战。

目前老年退行性疾病存在“一高三低”的情况，即患病率高、识别率低、就诊率低、有效治疗率低。人民卫生出版社在《相约健康百科丛书》的“康复康养系列”中，推出了《相约健康百科丛书——老年退行性疾病康复怎么办》分册。本分册适应老年人需求，定位于普及老年退行性疾病知识，提高老年朋友的认识水平，使其了解和掌握预防及延缓退行性疾病的方法，为促进健康老龄化做出一份贡献。按

照丛书定位，本分册聚焦老年神经系统退行性疾病，涵盖疾病的概念、疾病引起的常见功能障碍、就医和用药指导、实用康复手段、中医康复办法和失智、失能养护等内容。本分册内容以 150 余个问答的形式呈现，力求贴近生活，从群众的角度出发，图文并茂，通俗易懂，有用且有趣，深入浅出地讲解老年朋友们心存疑惑或深受困扰的问题，适合居家、社区、照护机构、医院等场所的老年人及其家人阅读。

本分册编者为老年医学、神经病学、康复医学领域的资深专家，稿件经过了充分准备、用心撰写、专家互审和反复修改，以最好的姿态呈现给广大读者。因为时间和水平有限，疏漏之处在所难免，恳请批评指正。另外，医学的发展日新月异，在普及最基本科学知识的同时，编者尽量给读者介绍当前先进可及的手段，但我们也期盼着尽快产生更有效的康复治疗方法，再与大家分享新进展。

北京老年医院　禹　震

2024 年 4 月

目录

第一章 带您认识老年退行性疾病

四　居家康复注意事项　95

五　医疗机构康复就医指导　110

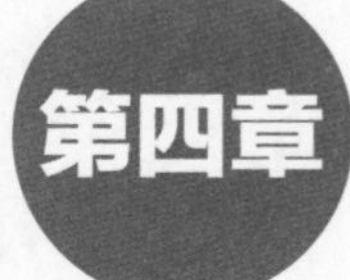

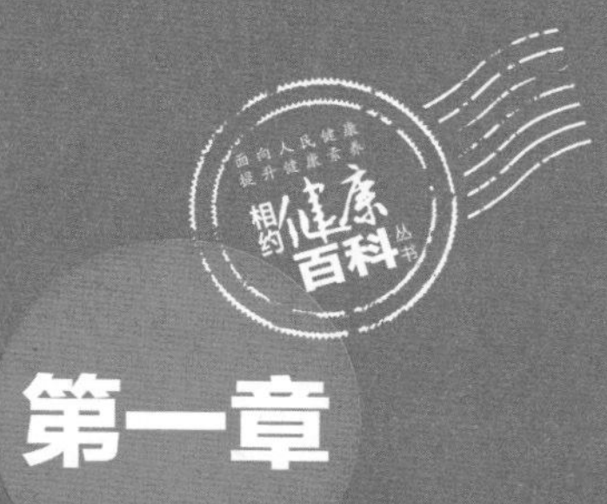

第一章

带您认识
老年退行性疾病

一

衰老对健康产生的影响

1. 为什么随着**年龄增长**身体会**发生变化**

身体可以被看成一栋精妙的建筑：细胞像砖头，无数“砖头”搭成“房间”——器官，比如有泵血功能的心脏；“房间”根据功能组成“部门”——系统，比如呼吸系统（包括鼻、呼吸道、肺等）。

随着年龄增长，人体产生新细胞的能力逐渐下降，原有细胞老化，总体功能变差，就会出现老视（俗称“老花眼”）、听力下降、行走缓慢等变老的现象。衰老并非一蹴而就，医学人文作家葛文德这样描述：“衰老是一系列连续不断的功能丧失”。功能减退会在全身各处相继发生，在面临各种健康打击（重体力劳动、环境变化、疾病）时，无法像年轻人一样顺利康复。

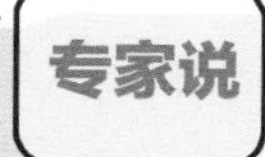

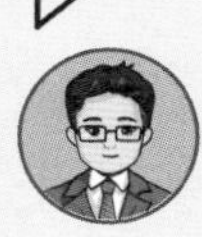

关于细胞层面的衰老，最主流的是端粒学说。正常细胞分裂时，携带遗传信息的染色体“复制、粘贴”变成双份，这个过程像“拉链”，拉开复制，结束合上。在“复制、粘贴”时，染色体两端的端粒会不断丧失，到一定程度后细胞就会停止分裂，意味着丧失产生新细胞的能力，随后走向凋亡。“砖头”的数量越来越少，“房间”将变得不结实，人体功能也会随之下滑。

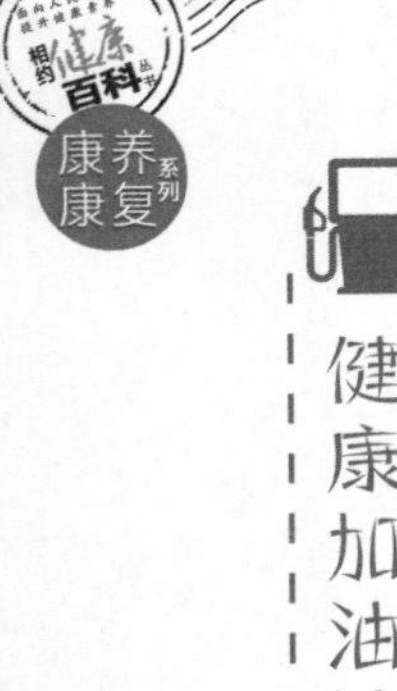

健康加油站

1. 衰老变化——眼睛 人衰老之后晶状体变硬，对焦能力变差，看不清近处的物体，建议到专业的机构验光，佩戴合适的“老花镜”。因为晶状体变浑浊，老年人对光线要求越来越高，在昏暗环境中视物不清，建议佩戴专业光学眼镜。老年人起夜时应开灯，避免摸黑，规避摔倒风险。

2. 衰老变化——心脏和肺 老化的心脏和血管变得僵硬，心脏充盈速度也变得缓慢。在运动和生病时，老年人不能通过短时间内心跳加速泵出更多的血液来供应需求。老年人咳嗽反射减弱，通过咳嗽清理呼吸道的能力下降，对感染的抵抗力下降，容易发生呛咳和肺炎。戒烟和规律的有氧运动，对维持心、肺健康有好处，能够帮助延缓心、肺衰老。

（徐光青）

2. 为什么年龄大了神经系统会衰老

在“生老病死”的自然规律中，“老”是生命的必经阶段。功能强大的中枢神经系统也会经历衰老，所以大部分人到中老年时，记忆力和学习能力会变差，大脑和身体都不能迅速做出反应，这些都是脑功能下降的表现。在正常情况下，年龄导致的脑功能轻微衰退不会影响日常生活。

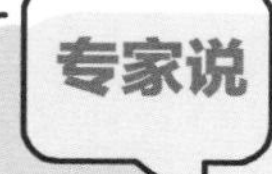

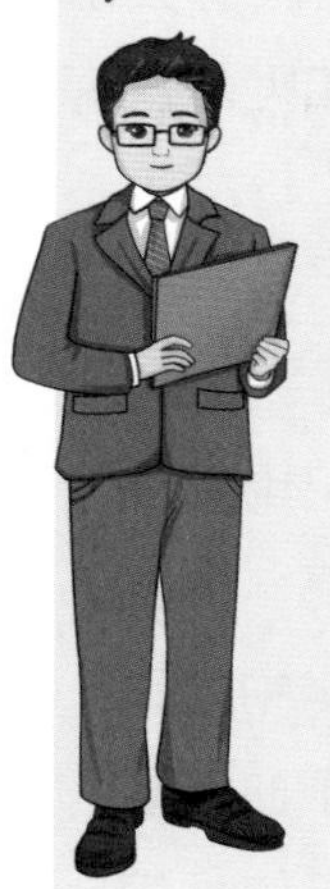

神经系统是由许多“砖头”——神经细胞（也称“神经元”）构成的。衰老导致神经元的数量变少，会出现脑萎缩。而老化神经元的功能也不如青壮年时期，它们之间的连接——突触，也变得不稳定。另外，脑血流量减少、细胞老化产生的自由基和其他有害物质损伤神经系统，也会加剧神经系统衰老。

大脑具有代偿能力，可以在一定程度上弥补正常衰老或疾病带来的脑改变，比如当大脑的某一区域受损时，功能相似的脑区可以代偿，使功能维持，仍然可以满足生活、工作需求。特定区域的神经元也可以通过训练等手段转化后执行新的功能。

残存的神经元之间会建立起新的连接，以主动补偿神经细胞减少带来的影响。脑的某些部位还可以生成新的神经细胞，使脑损伤或脑卒中的老年人有时可以通过学习来重新掌握生活和工作技能。

（徐光青）

关键词

神经元　脑功能

3. 大脑衰老后 容易患哪些疾病

关键词

脑卒中　阿尔茨海默病

正常衰老本身会引发脑功能缓慢衰退，但是有一些疾病会加速这种衰退，严重危害老年人的生活能力，比如脑卒中和阿尔茨海默病。

专家说

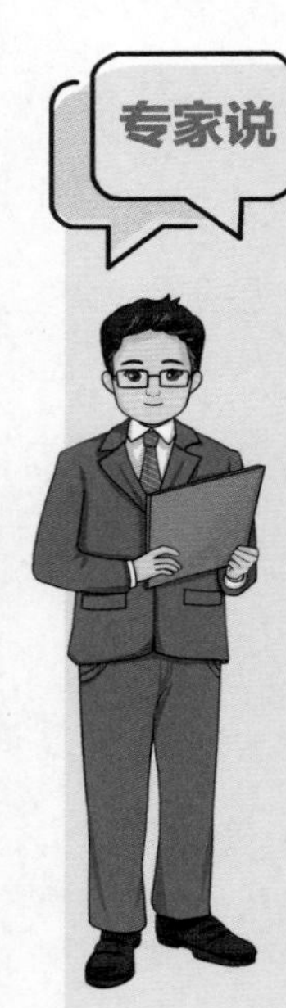

1. 脑卒中　又称“中风”，包括缺血性和出血性脑卒中，具有发病率高、致残率高、病死率高、复发率高及经济负担高的特点。60%~70% 的脑卒中为缺血性脑卒中。如果是血栓堵塞脑部血管引发了血流阻断，须尽快溶栓恢复血流，一般认为 4.5 小时内为溶栓的黄金时间；出血性脑卒中病情凶险，常骤发于情绪激动、用力时，除了失语、偏瘫，严重者还会意识不清，或伴有头痛、呕吐。

脑卒中好发于长期吸烟、“三高”（高血压、高血糖、高胆固醇）控制不良的人群。随着年龄增长，脑血供减少，抵抗应激状况（如疾病、运动和压力）的能力下降，使得“三高”人群患病风险大大增加。建议积极控制“三高”等血管性危险因素，了解脑卒中的信号，如发现症状及时拨打“120”，早期识别和救护能减少致残。

2. 神经退行性疾病　其特点是神经元逐渐丧失，最常见的是阿尔茨海默病和帕金森病。阿尔茨海默病主要表现为认知障碍，帕金森病主要表现为运动障碍，两者都是缓慢起病，逐渐进展，晚期丧失自理能力，常因为卧床引起的并发症去世。早发现、早诊断、早治疗、早康复有助于延缓疾病进展。阿尔茨海默病和其他老年退行性疾病引起的认知障碍，常被人们统称为失智症。

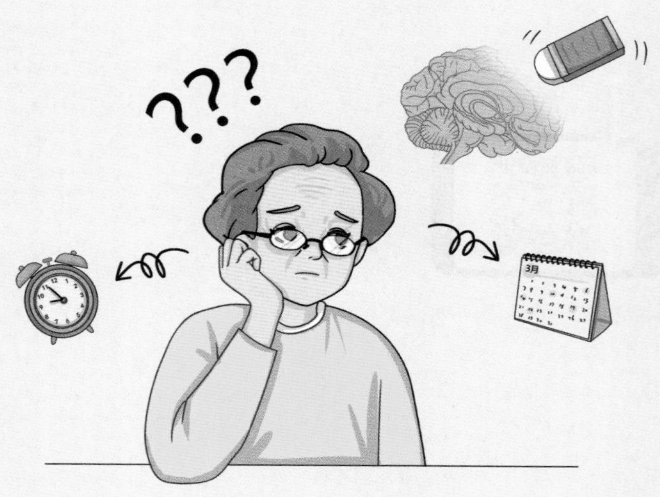

3. 心理疾病　2020 年中国科学院心理研究所发布关于我国老年人的心理健康现状报道，以北京地区的老年人为例，近 1/3 的老年人存在抑郁。长期抑郁状态可能导致抑郁症的发生，进一步发展成自残、自伤。随着社会老龄化加剧，老年人的身心健康都应该被关注。只要及时发现，科学治疗，绝大多数患抑郁症的老年人能改善症状，仍然能够健康长寿。

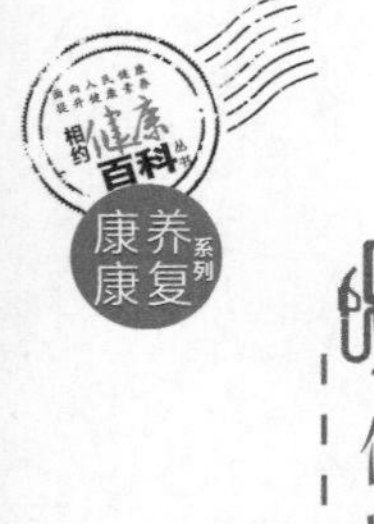

健康加油站

“中风 120”口诀

“1”看一张脸有没有口角歪斜。

“2”看两只胳膊平行举起，单侧的肢体是不是无力。

“0”聆听有没有口齿不清，难以发出声音。

你定期进行脑体检了吗

（徐光青）

4. 如何延缓**增龄**带来的**脑退化**

面对增龄带来的脑退化绝不应该坐以待毙，建议从少做“加速脑衰老”的事和多做“延缓脑衰老”的事两个方面入手。

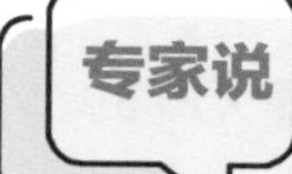

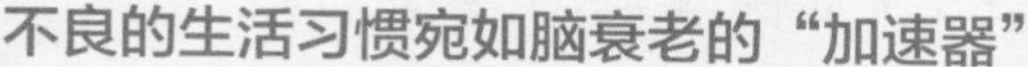

不良的生活习惯宛如脑衰老的“加速器”

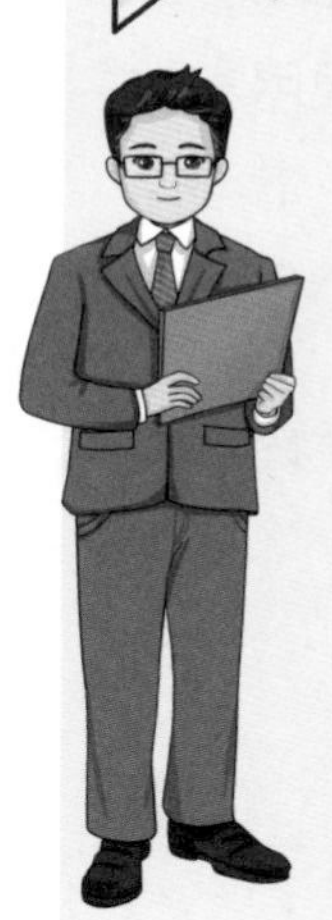

健脑应该从纠正不健康的生活方式开始，戒烟、戒酒、不久坐、不熬夜。

戒烟、戒酒对多个器官（心、肺、脑）都有好处，并且从开始行动的那一刻就开始受益。睡眠是大脑清除“垃圾”和“毒素”的时机，熬夜会影响大脑“排毒”的过程。定期锻炼可以增强血管的适应性，还能释放心理压力。世界卫生组织建议老年人每周至少进行 150 分钟中等强度运动或 75 分钟剧烈运动。有氧运动（如太极拳）可以提高老年人对躯体的控制能力，且强度适中。运动过程中对动作的学习和记忆，以及对音乐的感知，都可以提升认知功能。

合理膳食是延缓脑衰老的关键因素

多吃蔬菜和水果，摄入帮助人体对抗自由基的营养素，例如维生素 C、植物多酚、黄酮（葡萄、洋葱、花椰菜）等。多吃肉、鱼、坚果等富含蛋白质和维生素 E 的食物，能增强大脑功能。多吃膳食纤维，促进肠道蠕动，减少便秘。

积极尝试有益脑健康的活动

大脑也是器官，“用进废退”。建议适当做一些新奇、具有挑战的事情，如学习一项新技能、学习一门新语言，尝试新的经历，认识新的人。保持大脑的思考能力，让大脑重现“灵光”，从感兴趣的活动中收获幸福感、满足感。

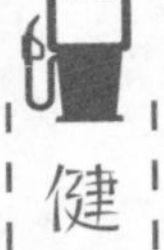

健康加油站

老年人应该避免滥用药物。建议老年人每天同时服用的药物不应超过 5 种。凡是药物都有不良反应，各种药效之间可能相互冲突，多种药物同时服用常常会对身体有害。应谨听医嘱，做好药物管理，增强保健常识，避免盲目服药，不购买虚假保健品。

（徐光青）

5. 如何从容面对退化，健康到老

维持身体健康与心理健康对老年人都很重要。不同人面对衰老的态度不同：有“莫道桑榆晚，为霞尚满天”的诗意，有“老骥伏枥，志在千里”的豪情，也有“人固有一死，或重于泰山，或轻于鸿毛”的深度。有人坦然，保持对生活的热爱；也有人过度恐惧，终日郁郁寡欢。对于退化应该有怎样的认识，才能从容面对呢？

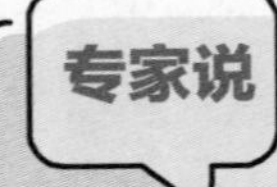

专家说

身体像一栋精巧的建筑，岁月更迭，难免出现各种问题，就像水管破裂，或电线老化，终有彻底不能使用的一天。做到以下几点，帮助老年人更好地迎接衰老，过自信人生。

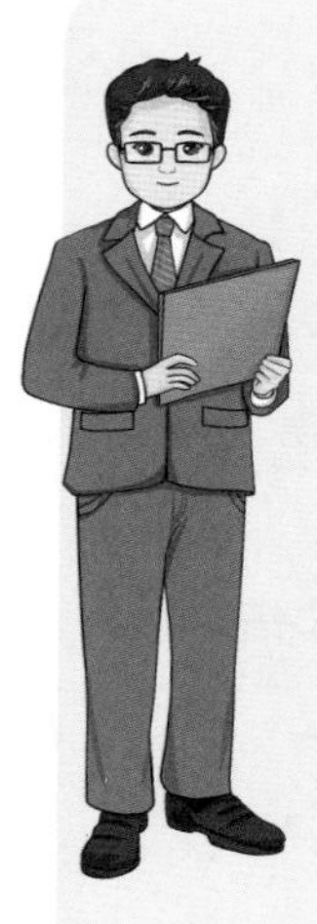

1. 坦然从容、心胸开阔 接受衰老，接受身体的“不胜任”和力不从心，量力而行。

2. 放松是重要的人生课题 运用深呼吸、冥想、转移注意力、运动等方法让自己放松下来。

3. 心中不藏事，懂得宣泄 乐观老年人的寿命比消极老年人长 10 年，不要让消极、倦乏的情绪成为生活的常态，多给自己正向暗示。

4. 培养和坚持兴趣爱好 例如广场舞、阅读、书法、手工，保持对生活的热爱。

5. 给人生做减法 不偏执，轻装前行。

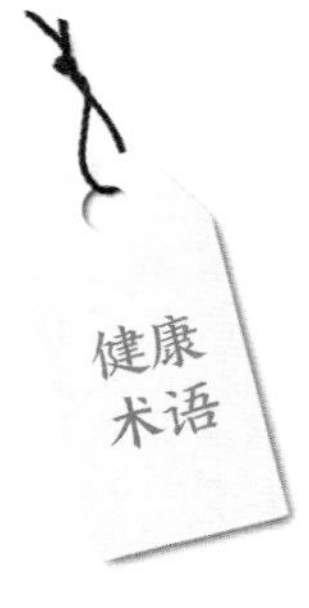

性格影响疾病的发生。人的性格大致分为四类，可以被定义为 A、B、C、D 四种人格。

A 型人格：性格鲜明，脾气急躁，容易被激怒。对心血管影响比较大，更容易患高血压、心律失常、抑郁症、紧张性头痛等疾病，心脏出现问题的概率也较高。

B 型人格：平稳从容，心态平和，乐观。心态好是健康的重要表现之一。

C 型人格：不喜欢倾诉，藏心事，一般不与人起争执。心事无法宣泄，积攒郁气，存在较多健康风险，比如乳腺增生、肠胃问题（胃是情绪器官，功能情况容易随心情波动）。

D 型人格：消极敏感，易受到周围环境影响，出现焦虑、沮丧的情绪。长期处于低落状态中，容易产生心脏疾病。

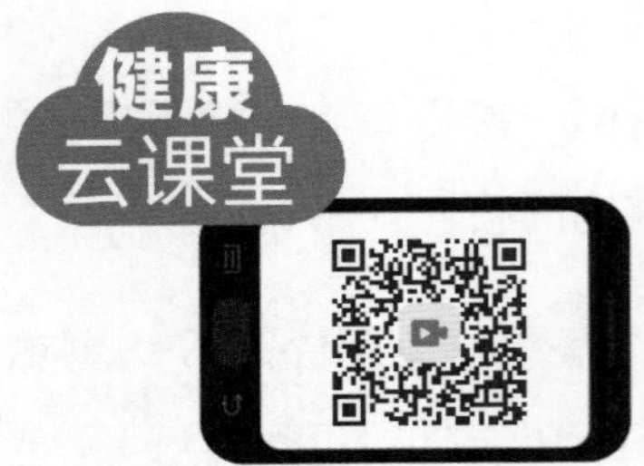

我们应该如何锻炼脑

（徐光青）

二

常见老年神经退行性疾病

6. 您知道什么是老年神经退行性疾病吗

关键词

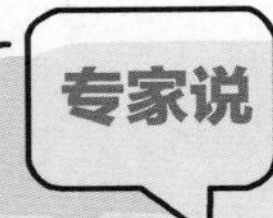

神经退行性疾病　阿尔茨海默病　帕金森病

人们随着年龄增长，容易患一些疾病，损害神经系统，使大脑功能衰退加速，这就是所谓的老年神经退行性疾病，常见的有阿尔茨海默病、帕金森病、路易体痴呆、额颞痴呆等。目前还没有治愈这些疾病的方法，但早期发现和综合治疗可以帮助减轻症状、延缓疾病进展、提高生活质量。

专家说

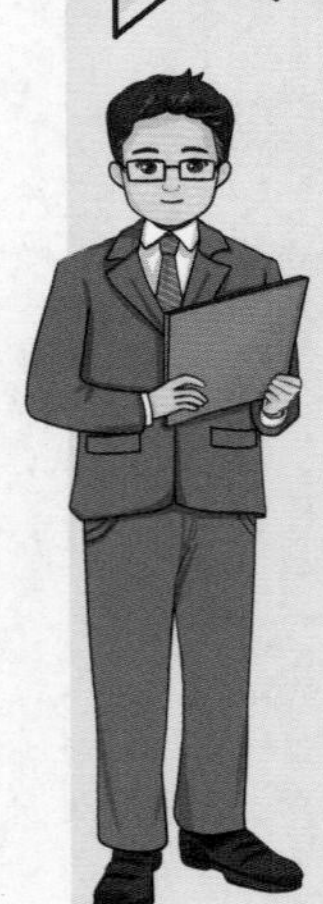

常见的老年神经退行性疾病

1. 阿尔茨海默病　俗称“老年性痴呆”，是最常见的神经退行性疾病。在我国，每 10 个 65 岁以上的老年人中就有 1 位患有阿尔茨海默病，预计到 2050 年，此类老年人将超过 4 000 万人。阿尔茨海默病表现为渐进性认知功能障碍（如记忆力减退，语言表达、理解困难，对时间、地点、人物感到混乱，东西错放，判读力受损），可伴有精神行为异常（如情绪不稳定、性格改变、幻觉、妄想），严重影响社交、职业与生活功能。

2. 帕金森病　是我国第二大常见的神经退行性疾病，大约 1 000 名 65 岁以上老年人中就有 17 名患有帕金森病，主要表现为运动迟缓伴有静止性震颤或肌强直，可能出现小碎步、冻结步态等特殊步态障碍，也就是“慢、抖、僵、慌”，后期会出现姿势不稳，容易摔倒。除了以上运动症状，还常会出现一些非运动症状，有的在发病多年前就出现，包括嗅觉减退、便秘、尿失禁、睡眠障碍、焦虑、抑郁、疲劳、疼痛、多汗流涎、认知障碍等。

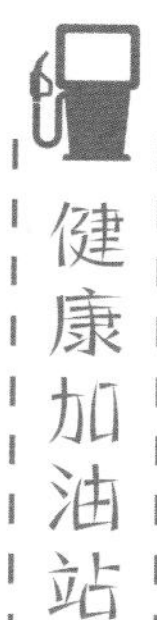

人老了一定会得神经退行性疾病吗

虽然神经退行性疾病在老年人中更为常见，但并非每个老年人都会患上这些疾病，大多数人在老年时依然能保持较好的神经功能和认知能力。遗传因素在某些疾病中起到重要作用，如果家族中已有患病的人，个体患病的风险可能会增加。此外，生活方式和环境因素也可能影响疾病的发生。保持健康饮食、进行适当锻炼、保持良好心态、提供有效认知刺激、避免有害物质等，都有助于降低患病风险。

（俞　羚　徐　群）

7. 为什么老年人的记忆力会变差

关键词
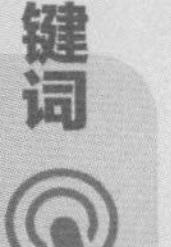

记忆力减退　健忘　失智症

随着年龄增加，人体的各项功能逐渐衰退，记忆力似乎也跟着变差了。很多人会觉得，“老了，记忆力变差”是正常现象。那老年人到底为什么会记忆力变差呢？其实，除了正常衰老导致的良性健忘，一些慢性疾病，如高血压、糖尿病、心脑血管疾病、甲状腺功能减退，也可能对大脑的供血和代谢产生影响；某些心理因素，如焦虑、抑郁、失眠可以干扰记忆和注意力；一些药物也有可能对记忆产生影响；更重要的是，失智症的主要症状之一就是记忆力减退。

日常生活中需重视老年人的记忆力减退，早筛查、早诊断是关键，不可错失治疗的最佳时机！

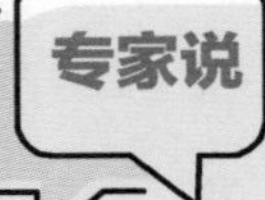

记忆力差到什么程度需要就诊

记忆力下降分为良性健忘与病理性遗忘，正常衰老导致的良性健忘，多是偶尔发生，过后还能再想起来，不会影响正常生活，而且情绪稳定。失智症老年人是病理性遗忘，反复提醒也回忆不起来，衰退的速度更快，伴随其他认知功能的损害（如记不清今天是哪一天；外出时认不清方向，甚至迷路；语言贫乏；决策能力减退），伴有日常生活能力减退和情绪不稳定（抑郁、焦虑、失眠等），甚至出现精神症状（幻觉、妄想等）。

需要注意的是，良性健忘和失智症的记忆力减退有时可能存在重叠，建议咨询专业的医护人员，进一步评估和诊断。

老年人如何延缓记忆力减退

失智症是可以预防的。保持健康的生活方式，合理饮食，适量运动，避免过度饮酒和吸烟；积极控制高血压、糖尿病等慢性疾病；保持社交活动和良好的心态；定期接受认知训练，均对延缓记忆力减退有帮助。

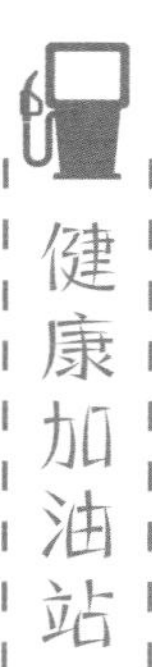

您的大脑健康吗？定期给大脑做个体检吧！

传统的体检多局限于颈部以下，但是致残、致命的疾病往往来自脑部。延缓脑衰老、保持脑健康是实现健康老龄化的高阶目标。筛查潜在的危险因素、疾病和隐匿的认知障碍、心理问题，早发现、早预防、早治疗，有利于最大程度降低疾病对脑健康的威胁。

（俞　羚　徐　群）

8. 为什么**手抖**不一定是帕金森病

关键词

手抖 帕金森病 震颤

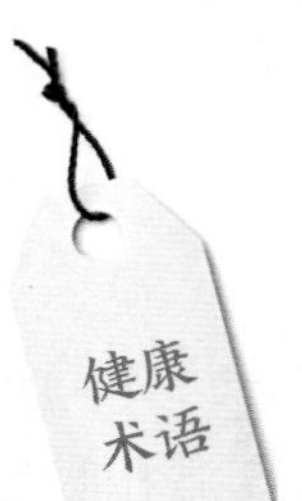

震颤是一种身体部位不自主、有节奏的振荡运动，是最常见的运动障碍之一，多见于手、头及面部、声带、躯干或腿等处。根据表现，可分为静止性震颤和动作性震颤。动作性震颤又分为姿势性震颤、运动性震颤、意向性震颤等。

1. 静止性震颤　身体部位不动，且有物体支撑，不用抗重力时出现的震颤，如上肢放在腿上时出现的手抖，常见于帕金森病。

2. 姿势性震颤　身体某部位维持一个姿势时（抗重力）出现的震颤，如双手向前平伸，维持这个姿势时出现的手抖，常见于特发性震颤、甲状腺功能亢进。

3. 运动性震颤　肢体活动时出现，可见于运动起始、运动过程中和运动末。

4. 意向性震颤　指随意运动时出现的震颤，特点是在有目的运动中或将要达到目标时震颤最为明显，常见于小脑及其传出通路病变。

手抖，医学中称为“震颤”，谈到手抖，老百姓第一个想到的就是帕金森病，70%~75% 的帕金森病老年人以肢体抖动起病，但是，手抖不一定是帕金森病。

手抖的原因可分为生理性和病理性。生理性手抖，多在焦虑、紧张、恐惧、饥饿时出现，去除诱因后消失；病理性手抖，多为长时间不自主抖动，常见的有特发性震颤、帕金森病、甲状腺功能亢进、药物性因素等。所以，手抖不一定是病，不要谈“抖”色变，但也不要掉以轻心，到医院就诊，明确病因是关键。

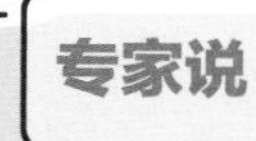

怎样抖，才是帕金森病

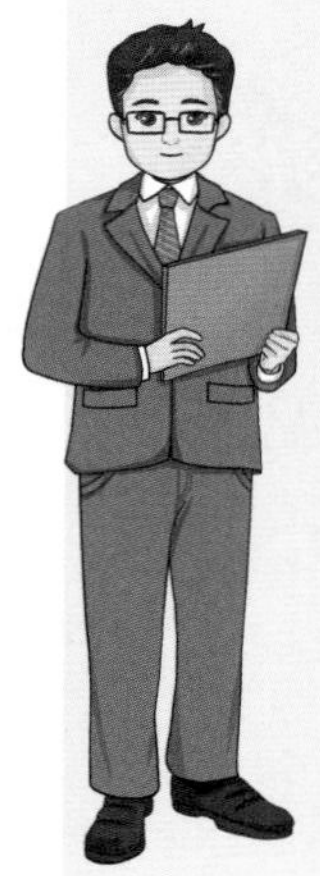

帕金森病的“抖”大多在静止时出现，活动时消失，维持一种姿势数秒或数分钟后再次出现（姿势性再现），睡眠时停止，频率为每秒 4~6 次，表现为不对称性，早期常从一侧上肢远端开始，表现为手指像在搓丸子或数钞票一样的动作，逐渐扩展到同侧下肢及对侧肢体，晚期可波及下颌、唇、舌及头部。

手不抖，也有可能是帕金森病

20%~30% 的帕金森病患者始终都不“抖”。事实上，动作迟缓——“慢”，才是帕金森病的核心症状，比如面部表情变少、语速慢、手脚不灵活等；肌强直，肢体僵硬感——“僵”，也是常见的表现；还会有姿势步态异常，经常越走越快，止不住步，或者行走中突然出现短暂的不能迈步——“慌”。另外，还会出现疲劳、嗅觉减退、便秘、情绪低落、焦虑、睡眠障碍、认知障碍等症状。

哪些因素会诱发或加重手抖

精神紧张、睡眠不佳、疲劳、饥饿、天气过冷过热、服用某些药物（β- 受体激动剂、肾上腺素、激素、精神类药物等）、代谢紊乱（甲状腺功能亢进、低血糖等）、突然戒酒、饮用茶或咖啡等，均可诱发或加重手抖。

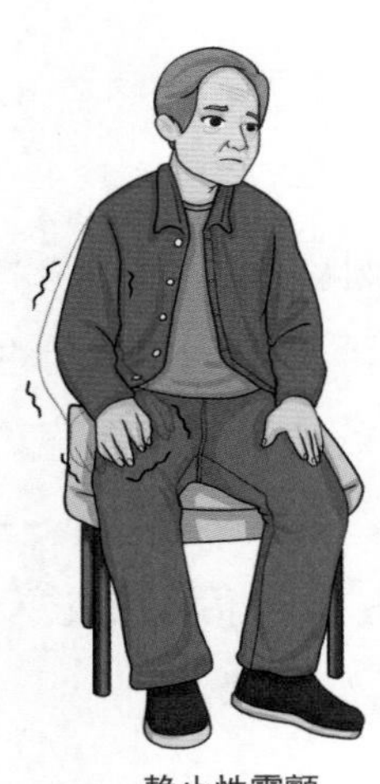
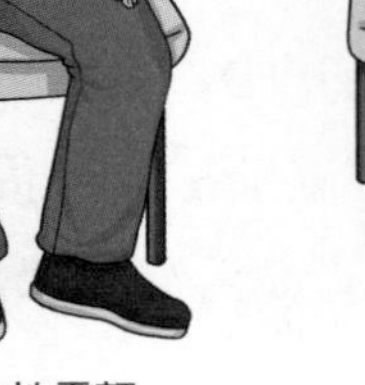

静止性震颤

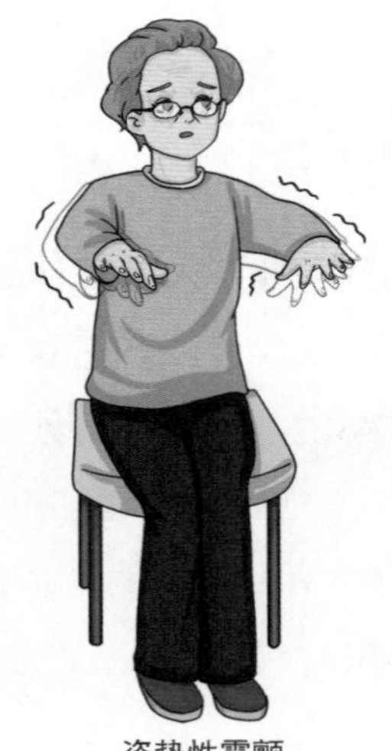

姿势性震颤

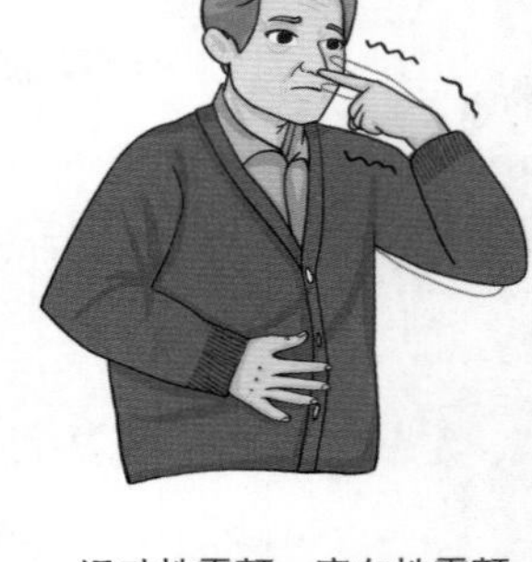

运动性震颤、意向性震颤

（俞　羚　徐　群）

关键词：帕金森病　痴呆

9. 为什么患有**帕金森病**还有可能患**痴呆**

老王患帕金森病 8 年，最近家人发现他总是忘记服药，做事丢三落四。到医院就诊后医师认为老王认知功能下降，患有痴呆。老王感到奇怪，为什么患帕金森病的老年人还会患痴呆呢？

首先，帕金森病与阿尔茨海默病不是同一种疾病，但帕金森病晚期也会出现认知障碍。在患帕金森病的老年人中，帕金森病性痴呆的发生率为 24%~31%。实际上，帕金森病除了人们熟知的“抖、慢、僵、慌”这几个运动症状外，还有许多非运动症状，认知功能障碍是帕金森病常见的非运动症状之一。

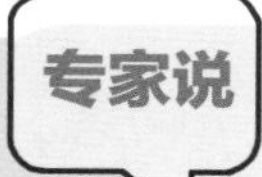

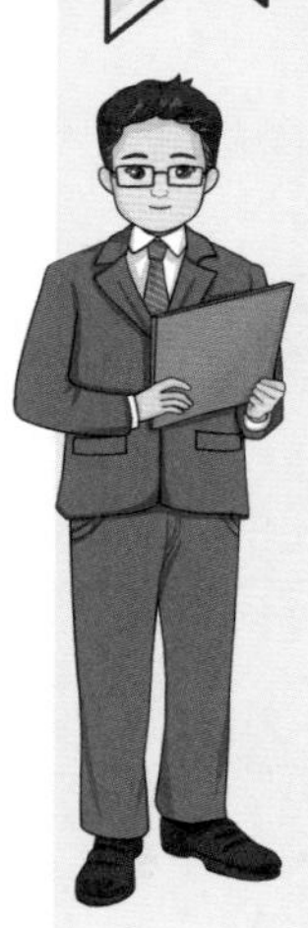

每年约 10% 患帕金森病的老年人会进展为帕金森病性痴呆。26%~36% 患帕金森病的老年人刚确诊时就存在轻度认知障碍，46% 患帕金森病的老年人确诊后 10 年内会出现痴呆症状，如果存活 20 年，80% 以上患帕金森病的老年人会出现痴呆症状。

患帕金森病的老年人认知功能障碍的蛛丝马迹（自测量表）

患帕金森病的老年人可通过以下 12 个问题进行简单自测，回答“是”记为 1 分，回答“否”记为 0 分，如果得分 ≥ 8 分，则很有可能存在帕金森病性痴呆。如果有 1 个或以上“是”，可能有认知功能障碍风险，建议到医院进一步评估。

帕金森病主观认知障碍问卷	在最近 6 个月内	是 / 否
1	您是否很难记起把东西放在哪里了	
2	您是否要求家人重复最近的对话	
3	您是否经常忘记约定好的事情	
4	您是否在熟悉的地方找路困难？或者记不起走过的路线	
5	您是否乘坐公交车等公共交通工具有困难？或者记不起经常开车的路线	
6	您是否对理解别人说的话感到困难	
7	您是否觉得讲话时找词困难	

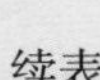

帕金森病主观认知障碍问卷	在最近6个月内	是/否
8	您的计算能力是否下降	
9	您是否存、取钱或算账时有困难	
10	您使用家中的电子设备时是否有困难	
11	您是否社交活动减少？或者害怕自己表现不好而需要帮助	
12	您是否对他人变得漠不关心或不那么同情别人	

哪些帕金森病老年患者容易发展为痴呆

帕金森病性痴呆的危险因素包括年龄在75岁以上、受教育程度低、病程超过10年、强直少动型帕金森病、姿势不稳、轻度认知障碍中语义流畅性受损和视空间能力受损、统一帕金森病评定量表（unified Parkinson's disease rating scale，UPDRS）评分在24分以上、快速眼动睡眠期行为障碍（rapid eye movement sleep behavior disorder，RBD）、幻视及基因相关危险因素。

若存在1个或以上发展为痴呆的危险因素，则应定期评估其认知功能，重视危险因素的筛查，有助于早期发现帕金森病性痴呆。

（俞 羚 徐 群）

10. 为什么**阿尔茨海默病**会出现**行为异常**

关键词

失智症　精神行为异常

王阿姨的老伴患失智症 2 年，最近变得疑神疑鬼，觉得有人偷他的东西，邻居要害他，半夜去敲门，动不动就发脾气，完全变了一个人，搞得全家人苦不堪言。为什么失智症会出现行为异常呢？

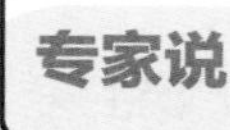

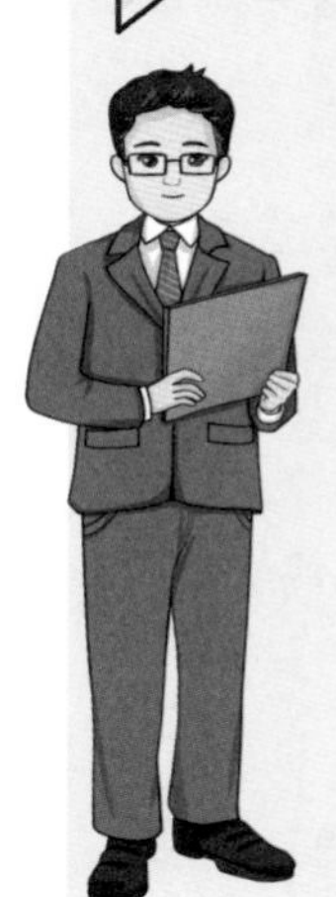

1. 失智症的精神行为异常　70%~90% 患失智症的老年人在疾病的不同时期会出现精神行为异常，主要分为三大类——情感症状、精神病性症状和行为症状。

情感症状：主要表现为抑郁、烦躁不安、淡漠、欣快、焦虑等。

精神病性症状：主要表现为幻觉、妄想、错认等。

行为症状：主要表现为异常运动、激越 / 攻击行为、易激惹、夜间行为、睡眠障碍、进食紊乱、刻板行为等。

2. 常见失智症类型合并精神行为症状表现　阿尔茨海默病老年患者精神行为症状出现频率较高的表现是易激惹和情绪不稳定（约占 72.4%）；血管性痴呆老年患者最常出现抑郁（约占 73.3%）；路易体痴呆老年患者以幻视为核心症状；幻视也是帕

金森病性痴呆最常伴发的症状（占 6%~40%）；额颞痴呆以人格改变和行为异常为核心症状，还可以出现淡漠、脱抑制和易激惹。

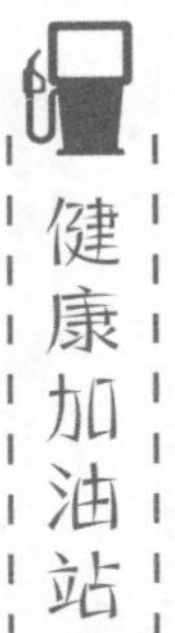

如何应对失智症老年患者的行为异常

保持平和冷静，站在老年人的角度，从以下三个方面寻找行为异常的诱因。

1. 疾病原因 有没有新发急性躯体疾病或慢性病的波动，如疼痛、发热、感染、便秘、心绞痛、低血糖、皮肤瘙痒、腹泻，最近有没有加药或减药。

2. 环境原因 最近有没有搬家、居住环境有无改变、生活习惯和方式有没有被破坏、室内光线昏暗、噪声过高等。

3. 照料者原因 有没有更换照料者，或者对老年人疏忽、应对方式不当等。

注意不要否定、不要苛求纠正、不要责备、不要发号施令，要换位思考、多鼓励，缓解老年人的不适。移除危险物品，营造稳定、舒适、良好的环境。纠正诱因，在不失原则的情况下尽量满足老年人的需求，绝大多数症状可以减轻或消失。无论何时，都可以到医院寻求帮助。

（俞　羚　徐　群）

11. 走路不稳 需要检查脑部吗

关键词

走路不稳　步态障碍

老王近 1 年来总觉得腰背疼痛、腿脚用不上力、走路不稳，认为应该是腰椎间盘突出症之类的疾病，可是到骨科就诊几次，仍没有好转，动作越来越慢。医师建议他去检查脑部。老王感到奇怪，为什么走路不稳要检查脑部？

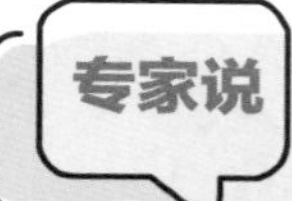

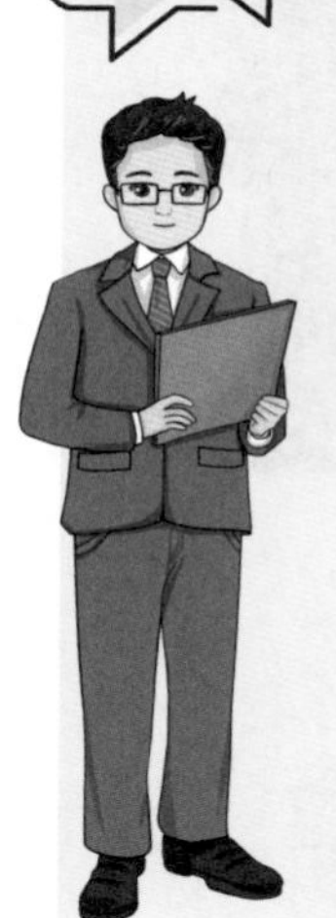

老年人走路不稳有很多原因，涉及大脑、小脑、脊髓、神经、肌肉及全身功能状态之间的协调平衡。在老年退行性疾病中，特别要注意是否存在帕金森病及相关疾病，如原发性帕金森病、进行性核上性麻痹、多系统萎缩，这些是导致走路不稳甚至跌倒的常见病因。

据统计，仅有 3.75% 的帕金森病老年患者初发病时意识到自己患病，误诊率高达 23.5%，主要原因是很多疾病在表现上与帕金森病极其相似。帕金森病会出现颈部和手部活动不灵活、肩颈酸痛，容易被误认为是颈椎病；如果出现下肢僵硬、行走拖步、走路不稳，易被误认为腰椎疾病；帕金森病老年人常以单侧肢体僵硬、活动不灵便起病，容易被误认为是脑血管疾病；当合并情绪低落、睡眠障碍时，易被误认为老年抑郁症。

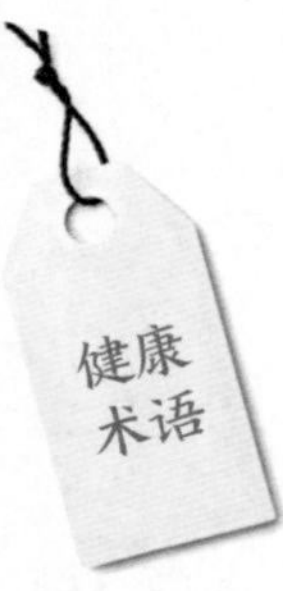

帕金森病的步态障碍

1. 慌张步态　老人以一种小步幅快速向前行走，很难想停就停，不能随意骤停或转向，行走时上肢摆动缩小或消失，容易跌倒，呈现出前冲或慌张步态。

2. 冻结步态　表现为试图行走时或前进过程中步伐短暂、突然中止或明显减少，脚像“黏”在地上，虽努力克服，但仍不能前行，多可持续数秒钟，可导致老年人频繁发生跌倒、外伤甚至骨折，严重影响老年人的生活质量。

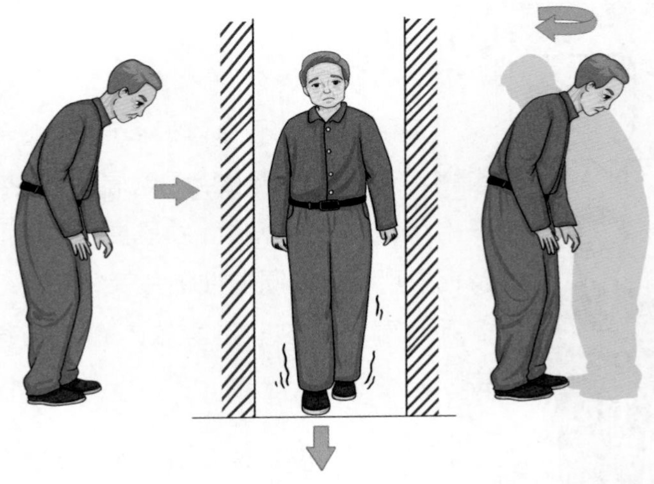

一些个人因素［疲劳、焦虑、抑郁、应激，执行双重任务（如行走时拨打手机等）］或环境因素（拥挤环境、过道狭窄，意外视觉、听觉刺激等）可诱发冻结步态；视觉（如在地面上画出平行线）或听觉提示（如节奏性悦耳声响）等可改善冻结步态。对于出现冻结步态的老年人，上楼梯、骑车甚至进行跑步等运动时反而较平地步行更容易。

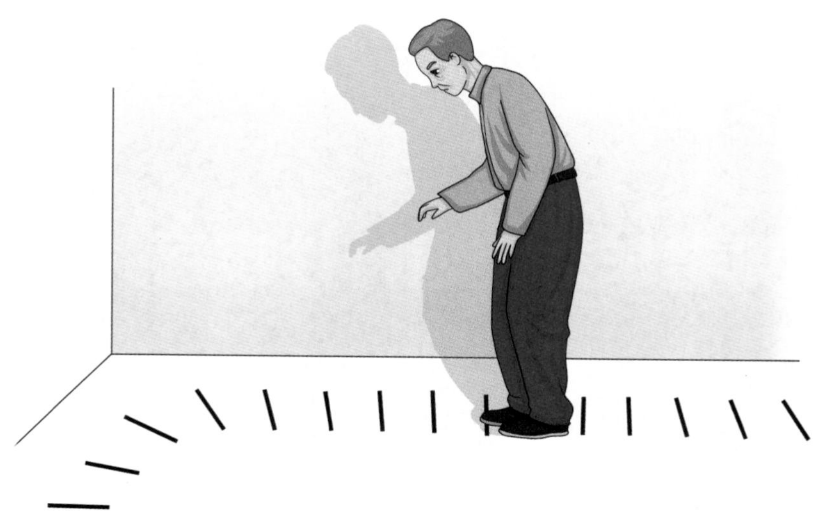

（俞 羚 徐 群）

三

常见老年神经退行性疾病的早预防、早识别

12. 为什么识别**失智症**的**早期症状**很重要

失智症　早期症状

失智症即我们常说的痴呆，多是缓慢加重的进程。老年人最初的表现是记忆力减退，到疾病后期记忆力完全丧失、生活无法自理、最终因感染或并发症死亡。目前，大多数失智症患者无法治愈，这也让很多人产生恐惧甚至放弃治疗的心理。但失智症老年人可以通过吃药、改变饮食习惯、康复训练等方法延缓病情恶化，有效提高生活质量。

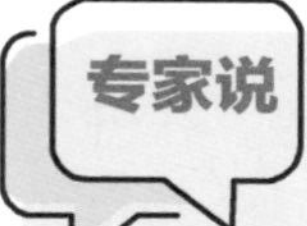

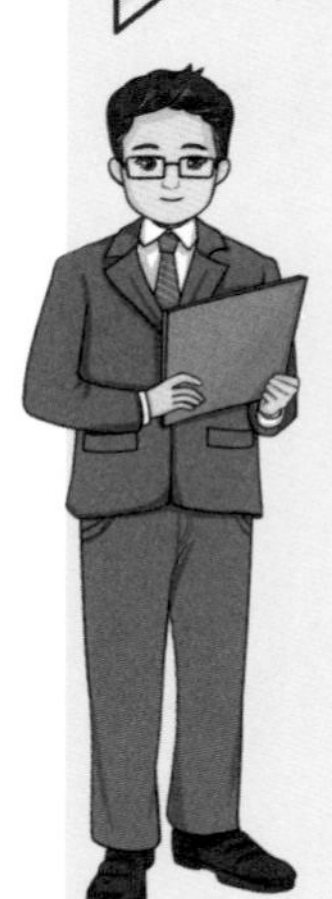

大家可能会因为错把失智症早期的表现归因为人老后的正常现象而错过最佳治疗时机。那么失智症的早期症状是什么呢？

1. 记忆力减退　是失智症最典型的症状，早期表现为近期记忆力减退，老年人可能会记得很久之前的事，但是不记得刚刚做过的事、说过的话。

2. 无法胜任熟悉的任务　无法完成曾经擅长的工作，比如厨师不记得如何做菜、司机无法开车去指定地点。

3. 时间、地点定向障碍　在熟悉的环境中迷路，比如在熟悉的街道中走失，突然不记得自己身在何处；不记得现在的年份和月份。

4. 判断能力下降　无法判断事情的真假，容易上当受骗；做出不符合场合的行为；穿不符合季节的衣物等。

5. 物品错位摆放　把物品放在不恰当的地方，比如将衣物放在冰箱里，将遥控器藏在床底下等，且事后忘记摆放的位置。

6. 抽象思维受损　表现为无法理解抽象概念，无法看懂洗衣机、电视的说明书，无法进行计算等。

7. 言语表达困难　说话时想不起某个字词；说话语速减慢、停顿较多；经常找词困难、词不达意。

8. 失去做事的主动性　失去了对事物的兴趣。

9. 情绪变化　如淡漠、兴奋、焦虑、易怒、沮丧等。

10. 回避社交活动　老年人由于记忆力减退等原因，在进行社交活动时有障碍，从而回避社交活动。

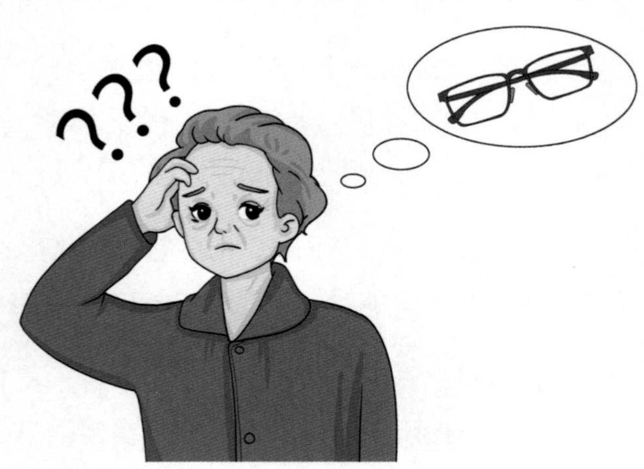

（张玉梅　郑安吉）

13. 如何自查**认知功能**

关键词

认知功能 AD8量表

失智症往往起病隐匿，认知障碍进展缓慢，很难判断出具体的发病时间。早期仅仅是近事遗忘，比如忘记刚刚说过的话、出门忘记带钥匙。这些症状很容易被归因为人老了，导致错过早诊断和早治疗的时机。

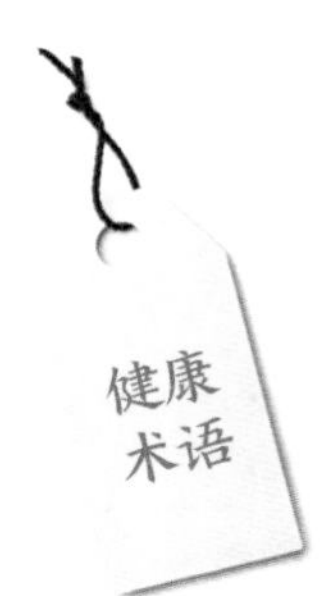

认知功能：即对知识的获取、理解并运用的过程，包括记忆、语言、视空间、计算和理解、判断等方面。当认知功能中的一项或几项受损时，就称为认知障碍。

专家说

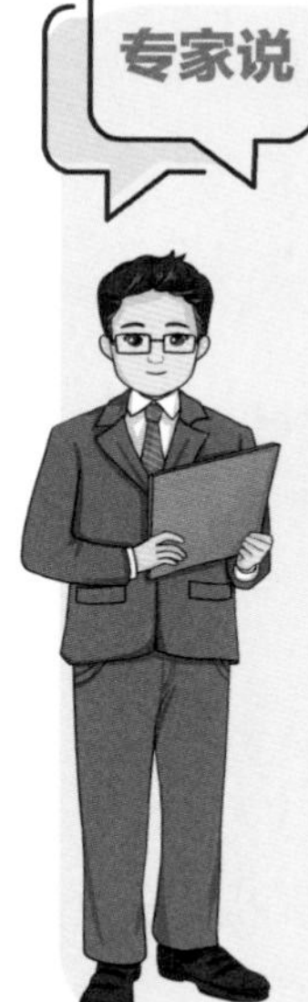

有一些工具可以帮助老年人和家属初筛是否患失智症，认知障碍自评表（AD8 量表）就是这样一种简单易行的方法，适合自测。

AD8 量表包含 8 个问题，由老年人或家属填表，判断老年人是否有认知功能下降，若下表中有两项及以上回答“是”，则需高度警惕痴呆，但 AD8 量表本身并不能诊断痴呆，还需到医院诊断。

AD8 量表

第一栏中的“是”表示在过去几年中，在认知能力方面（记忆或者思考）出现问题	是	不是	无法判断
判断力出现问题（在解决日常生活问题、经济问题上有困难，做出的决定经常出错）			
兴趣减退、爱好改变、活动减少			
不断重复同一件事（如总是提相同的问题，一句话重复多遍等）			
学习使用某些日常工具或者家用电器有困难（如遥控器、微波炉等）			
记不清当前的月份或者年份			
处理个人财务困难（忘记如何使用存折，如何支付水、电、煤气账单等）			
忘记和别人的约定（如忘记和家人的聚会、拜访亲朋好友的计划）			
日常记忆和思考能力出现问题（如找不到自己放置的东西，想不起熟人的名字，忘记看过的电视、报纸的主要内容，与别人谈话时无法表达自己的想法等）			
总分			

（张玉梅）

14. 为什么有些人更容易患**失智症**

老年人容易患失智症，为什么有些人年纪轻轻就被诊断为失智症，失智症与哪些因素有关？其实，失智症的影响因素很多，家族史、较低的受教育水平、头部外伤史、不健康的生活方式（吸烟、饮酒、缺乏运动等）、社会活动的缺乏、心脑血管疾病（脑卒中）、慢性病（高血压、糖尿病等）、听力下降等因素都会增加失智症风险。

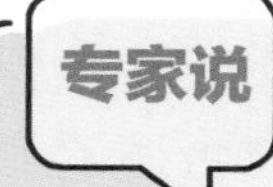

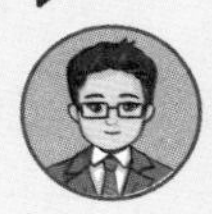

脑卒中与失智症的关系

脑卒中即我们常说的中风，不仅会出现语言障碍、肢体瘫痪等症状，还会出现认知功能减退，引起血管性痴呆，是导致失智症的第二大病因。糖尿病、高血压、吸烟、饮酒、肥胖等都是脑卒中的危险因素，同样也是失智症的危险因素。研究表明，高血压和糖尿病会通过影响血管弹性而使血管受损，不仅可导致脑卒中，也是失智症的危险因素。

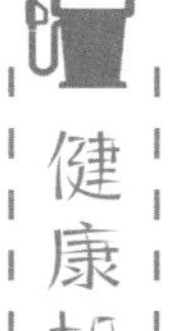

健康加油站

失智症不只有阿尔茨海默病一种

阿尔茨海默病是我们比较熟悉的一种失智症，老年人通常表现为记忆力减退、情绪异常、行为改变等，但失智症的病因有很多，不同类型失智症的表现也有所不同。血管性痴呆是第二种常见的失智症，通常是由于脑血管疾病引起的。路易体痴呆主要表现为认知功能障碍、震颤、走路不稳等症状。额颞痴呆则主要表现为行为和性格的变化、语言退化、认知功能减退、运动障碍等症状。另外，还有脑积水、代谢性疾病、感染、中毒等原因导致的痴呆。

（张玉梅）

15. 如何**预防**失智症

关键词

失智症　预防　饮食

预防失智症要养成良好的生活习惯，清淡饮食、少熬夜，不吸烟、不饮酒，多进行体育锻炼，如果牙齿不全及时佩戴合适的假牙，听力下降不能纠正者佩戴合适的助听器，多与人交流，保持正常的社交，多读书、看报，促进大脑思考，这些措施都能延缓大脑老化。一些高危因素（如糖尿病、高血压、心脑血管疾病等）的控制也非常重要。这些综合性的方法可以在一定程度上减少失智症的发病。

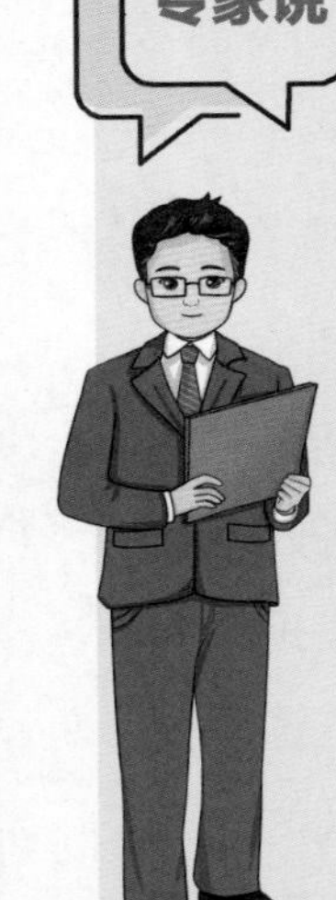

1. 有益脑健康的饮食　失智症老年人的饮食要多样化并且饮食均衡，要吃高蛋白、富含维生素的食物，比如鱼虾、鸡蛋、豆制品、绿色蔬菜、水果等。吃含卵磷脂的食物可以延缓脑细胞老化，可以适量食用豆类和蛋黄，同时要严格限制高盐、高脂、高糖的食物，比如咸菜、甜品、肥肉、饮料等。

2. 失智症的防治方法　大多数失智症虽然没有特效的预防和治疗方法，但是能够增强失智症保护因素、削弱其危险因素的方法都对预防失智症有好处。对于已经患某种失智症的老年人，可以用药物治疗、干预危险因素及一些非药物治疗方法缓解症状、减慢病情发展。非药物治疗主要包括健康的生活方式（调整饮食、戒烟戒酒、规律作息、适当运动等）、认知训练（拼图、拾豆子、学习新知识等）、运动训练（提高平衡能力、协调能力，防止摔倒等），同时也要鼓励老年人多参加社交活动。2020 年《柳叶刀》杂志报道，调节整个生命历程中的 12 种危险因素（早年教育水平低；中年头外伤、听力损失、高血压、肥胖、过量饮酒；晚年缺乏身体活动、社会孤立、抑郁症、糖尿病、吸烟及空气污染）可以延缓或预防 40% 左右的失智症发生。

（张玉梅）

关键词

帕金森病 运动症状 非运动症状

16. 帕金森病的早期症状有哪些

帕金森病是一种神经系统的退行性疾病，发病率随着年龄增长而增高。据统计，我国 65 岁以上人群帕金森病的患病率为 1.7%，但帕金森病目前还没有治愈的方法，因此早发现、早干预尤为重要。帕金森病早期主要表现为震颤、完成动作缓慢笨拙、肌肉僵直等运动症状，同时也可能出现便秘、失眠、嗅觉失灵及情绪异常等非运动症状。

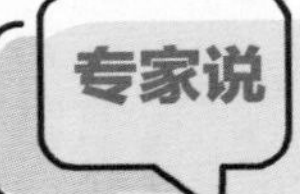

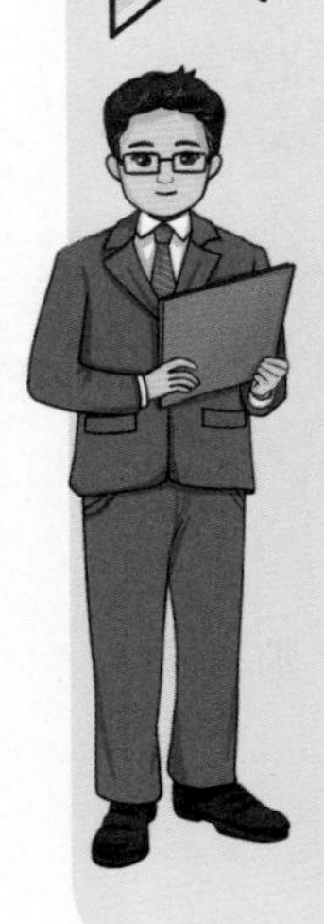

如何识别帕金森病

帕金森病的症状可以分为运动症状和非运动症状，其中运动症状我们可以用“抖、僵、笨”概括。“抖”即静止性震颤，帕金森病老年人通常首先出现的异常就是手、腿或下颌抖动。这种抖在静止时发生，情绪激动时加重。“僵”是指肌肉僵直，老年人往往会出现腿发沉、面部表情僵硬的表现。“笨”是指动作变慢，如系纽扣、鞋带费力，写字越来越小，走路时起步缓慢。非运动症状主要有嗅觉减退、便秘、抑郁、焦虑、睡眠障碍、声音低沉、体重下降等。

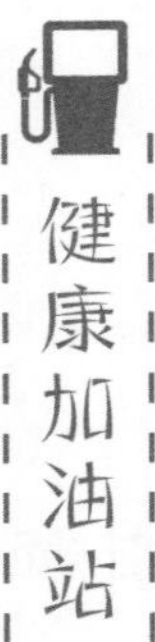

帕金森病会影响寿命吗

帕金森病起病隐匿，目前医学上没有治愈的办法，它在很大程度上会影响老年人的生活质量，但不会直接影响寿命。在疾病的严重阶段，老年人会因为手抖而无法自己吃饭，肌肉僵硬使老年人表情呆板，说话困难，喝水、吃饭容易呛咳，无法翻身、走路，最后生活无法自理。这对老年人及其家人都是极大的痛苦。随着疾病进展，有可能出现一些并发症，比如肺炎、意外跌倒、瘫痪，乃至长期卧床不起，影响老年人的生活质量和寿命。因此，一旦发现帕金森病，一定要尽早治疗。

错　觉
焦虑、抑郁
记忆丧失
流口水
平衡异常
便　秘
慌张步态
弯腰姿态疼痛不适
幻　觉
语言障碍
眨眼少、慢
面无表情
吞咽困难
震　颤
精细动作丧失
肌肉僵直

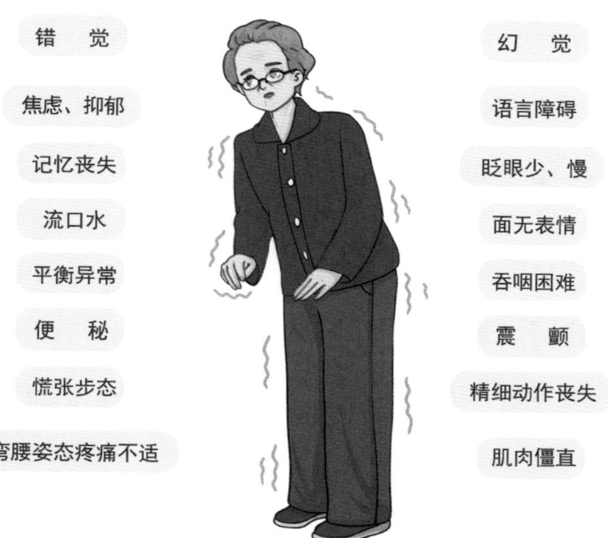

（张玉梅）

关键词

帕金森病　自查方法

17. 如何**自查**是否患有**帕金森病**

如果怀疑自己或者家人得了帕金森病，该如何自查？注意以下几个问题，有助于我们自查。

1. 从椅子上站起有困难吗？

2. 写的字跟以前相比是不是变小了？

3. 声音与以前相比是不是变小了？

4. 走路容易跌倒吗？

5. 脚是不是有时突然像粘在地上一样抬不起来?

6. 面部表情是不是没有以前那么丰富?

7. 胳膊或者腿颤抖吗?

8. 自己系扣子困难吗?

9. 走路时是不是脚拖着地走小步?

每回答一个“是”，计 1 分，如果超过 3 分则建议前往正规医院就诊。

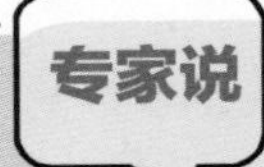

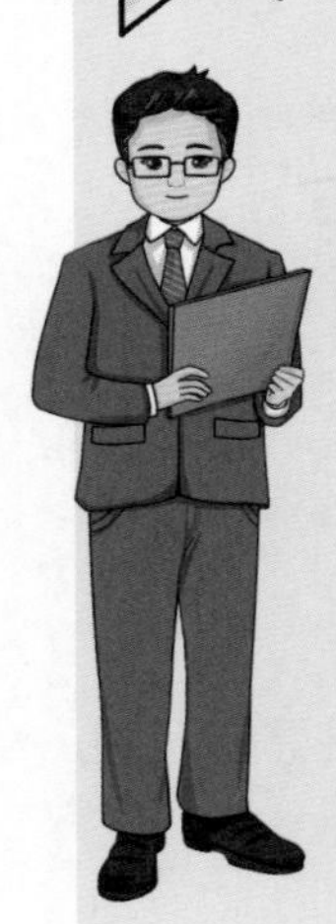

辅助自查帕金森病的动作

帕金森病会出现震颤、运动迟缓、肌肉僵直、姿势异常等症状，如果怀疑自己患有帕金森病，也可以通过做一些针对这些症状的动作进行自测。

1. 运动迟缓自测 一是做拇指和示指的对指动作，快速对合 10 次；二是快速做握拳、松开的动作 10 次；三是坐在椅子上，脚跟着地，快速地用脚掌拍地 10 次。通过观察是否有动作的迟钝或不协调，判断有无运动迟缓的症状。

2. 肌肉僵直自测 仰卧在床上，抽走枕头，帕金森病老年人头部下落的速度会减慢。

3. 震颤自测 将手自然放在桌面上，看是否有颤动的现象，比如搓丸样动作。

4. 姿势异常自测 日常生活中注意是否有躯干前屈、头下垂等症状，行走过程中注意是否有起步困难、双上肢摆动减少，步幅越来越小。

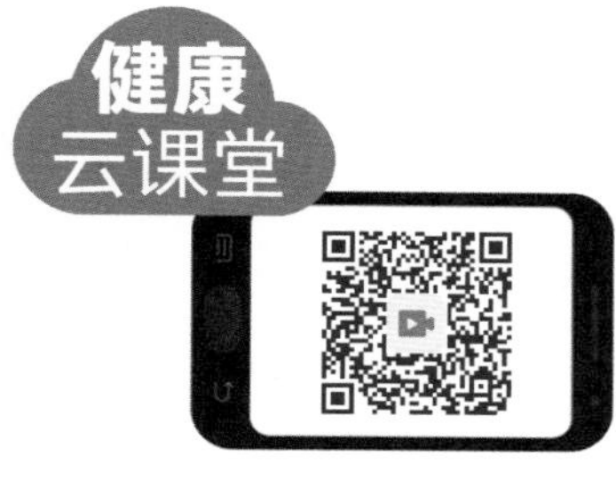

怎样识别早期帕金森病

（张玉梅）

关键词

帕金森病 预防 病因

18. 如何**预防**帕金森病

因为病因不明，目前帕金森病还没有特效的预防方法，但已经明确很多因素可能会增加帕金森病的患病风险，我们可以通过避免危险因素降低患病的可能性。

1. 避免接触或暴露于农药、杀虫剂、重金属，从事此类工作须严格防护。

2. 避免压力过大、过度疲劳。平时劳逸结合，放松身心，保持乐观的心态。

3. 合理饮食（少油、少盐），长期保持适当运动。

4. 不吸烟、不饮酒，不滥用药物，避免毒物。

专家说

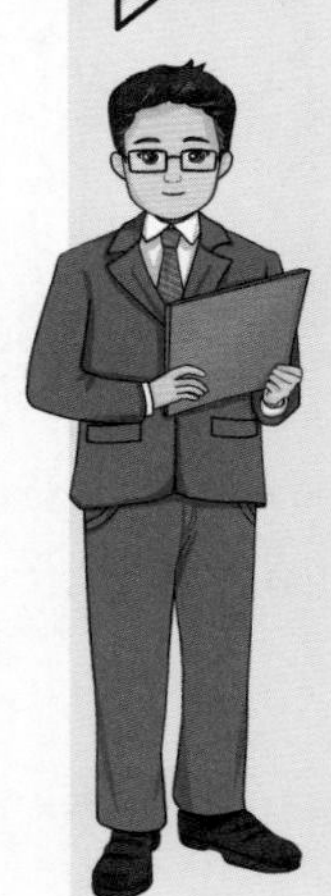

帕金森病的病因

帕金森病的病因尚不明确，目前认为可能与年龄、家族史、环境、药物等因素有关。高龄是帕金森病的危险因素之一，帕金森病虽然不是老年人的专属疾病，但是多发生于老年人，且患病率随年龄增加而增加。一些化学物质（如农药、汽车尾气等）、一些药物的滥用（如抗精神病药物氯丙嗪等）以及过大的精神压力都会增加患病的风险。

帕金森病的治疗

帕金森病的治疗包括药物治疗、手术治疗、康复治疗、心理干预等。其中以药物治疗为主要方法，以减轻症状、延缓疾病发展为主要目的，且会根据老年人的症状、严重程度等方面综合考虑药物的选择。手术治疗是在药物治疗效果不佳时的一种补充治疗。手术治疗可以控制帕金森病老年人的运动症状并减少药物的使用。康复治疗和心理干预贯穿于整个治疗过程中。

（张玉梅）

四

康复对老年神经退行性疾病的重要性

19. 为什么康复对老年神经退行性疾病很重要

关键词

老年人 神经退行性疾病 康复

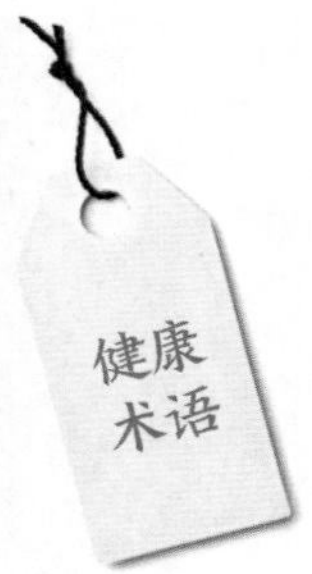

康复：是指综合协调地应用各种措施，对病、伤、残者进行训练、治疗，以减轻残疾和残障的状况，减轻其身、心和社会功能障碍，最大程度地恢复、代偿或重建功能，从而达到最佳的功能状态，目的是提高生活质量和重返社会。

神经退行性疾病是一组无明确病因、发病隐匿、病程呈慢性进行性的中枢神经系统疾病，多发生于老年人。阿尔茨海默病和帕金森病是两种最常见的老年神经退行性疾病，前者以认知障碍为主，后者以运动障碍为主。由于人口老龄化，我国患神经退行性疾病的老年人数量快速增加，给家庭和社会带来了沉重负担。

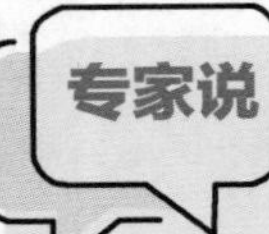

患神经退行性疾病的老年人为什么要进行康复

康复训练能够通过专业的运动疗法、认知康复等手段，改善老年人受损的神经功能。康复训练还可以教会老年人正确的姿势和动作，改善姿势不当或错误运动带来的损伤风险。通过康复训练能够增强老年人的体质，提高体力和运动耐力，增强免疫力和抵抗力。康复训练可以帮助老年人建立积极的心态，增强自信

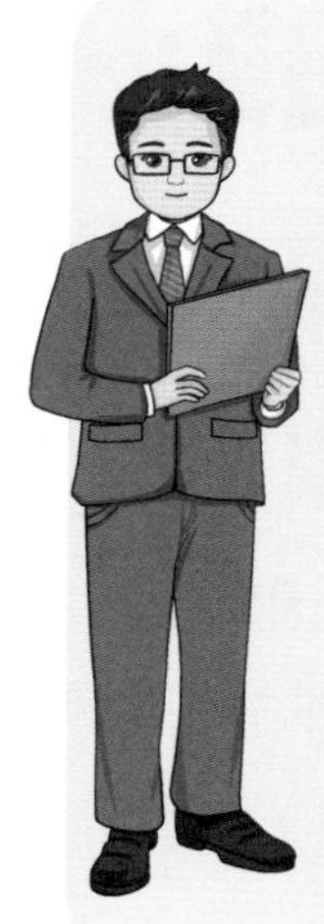

心。康复训练中的社交互动和支持性团体也为老年人提供了情感上的支持和安慰。通过逐步恢复功能和独立生活技能，老年人有望重新融入社会，参与正常的社交和工作活动，对于运动和认知等功能的提高起到正反馈作用。

因此，康复训练的重要性在于帮助老年人逐渐恢复功能、改善心理健康状态和促进社会融入、延缓功能障碍的进展及提高日常生活活动能力。

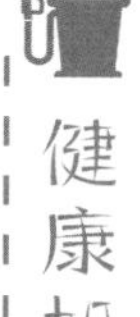

健康加油站

康复的步骤是怎样的

首先由专业医疗团队进行全面评估，包括身体状况、损伤程度、功能障碍等，然后根据评估结果制订适合个人状况和需求的康复训练计划，在康复过程中为老年人及陪护者提供康复教育和心理支持，鼓励其坚持个人康复计划，并定期进行复查和跟进。最后达到延缓老年退行性疾病的进展、提高老年人日常生活能力的长期目标。

（杜晓霞）

20. 为什么要选择**合适的时间和地点**进行康复

神经退行性疾病的发病机制复杂，不仅与遗传和环境因素有关，也与生活方式和社会经济因素密切相关。在合适的时间及地点进行康复训练对于功能恢复非常重要。

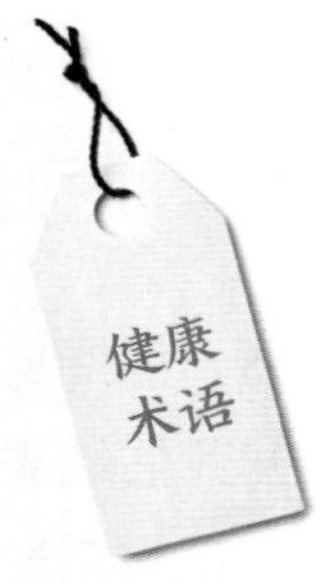

丰富环境：是指能提高感觉、认知及行为能力的居住条件。主要是在人类居住的环境中增加身体活动、学习经历、感觉及视觉输入、社交活动的条件。丰富环境主要包括感觉刺激、运动刺激和社会交往刺激三个方面的内容，如逛公园、参加社区活动，参加集体的唱歌、跳舞活动，参加读书会、下棋、画画及使用智能化的计算机训练等，均是“丰富环境”的方法。

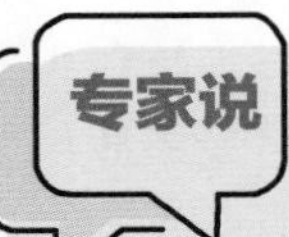

1. 开始康复的时机 生命体征平稳的老年患者应尽早开始康复。早期、科学、合理的康复训练有利于损伤的恢复，可减少并发症、延缓病情的发展、减轻照顾者的负担。

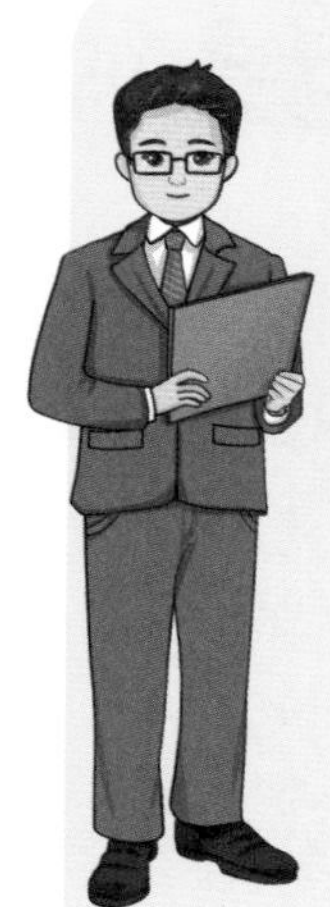

2. 适合康复的地点 康复可以在家庭、社区或医疗场所进行，提高灯光的照明度及地面的平整性非常重要，尽量配置无障碍设施，如扶手、楼梯、智能呼叫器。创造通风良好、安静、整洁的环境。有条件者可以提供良好的室内、外绿化景观设计。

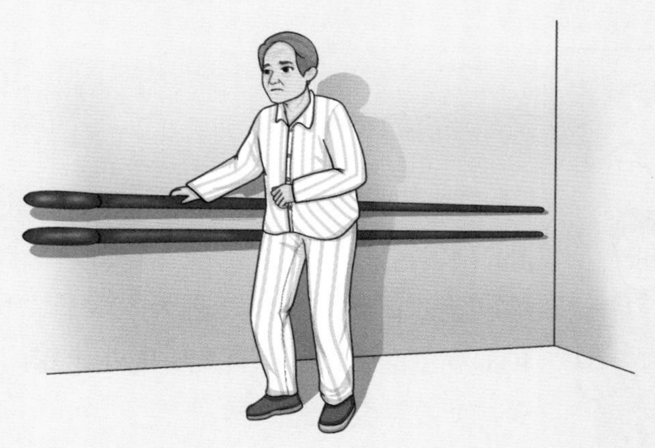

3. 康复训练方法的选择 针对不同功能障碍采取不同的措施，如一对一言语训练和计算机辅助认知训练可帮助老年人改善语言及认知能力。物理治疗和作业治疗联合辅助支具可帮助改善运动功能。吞咽训练可以帮助改善吞咽功能，如在家庭中进行唇舌运动训练，或使用增稠剂改变水及食物的浓稠度，以提升吞咽的安全性。音乐疗法可提高老年人的语言理解、表达能力，还可以缓解疼痛、减轻压力和焦虑。

（杜晓霞）

21. 居家老年人如何康复

老年人出院回归家庭后，需要继续进行居家康复以改善功能障碍，更好地适应日常生活。

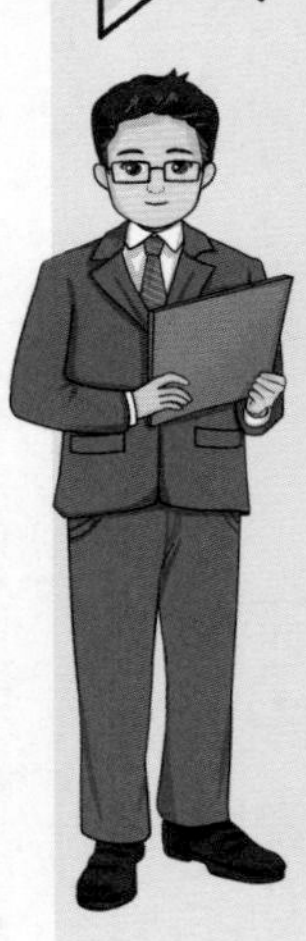

专家说

居家康复的具体内容

1. 适当的日常活动量 保持规律作息，做力所能及的家务，如买菜、洗菜、打扫卫生、整理屋子、收拾碗筷。休闲时散步、聊天、读书，以促进身心健康和提高生活质量。条件允许时走出家门，参观博物馆、参加朋友聚会、逛公园。

2. 适当运动 选择适合老年人的运动方式，如太极拳、瑜伽、游泳。不要过度运动，如做高强度的有氧运动，以免造成运动伤害甚至骨折和心脑血管疾病。长久坐卧不动不仅会加速功能丧失，还容易引发压疮、肺部感染、下肢静脉血栓形成等并发症。

3. 按摩和理疗 通过热敷、冷敷、理疗和中医按摩等手段缓解疼痛和不适。

4. 保持社交活动 鼓励老年人保持兴趣爱好，如下棋、画画、写字、唱歌、编织，积极参加社交团体，多与家人、朋友交流，保持与家庭和社会的联系，促进心理健康。

5. 调整家居环境 根据老年人的需要，调整家居环境，如增加扶手、降低家具高度、改善照明，以方便老年人的生活，减少跌倒、磕碰、走失等情况发生。

6. 家属准备 家属学习相关的康复知识和技能，给帕金森病老年人提供科学的照护，能起到事半功倍的作用。

（杜晓霞）

关键词

综合康复 注意事项

22. 老年人康复要特别注意哪些方面

神经退行性疾病的病因复杂，表现多样，病程漫长，康复过程涉及运动、认知、语言、吞咽、心理等多个方面。老年人常合并各种基础疾病，因此康复训练的项目和强度应经专业评估后个体化制订。医务人员和家属必须了解康复相关的注意事项。

专家说

1. 用药注意 药物、手术、康复是目前帕金森病治疗并驾齐驱的“三驾马车”。药物联合认知功能训练能够延缓疾病的进展。康复与药物相辅相成，互相不能替代。医师会综合考虑、酌情增减药物，老年人应遵医

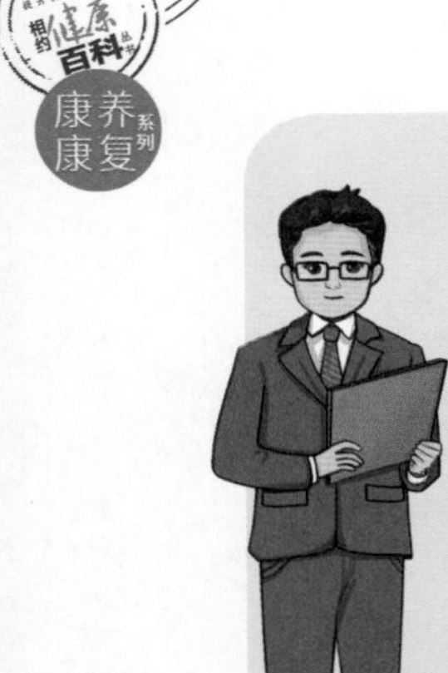

嘱用药，定期复诊，不可擅作主张更改服药方法。

2. 安全注意 ①康复涉及运动疗法和体育锻炼，需特别关注训练强度，个体化制订运动康复策略，避免诱发心脑血管意外、骨关节损伤等；②帕金森病老年人因肢体震颤和强直，能量消耗多，容易疲劳，在训练中需要间断休息，防止过度劳累；③姿势平衡功能障碍的老年人应选择安静、舒适的环境，避免干扰，以免分心，防止跌倒摔伤。

3. 其他注意 ①若训练内容过于简单，容易出现“天花板效应”，难度过大易产生“地板效应”以及畏难情绪，均起不到理想效果，具体训练策略应建立在精准评估的基础上；②老年人如有比较强烈的自卑、自责及病耻感，家属应关注其不良情绪，多加鼓励和正向引导，必要时寻求专业心理干预；③老年人在疾病早期应尽量保持原有的工作学习、文娱活动和社交活动，建立良好的人际关系。

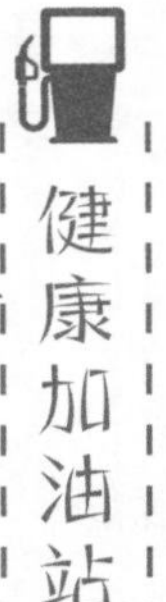

当帕金森病康复遇到“开关现象”

中晚期帕金森病老年患者常常会出现“开关现象”，也就是在一天当中，身体僵硬和活动障碍的情况存在波动，时而好转，时而加重，就像按了开关键一样。在医师指导下调整药物的种类、剂量和频次可以减轻“开关现象”。积极地进行康复训练也可以缓解症状。对于“开关现象”明显的老年人，应在一天状态较好的时期（“开”期）锻炼体能和学习新的运动技能。在功能受限的时间和环境中（如“关”期，或家里），在保证安全的前提下，运用已掌握的运动策略及技能改善活动受限。

（杜晓霞）

第二章

失智症康复怎么办

如何进行认知康复

1. 为什么要进行
认知康复

关键词
认知康复 生活质量

认知康复可以延缓失智症的进程，老年人轻度认知障碍甚至可以得到逆转。因此，早诊断、早治疗对于失智症老年人意义重大。

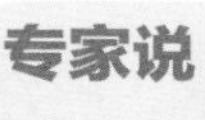

失智症的认知康复

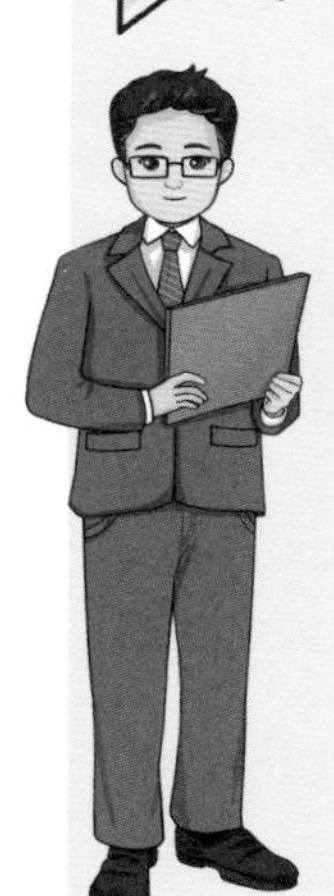

失智症老年人会存在记忆力减退、语言障碍、空间定向困难、计算能力下降、抽象思维受损等一个或多个认知方面的功能下降，影响日常生活质量。早诊断、早康复对失智症老年人的预后具有积极作用。

常见的认知康复方法包括以下几种。

1. 记忆力康复 通过联想记忆、重复记忆、记忆游戏等方式，帮助老年人改善记忆能力，提高信息存储和检索效果。

2. 注意力训练 通过任务导向练习增强老年人的专注能力，如数字划消、顺背或倒背数字、打地鼠游戏。

3. 语言训练 包括词汇扩展、语法学习、语言游戏等方式，提高老年人的语言能力和沟通技巧。

4. 计算能力训练 包括数学游戏、逻辑推理训练等方法，

旨在锻炼老年人的计算能力和问题解决能力。

5. 空间导向记忆训练 通过与特定空间相关的信息加强记忆，生活中可以尝试记住物品的位置，寻找或重新摆放。

6. 多感官刺激训练 利用视觉、听觉、触觉等多通道刺激，激活多个脑区域，促进全面记忆形成。

7. 认知刺激训练 提供各种认知任务，如解谜游戏、智力挑战，以激发老年人思维和认知能力。

8. 情绪管理训练 通过认知行为疗法、放松技巧等，更好地处理情绪，减轻焦虑和抑郁。

9. 社交技能训练 提供社交互动和交往的模拟环境，帮助老年人维持社会联系和提高社交能力。

10. 日常生活技能训练 支持失智症老年人完成基本生活任务，以提高自理能力。

（林　强）

2. 记忆力康复怎么办

记忆力康复旨在通过一系列针对性训练，重建并加强记忆神经网络，改善失智症老年人的脑功能。

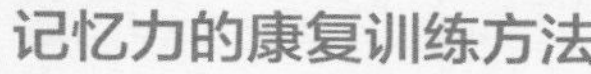

记忆力的康复训练方法

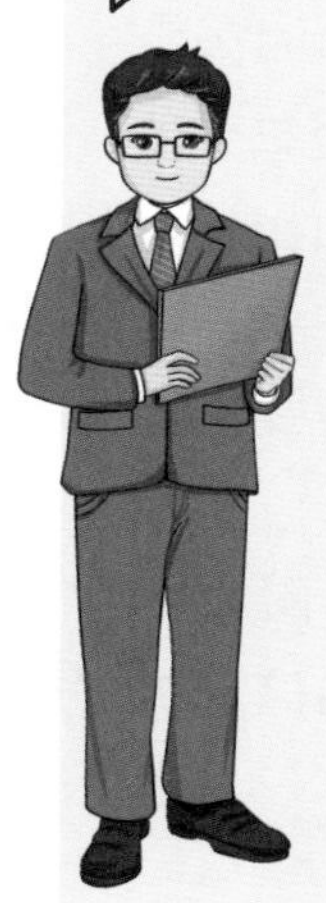

1. 联想记忆训练 如将新物品与熟悉的人物相关联，使记忆更具个性和情感连接，使信息更容易被记住。

2. 重复记忆训练 多次重复学习并记忆相同的信息，强化神经元之间的连接，提高信息的存储和检索效率，增加信息记忆的牢固性。

3. 多感官刺激训练 通过观看图像、听声音、触觉感受，可以同时激活多个脑区域，从而形成更全面、丰富的记忆痕迹。

4. 空间导向记忆训练 如将要记忆的信息与老年人熟悉的房间布局或地理环境相联系，可提高在空间中定位和回忆信息的能力。

5. 记忆游戏和谜题 利用富有趣味性的各类记忆游戏和谜题，提高参与度。

6. 语言记忆训练 使用语言游戏、字谜等方式学习新的词汇和语法规则。通过不断扩充语言知识，提高语言记忆能力。

7. 日常活动记忆 鼓励老年人参与日常生活中的记忆任务，如制订计划、写日记，帮助记忆重要信息。

关键词

联想记忆 重复记忆 记忆力评估

健康加油站

临床中常用的记忆力评估方法

1. 记忆测试 标准的记忆测验，如韦氏记忆测验、词语学习测验、数字记忆测验等可评估老年人的短时记忆和长时记忆。大多数认知筛查工具中包含记忆专项，如简易精神状态检查表或蒙特利尔认知评估量表中的词汇记忆，也可评估记忆力。

2. 生活日记 要求老年人在一段时间内记录日常生活中的事物，以评估其对生活事件和信息的记忆。

3. 自我报告问卷 使用老年人或其家属的自我报告问卷，了解老年人对自己记忆困难的主观感受，以及这些问题对日常生活的影响。

4. 行为观察 观察老年人在日常活动中的表现，特别是在记忆相关任务中的执行情况，以获取更直观的信息。

5. 记忆日志 要求老年人记录他们在一天中的活动和事件，以便后续评估他们对这些信息的记忆能力。

（林 强）

3. 注意力康复怎么办

注意力是人们进行认知任务、心理活动和日常生活的基础。失智症老年人的注意力障碍往往表现为忽视眼前的事物、注意力不集中、做事拖沓和易受外界刺激而分神。目前对注意力有效的训练方法有朗读、视觉跟踪和舒尔特方格等。

关键词

失智症　注意力障碍　注意力训练

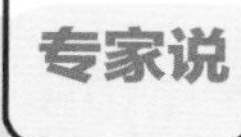

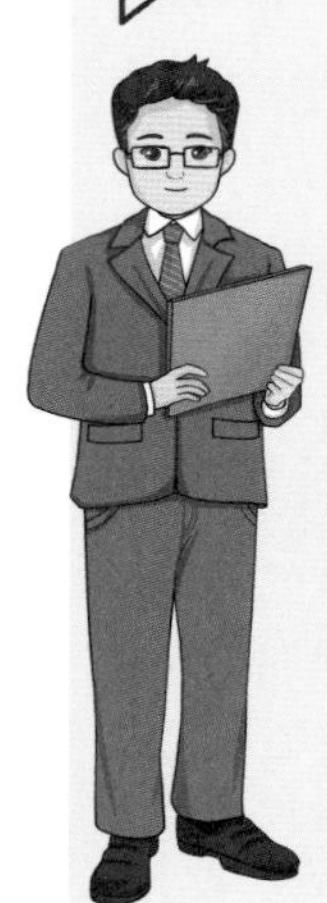

注意力障碍的表现

1. 忽视眼前的事物　老年人往往自诉要找的东西明明就在跟前，但却被自动忽视，比如一直在找手机，却没留意手机就在眼前。

2. 注意力不集中　表现为老年人无法专注于正在做的事情，比如老年人在做饭，突然有人打电话，老年人接完电话后可能忘记自己正在做饭。

3. 做事拖沓　表现为老年人无法快速做出决策、犹豫不决，比如准备出门前，老年人需要反复确定东西是否带齐才能出门。

4. 易受外界刺激影响　老年人往往自诉难以在一大堆物体中找到想要的东西。

常见的注意力训练

针对失智症老年人的注意力障碍表现，我们应尽早预防、尽

早识别、尽早干预。常见的注意力训练方法如下。

1. 朗读文字 准备一段文字，要求被测者在规定时间内逐字、逐句正确朗读。

2. 删除游戏 准备一张写满各种符号的纸，要求被测者在规定时间内把某一种符号全部删除。

3. 视觉跟踪 准备一张乱序的数字表（1~20），要求被测者在规定时间内按顺序连线。

4. 边运动边做脑力活动 比如边走路边计算、边走路边和朋友说话、边做饭边哼歌等方式，均有助于提高注意力的分配能力。

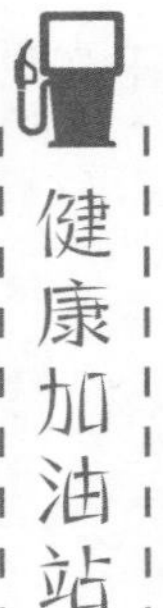

健康加油站

舒尔特方格注意力训练

舒尔特方格是目前应用最广、最有效、最简单的注意力训练方法。评估者准备一张画有 25 个方格的纸，格子内乱序填写 1~25。训练时，要求被测者按 1~25 的顺序依次指出对应的数字，并读出声，评估者记录训练所需时间。完成时间越短，证明被测者的注意力水平越高。

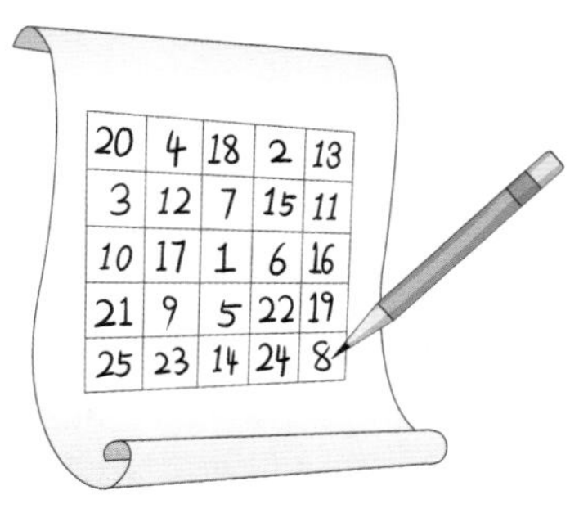

（林　强）

4. 计算能力训练怎么办

关键词：计算能力　训练　康复

计算能力是认知过程的重要环节，对于我们的日常生活非常重要，买菜、存钱都需要用到它。失智症老年人常出现计算能力障碍，无法正确完成简单的计算，对一些数字或者数学题没有感觉，甚至不能认清数字。失智症老年人的计算能力训练要根据其病情选择训练的难易程度，循序渐进，逐渐改善计算能力。

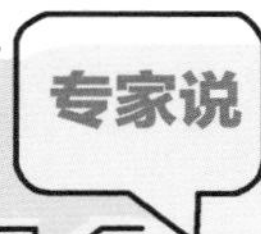

失智症老年人的计算能力障碍表现

在失智症的初期阶段，老年人的计算速度明显变慢，不能完成稍复杂的计算，常弄错物品的价格、算错账、付错钱，出现理财困难、购物困难。当病情进展到一定阶段，老年人连最简单的加减计算也无法进行，甚至完全丧失对数字的概念。

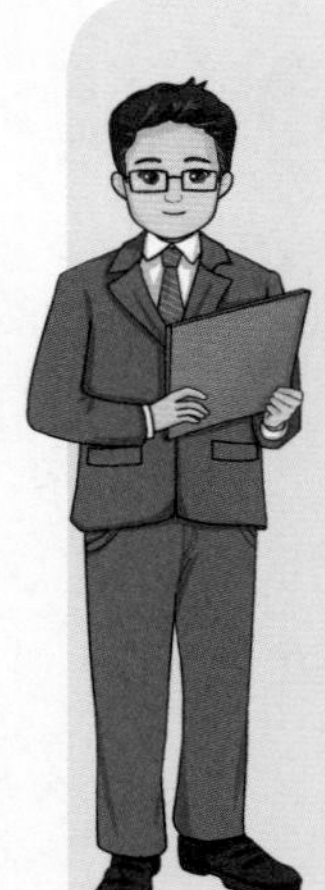

失智症老年人的计算能力训练方法

计算能力训练一般从简单、基本的数字计算入手，若回答得较好，可相应增加难度，进行两位数或三位数等数值较大的计算训练。在训练中，笔算、心算可同步进行。同时，不可催促老年人，应给予适当的鼓励，使其产生成就感，提高训练积极性。同时，家人的陪伴也至关重要。下面推荐几种常见的计算能力训练方法。

1. 做算术题　加减算术题，由易到难。

2. 背乘法表　背乘法口诀表可有效提高计算能力。

3. 利用家中物品进行计算能力训练　把筷子分成两堆，让老年人比较哪堆多，哪堆少。

4. 简单的家庭消费账目计算　如去商场购物之后，让老年人计算每样物品各消费了多少钱，以及总共消费了多少钱，还剩下多少钱?

5. 结合游戏的形式进行计算能力训练　如比较水果数目的游戏，让老年人数水果。

6. 计算机辅助计算能力训练系统　包括看计算及听计算，要求老年人根据电脑屏幕出现的提示信息或听到的指导语选出正确的答案。

（林　强）

5. 语言训练怎么办

失智症老年人常有说话困难，表达不清想说的意思，也理解不了对方的话等语言障碍表现，不仅生活质量降低，同时也增加了照料者的负担。失智症语言训练应根据疾病严重程度及个体表现，对症康复。

关键词

语言训练　说话困难　沟通参与

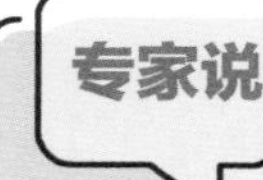

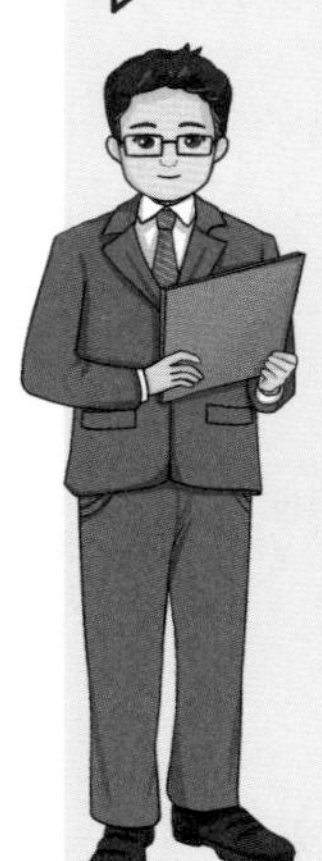

失智症的语言特点

1. 语音层面　随着年龄增长及疾病进展，失智症老年人发音速度减慢，句子停顿增多。

2. 词汇语义层面　失智症老年人存在找词困难、重复词使用频繁、词不达意等语义障碍，如常常用“这个”“那个”替代具体名词，导致老年人自发表达中有效信息量下降及语言空洞。

3. 形态句层面　失智症老年人的用句随疾病进展逐渐变短，句法也趋于简单。

4. 语用语篇层面　失智症老年人的部分语言现象与认知不符合语法性，如他们对比喻、讽刺等修辞更倾向于理解字面意思。然而，与口语表达相比，失智症老年人的书面语用词更加丰富、句法形式更加复杂。

失智症的语言训练

1. 语音训练 从嗓音训练开始，发好 a、o、e、i、u、ü 等音，再进行音素训练（包括元音与辅音训练），然后进行拼音训练，辅音在前，元音在后，反复拼合，由慢到快，越读越快，最后拼成一个音节。

2. 听觉理解力训练 常见的三种方法，一是听词指图、指物、指词，如给老年人 2~6 种图片或实物，让老年人指出听到的词语；二是回答是否题，如提问“这是医院吗”；三是执行口头指令，如摸鼻子、指灯泡等。

3. 口语表达训练 可通过问答形式进行训练，进行简短对话，耐心引导日常用语。

4. 朗读与阅读理解训练 读报纸或文章段落，纠正错误语音，提高流畅性。

5. 书写训练 鼓励通过写日记、记录日常心得、临摹字帖等方式提高书写能力。

（林 强）

6. 其他**有益的智力训练**有哪些

关键词

失智症智力训练

失智症老年人的临床表现多种多样，智力训练应具有个性化、多元化和渐进性的特点。除了前文提到的针对记忆力、注意力、计算能力、语言能力等各方面的智力训练之外，也可以选择其他方式，比如棋类、麻将、扑克牌、舞蹈、绘画、音乐、计算机技能等，均对失智症老年人的认知、心理、情绪和日常生活有益。

其他有益的智力训练

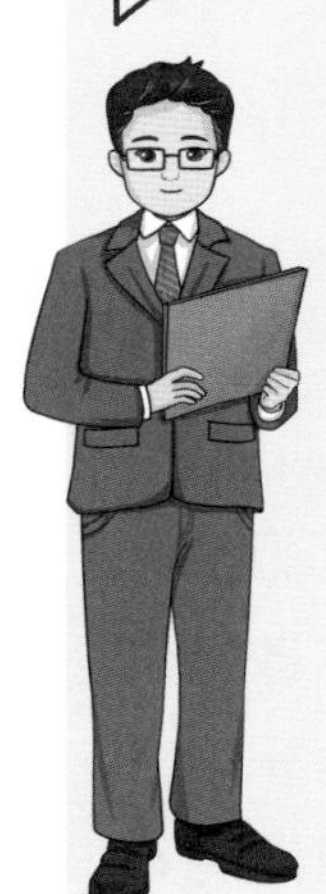

1. 棋类　包括围棋、象棋、跳棋等。下棋的过程需要下棋者保持专注力、规划下一步的策略，还可以锻炼老年人的注意力、思维能力和社交能力。

2. 麻将　打麻将的过程需要思考组合牌型、记忆牌型和对手的动作，可以锻炼老年人的记忆力、注意力、计算力和思维能力。

3. 扑克牌　需要打牌者具备计算、推理及判断能力，比如判断“大王”的位置等，有助于提高老年人的注意力、计算能力和语言能力。

4. 舞蹈　是一种全身性运动，可以增强老年人的肌肉力量、身体协调性和平衡性。舞蹈表演还可以提高老年人的自信心和社交能力，对情绪具有积极的调节作用。

5. 绘画 是认知和心理治疗的一种方式。通过绘画，老年人能够表达自己的内心情感，有助于调节情绪、提高注意力和记忆力。一幅完整的绘画作品还能够增强老年人的自信心和成就感。

6. 计算机技能 学习计算机技能，如使用办公软件、网页搜索、社交媒体，可以刺激老年人的思维活动，提高其适应能力和社交能力。计算机技能的学习也可以为老年人提供更多的娱乐和消遣方式。

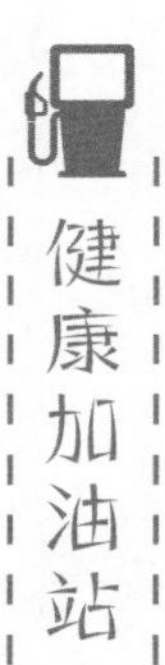

居家音乐治疗可以提高失智症老年人的语言能力

在相当长的时期内，失智症老年人即使其他功能已经明显退化，通常仍保留着对音乐的反应能力，他们不仅能记得熟悉歌曲的旋律或歌词，而且仍保留与歌曲相关信息的记忆及丰富的联想，可改善发音、情绪、方向和情景记忆障碍。此外，音乐治疗中，老年人通过微笑、拍手、唱歌、言语互动等可促进积极的情感表达，从而提高他们的沟通能力和社会参与度。

（林　强）

7. 为什么**有氧运动**也能改善认知功能

关键词：有氧运动　大脑灰质　脑血流量

有氧运动具有增强心肺功能、调节身体功能、减少心脑血管疾病及代谢性疾病、改善肥胖等诸多益处。然而，人们常对“运动可以变聪明”表示疑惑，为什么有氧运动能改善认知功能呢？

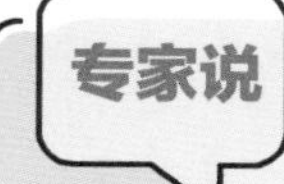

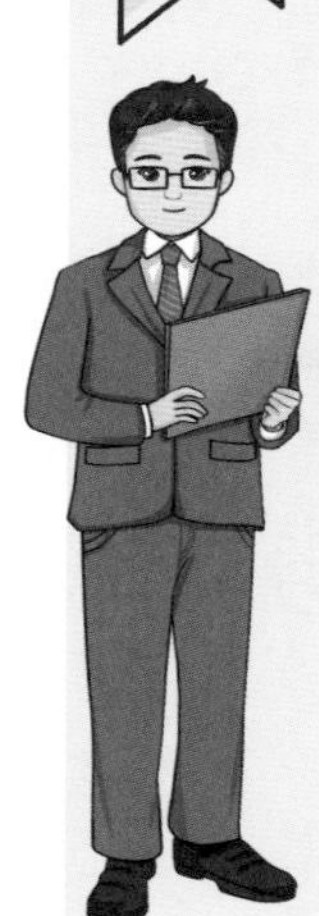

有氧运动对失智症的防治作用

失智症老年人的神经可塑性并不会完全丧失，而有氧运动可提高神经元存活率、促进突触可塑性，以减缓疾病进展。此外，有氧运动具有神经保护作用，包括降低胰岛素抵抗、减轻神经炎症、缓解压力和焦虑，以及增加睡眠，促进生长因子释放、神经发生和血管生成等。

因此，有氧运动不仅可以作为一种预防失智症的手段，而且对认知障碍老年人也有好处。其中，执行功能被认为是对有氧运动干预最敏感的认知领域，其潜在机制可能与有氧运动引起的大脑有氧适能和功能连接性增加有关。

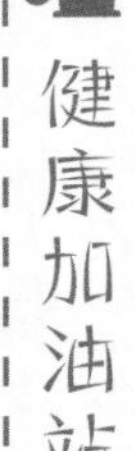

健康加油站

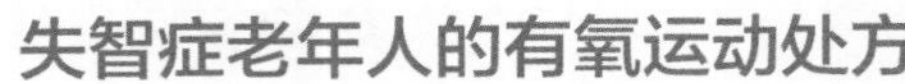

失智症老年人的有氧运动处方

有氧运动虽有益于失智症老年人，但是一定要注意锻炼方法，循序渐进，不能一次性运动过量。运动强度应为低 - 中等强度，每次 30 分钟，每周坚持 4 次或 5 次，运动方式多样，推荐节奏感强、动作缓慢、运动量较小、强化手部功能的全身运动（如健步走、慢跑、太极拳、八段锦、广场舞、骑自行车等）。另外，也可采取交替锻炼的方式，如今天慢跑、明天打太极拳、后天骑车。

（林　强）

关键词

高科技　新技术　智慧医疗

8. 为什么**高科技新技术**也对改善认知功能有帮助

高科技新技术的蓬勃发展，为医疗康复领域赋能，显著提升了老年人康复疗效。首先，高新技术可帮助识别疾病早期轻微的认知功能障碍，及早进行康复治疗可延缓认知功能障碍的加重。其次，高新技术可通过设计认知训练任务，搭建多感官刺激场景，使认知功能更为高效地改善。另外，高新技术还可提供远程康复服务，实现失智症老年人居家康复。

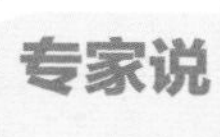

用于改善失智症老年人认知功能的高新技术

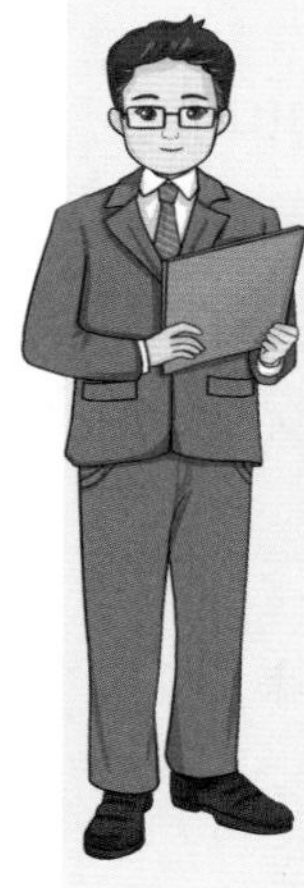

1. 步态分析技术 是通过步态分析仪对老年人步行参数进行客观定量分析的方法。步行控制是高级认知功能，步态参数的改变可反映失智症老年人认知功能的下降。步态分析技术常与双任务范式相结合，在单纯步行任务上增加额外的认知任务，即可通过步态参数的变化量化认知表现，从而客观评估认知能力及康复疗效。

2. 虚拟现实技术 是利用计算机搭建现实生活中的三维场景，提供真实世界交互式、实时、多感官刺激的技术。对于失智症老年人，可通过虚拟现实技术模拟日常生活活动场景，进行做饭、超市购物等导向性训练，有效训练老年人的注意力、视觉空间记忆和执行功能。

3. 数字疗法 是基于循证医学在软件驱动下预防、管理或治疗特定疾病的方法，可增强医患之间的联系，实现远程居家康复。医师通过数字疗法产品对老年人进行远程评估，制订个体化认知功能康复方案。失智症老年人可进行实时的认知功能训练，并将训练结果反馈给医师，及时沟通调整康复方案，提升居家认知功能训练疗效。

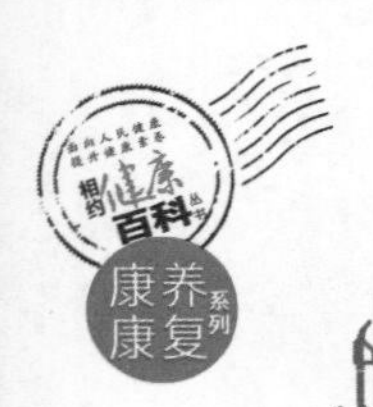

健康加油站

正确认识高科技新技术对于认知功能的改善作用

合理运用高科技新技术有助于提升改善认知功能的效率，除常规康复训练外，我们应当勇于接受高科技新技术在老年人功能康复方面的优势。常规技术和高科技新技术应当强强联合，进而提升认知功能康复疗效。

（林　强）

二

如何进行精神症状康复

9. 为什么失智症患者会出现精神症状

关键词

精神症状　异常行为

失智症老年患者病情进展到一定阶段，常出现游走、幻觉、妄想、猜疑、淡漠、重复行为、睡眠障碍、进食障碍、焦虑抑郁、冲动攻击、激越、脱抑制、病态收集等异常行为。这些问题多数是在认知功能下降的基础上，因为环境刺激或者照料不当等综合因素造成的。

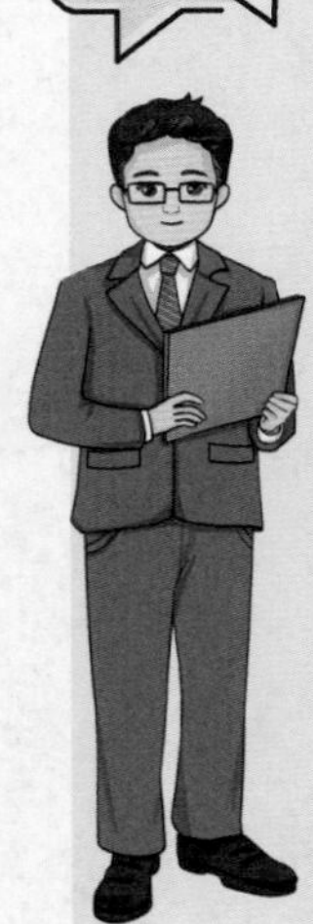

导致失智症老年患者出现精神行为症状的原因

1. 环境因素　包括生活环境的安全性、光照是否充足、冷暖是否适宜，以及照料者的态度和水平等，比如失智症老年患者会因照料者的态度不好而怀疑自己会被侵害，甚至坚信其在饭菜里下毒，出现“被害妄想”，拒绝进食。

2. 自身疾病因素　某些失智症老年患者由于脑部枕叶功能受损，会产生一些生动、逼真的幻觉，如房间角落有小矮人存在。老年人由于记忆力减退，会忘记物品存放的位置，就怀疑是被子女或保姆偷走了，出现“被窃妄想”，从而将物品藏到各个地方。

3. 不恰当的干预和照护 有的失智症老年患者身体被约束，会导致其发脾气、强烈反抗和破坏。有些药物的不良反应也会造成精神行为症状。

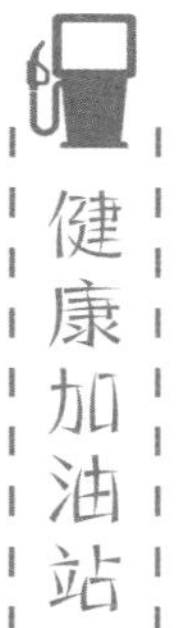

失智症老年患者的精神行为症状可分为三类

1. 以焦虑、抑郁为主的情感症状 表现为抑郁、焦虑、消极悲观等，或情绪不稳定，如高涨/欣快、易激惹等情感症状；在疾病晚期多表现为情感淡漠、对周围事物漠不关心等。

2. 以幻觉、妄想为主的精神病性症状 幻觉和妄想可见于疾病的各个时期，不同类型的失智症表现也有差异，比如阿尔茨海默病性痴呆多表现为被窃妄想、被害妄想，路易体痴呆更多表现为丰富的视幻觉。

3. 以激越、脱抑制等为主的行为症状 表现为愤怒、恐吓他人，躯体或言语的攻击、冲动行为等；还会出现脱抑制行为，即表现为冲动行事、讲粗话及性欲亢进等，还包括离家出走、夜间行为异常、刻板动作、食欲/进食的改变等。

家属学会识别这些异常表现，有助于医师准确地对症治疗。

精神病性症状

幻觉
妄想
身份识别障碍

情感症状

抑郁
情感淡漠
情感高涨
焦虑
脱抑制

行为症状

异常运动行为
易激怒
激越/攻击行为
刻板行为
睡眠紊乱
食欲亢进

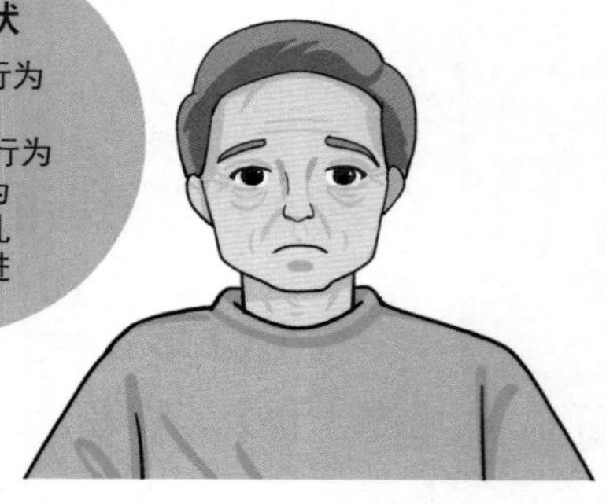

（李　沫）

关键词

个体化原则　心理安抚　护理技巧

10. 失智症老年患者出现精神和行为异常怎么办

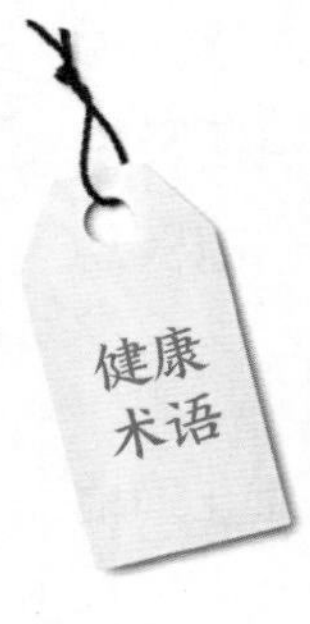

激越： 是精神科常见的一种急性综合征，通常表现为一系列思维活动、情绪和行为从低到高不同程度的兴奋过程，且无法平静。严重时可表现为兴奋冲动、威胁、攻击、自伤等行为。

失智症老年患者出现精神和行为异常会给患者本人、家属或照料者带来诸多烦恼，增加家庭经济负担和精神压力。虽然现有的医学条件无法彻底治愈失智症，但是只要通过合理的治疗，可以有效地控制精神行为症状。照料者掌握科学的护理技巧，对老年人进行陪伴和安抚，能在一定程度上改善精神行为症状。

专家说

失智症老年患者出现精神和行为异常的处理应遵循个体化原则，目标是减轻或缓解症状，减少照料者负担，改善失智症老年患者及照料者的生活质量。

1. 针对焦虑、抑郁为主的情感症状 最大程度地为老年人提供安全、舒适的环境，充分倾听和理解，可联合音乐治疗、香薰疗法等干预方法，有助于改善失智症老年患者的淡漠、抑郁、焦虑情绪。对于重度抑郁老年人，要严防其出现自杀、自伤行为，如发现其自杀迹象，应及时到专业机构就诊。

2. 针对幻觉、妄想为主的精神病性症状 幻觉、妄想是疾病的表现形式之一。当失智症老年患者出现类似情况时，应给予充分理解、耐心照顾，通过言语和行为给予支持，可采用音乐疗法、艺术治疗等方法转移失智症老年患者的注意力。

3. 针对激越、易激惹等为主的行为症状 可采用游戏活动、音乐疗法、触摸疗法、芳香疗法、光照疗法等改善激越症状。当失智症老年患者可能对自己或他人造成伤害时，应及时寻求精神专科医师帮助。对于有离家出走倾向的失智症老年患者，应加强防走失环境的设置，如门窗安装感应、报警装置，佩戴防走失手环等。

（李　沫）

11. 失智症老年患者出现强烈情绪变化怎么办

关键词

激越　攻击

失智症老年患者有时会突然激动，大喊大叫，甚至出现暴力倾向。这时候不要大声呵斥，不要与老年人拉扯，也不用无休止地劝慰。照料者需冷静找到原因，合理满足失智症老年患者的诉求，保护好老年患者和自身的安全。也可以试着分散失智症老年患者的注意力，或者平静地等待老年人的情绪慢慢稳定下来，必要时请专科医师帮助处理。

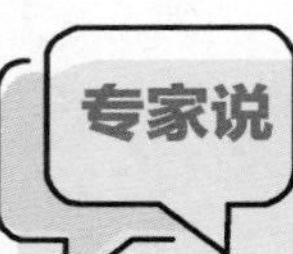

失智症老年患者出现强烈情绪背后的原因有哪些

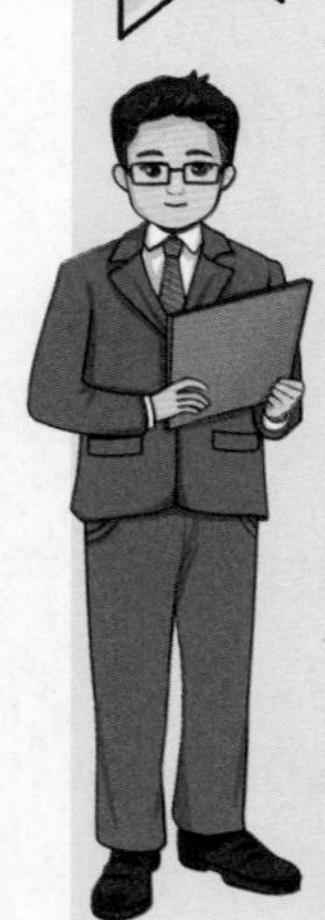

1. 失智症老年患者所处环境是否让他感到不愉快　如环境嘈杂、电视声音过高、室温过低或过高等。陌生人或者陌生的环境也会让失智症老年患者产生恐慌或防卫心理，强烈的不安全感会让他们容易激动或者用武力保护自己。

2. 是否因身体不适引起　比如饥饿、口渴、尿急、疼痛等。由于失智症老年患者表述不清，因此出现烦躁不安甚至用过激行为表达诉求。

3. 被干扰或打断　比如失智症老年患者正在看电视，这时如果让他们去洗澡，他们会感到反感，更不要粗暴地关掉电视，这样的举动很容易激怒他们。

4. 幻觉、妄想也有可能是导致失智症老年患者大喊大叫的原因 当老年人出现别人看不见、听不见的幻觉，出现“有人要害我”的恐惧感，并深信不疑时，容易有情绪激动的表现。

（李　沫）

关键词

睡眠颠倒　失眠

12. 为什么**失智症**老年患者会出现**失眠**

失智症老年患者常伴随各种各样的睡眠问题，比如有些失智症老年患者白天昏昏欲睡，一边看电视一边瞌睡，晚上难以入睡，夜间在家里来回走动。有时分不清白天和晚上，在晚上找衣物出门，甚至吵着要出去上班、开会，严重影响家人休息。

专家说

如何让失智症老年患者睡得好

1. 营造舒适安全的睡眠环境 布置温馨的卧室，避免光线及噪声的干扰，并且将室内温度、湿度调整到合适范围。

2. 丰富日间活动 尽量在白天安排 1 次或 2 次室外活动，避免日间睡眠。失智症老年患者一般每天睡

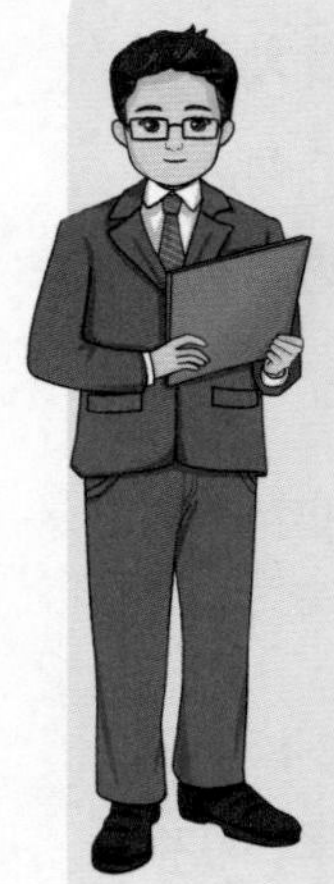

5~6 小时就可以满足需求，白天睡眠过多，夜间睡眠量自然会减少。在户外晒太阳能促进褪黑素的分泌，褪黑素可以控制人体的昼夜节律，使老年人在夜间睡得更好。

3. 拖延入睡时间 某些失智症老年患者有睡眠周期前移的问题，天一黑就着急上床，七八点钟开始睡觉，结果凌晨一两点钟就起床了。这种情况下可以在晚饭后安排一些有趣的活动，尽量拖延入睡时间，避免睡眠周期前移。

4. 适当满足诉求 有的失智症老年患者需要有人陪伴才能安心入睡，有的要穿着外衣甚至穿鞋才肯上床睡觉，如果这些需求无害，不妨满足他们。

5. 警惕有无躯体不适 如果失智症老年患者感觉疼痛、寒冷、胃肠不适，也会影响睡眠，因此需要消除诱因，避免睡前过饥或过饱。

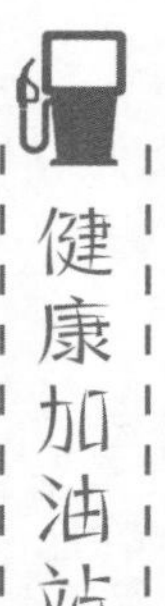

健康加油站

什么情况下可以使用镇静催眠药

在尝试了以上所有方法，失智症老年患者的睡眠还是无法改善的情况下，可以尝试镇静催眠药物。应注意，长期服用镇静催眠药可能会影响老年人的认知功能，尤其是苯二氮䓬类药物。另外，镇静催眠药也存在半夜失效、早上睡不醒等风险，一定要在医师的指导下使用。

（李　沫）

13. 失智症老年患者出现幻觉和妄想怎么办

关键词
幻觉 妄想

幻觉、妄想其实是失智症老年患者的疾病所致，不要与老年人争论，也不要试图否认和纠正幻觉与妄想的内容，这些做法往往使其情绪更为激动，甚至出现攻击行为。

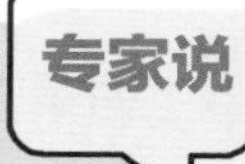

出现幻觉和妄想怎么办

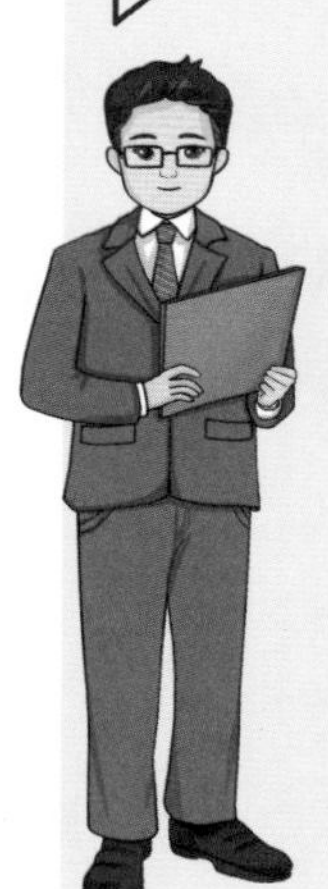

1. 首先要进行病因治疗，去除诱因 听力下降、耳鸣容易导致幻听，视力下降容易出现幻觉、错觉。有必要的话，为失智症老年患者选择合适的助听器和眼镜。

2. 给失智症老年患者安排温和、舒适的环境 室内活动时将照明提亮，降低噪声，可播放失智症老年患者喜爱的电视节目或歌曲，帮助老年人舒缓情绪，降低警觉性。

3. 做好安全防范 保管好刀、剪、绳和煤气等危险物品，关好阳台的门窗，避免失智症老年患者在幻觉和妄想症状的影响下出现自伤或伤人行为。

4. 寻找规律性 如果每逢下午或傍晚出现幻觉、妄想，可以提前安排失智症老年患者进行感兴趣的活动，提前预防，可以

尝试陪伴失智症老年患者一起回忆往事，或者带其外出散步、唱歌、听音乐，将老年人的注意力引向使其放松、愉快的活动。

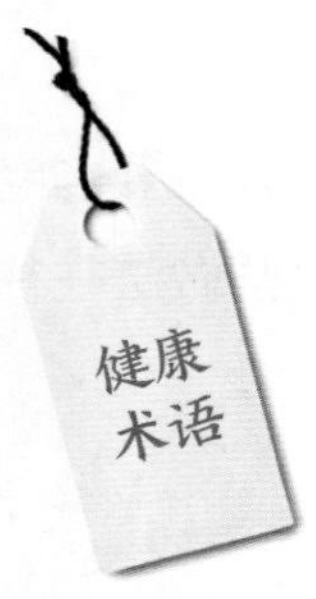

幻觉：是指老年人看到、听到或嗅到并不存在的东西。失智症老年患者最常见的是幻视和幻听，即看到或听到并不存在的事情，并认为这是真实的。

妄想：是事实上并不存在的事物，但老年人却坚信其存在的一种信念。妄想最常见的表现形式是被害妄想和被窃妄想。

幻觉和妄想可以同时或单独出现。

（李　沫）

三

如何进行日常生活能力康复

14. 失智症老年患者做事经常丢三落四怎么办

关键词

记忆障碍　良性健忘　记忆训练

很多老年人感觉自己的记忆力不如从前，遇见熟人想不起名字，经常丢三落四，自己放置的物品，如钥匙、手机和眼镜等，过一会儿就找不到了。

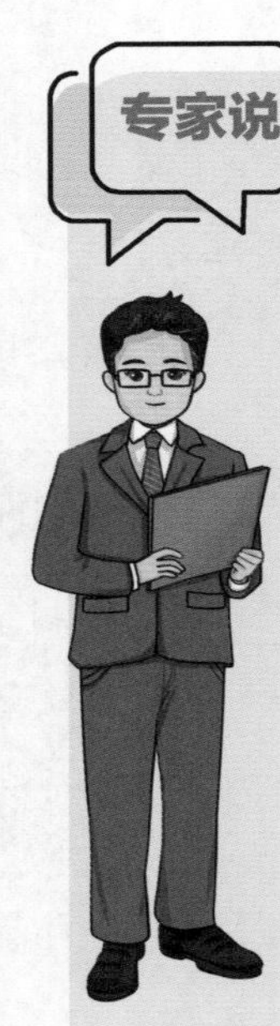

记忆按保存时间的长短可以分为瞬时记忆（5 秒以内）、短期记忆（5 秒至 1 分钟）与长期记忆（1 分钟以上甚至终身）。出现说完就忘、丢三落四的短时记忆障碍，通常是失智症老年患者发生最早和最突出的表现。此时，许多老年人长时记忆多保存完好，对很久以前的事情记忆犹新，常被误认为认知功能良好，从而错失早期就诊和干预的最佳时机。

老年人常见的良性健忘与失智症记忆障碍有本质的不同。如果将人的记忆比作计算机的话，良性遗忘类似于储存的记忆素材在调取时出现暂时的紊乱或卡顿，被提醒或事后可以再次记起；而失智症记忆障碍类似存储故障，无法进行新知识写入，且以前的记忆内容片段性丢失或遭破坏而根本无法回忆。

老年人都应该关注脑健康，定期进行认知功能筛查，尤其当记忆力减退影响正常工作和生活时，例如忘记重要的约定，甚至做饭忘记关煤气等情况，应立即就医，同时应加强安全检查，以防出现危险。

需要注意的是，对于失智症老年患者记忆力减退的症状，需要给予关心、耐心和理解，不要过度指责或批评。

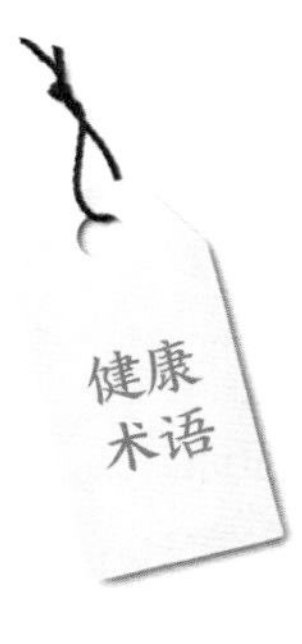

记忆：是在大脑中积累和保存个体经验的心理过程，也就是人脑对外界输入的信息进行编码、存储和提取的过程。编码是人获得个体经验的过程，相当于记忆中“记”的阶段。存储是把感知过的事物、体验过的情感、做过的动作、思考过的问题等，以一定的形式保存在人的大脑中。提取是指从记忆中查找已有信息的过程，相当于记忆中“忆”的阶段。

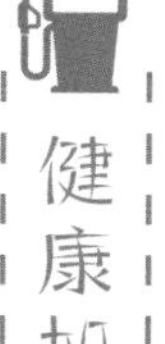

健康加油站

记忆训练

进行记忆和认知训练，如背诵诗歌、回想家人和朋友姓名及年龄等，或计算、识记物品和图片等措施，可改善记忆功能。随着认知数字疗法的普及应用，可在计算机、平板电脑（iPad）或手机上进行趣味性强的益智游戏训练，使老年人生活充实而有意义，还可以利用计时器、备忘录、提示板等记忆辅助工具，帮助老年人记住重要的事情，弥补记忆减退状态，帮助老年人完成任务，可提高他们的记忆力和自信心。

（宋鲁平　段彬红）

15. 失智症老年患者找不到想去的地方怎么办

关键词

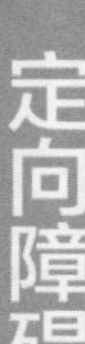

视空间结构障碍　定向障碍

患有严重失智症的老年人会发生出门后无法找到目的地，甚至找不到居住多年的家门，病情严重时，在家中找不到卫生间和卧室。

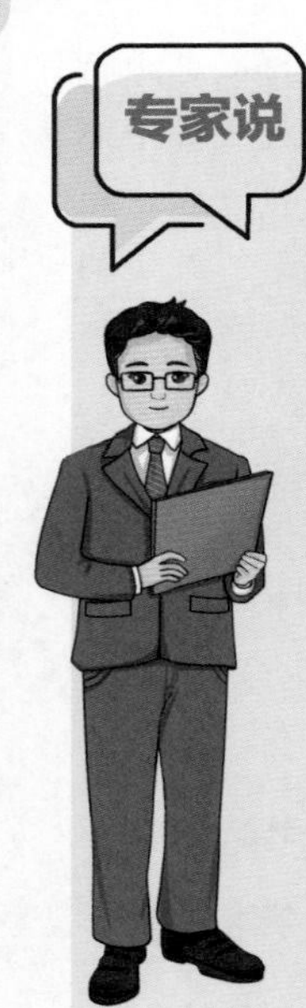

由于失智症起病隐匿，缓慢进行性加重，早期常难以发现，有些老年人因迷路走丢后才被家人送到医院就诊。病情严重时，甚至因为在自己家里找不到卫生间而在厨房或客厅里大、小便。这主要与地点定向障碍或视空间结构障碍、辨识能力障碍、记忆力明显减退等有关。

出现上述问题，应寻求专业医师帮助，一方面，进行详细脑功能检查和评估，除全面认知功能检查外，还应进行头颅 MRI 或 CT 检查，明确大脑负责定向和空间结构的顶叶、枕叶等相关脑区是否发生脑萎缩或病变；另一方面，可进行空间感知能力训练，如走迷宫、物品归位、拼图、摆积木等训练，通过各种视觉刺激手段，如使用三维立体图像、不同角度的视图等，训练患者对不同空间位置物体的识别和判断。结合实际环境进行训练，在家里的卫生间、卧室、厨房等门口或门上，粘贴不同颜色、动物或水果等醒目标记。

为预防迷路走丢，老年人外出办事或活动时，可提前准备地图、指南针或 GPS 设备等导航工具，或提供简单明了的导航和方向指示，也可以为老年人制作简单的路线图，标注重要的地点和路线，帮助记忆沿路走过的标志性场所。最好给老年人在贴身衣物上缝证明身份的布条，或者佩戴防走失的手环，以便联系家人，如果条件允许，可佩戴智能手表等帮助确定位置。

针对地点定向严重障碍的老年人，应尽可能让老年人在安全环境中生活，例如设有门禁的社区或公寓、有人看护的场所等。家人或护理人员应该密切关注他们的行踪，尽量避免他们单独出行。如果条件允许，尽量让专人陪伴老年人，以加强照顾。

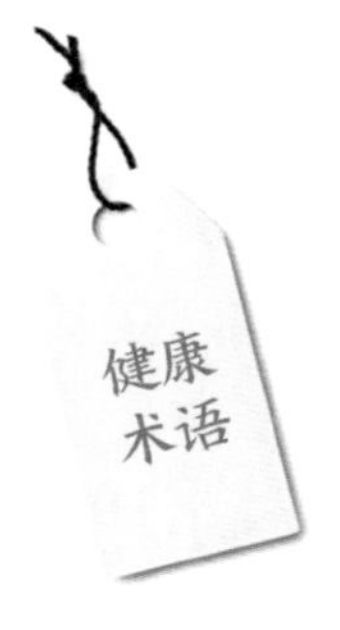

定向障碍： 是对环境或自身状况的认识能力丧失或错误，常见的有时间定向障碍（指分不清具体时间，如分不清上午、下午等）、人物定向障碍（指分不清周围其他人的身份及其与自己的关系，如把教师认为是医师，把女儿说成姐姐等）和地点定向障碍（分不清自己所在的具体地点，如把医院认为是自己的家，把工厂认为是学校等）。

（宋鲁平　段彬红）

16. 为什么失智症老年患者也应尽量保留自我照料能力

关键词

自我照料　身体锻炼　认知训练

失智症的发生和发展一般会历经早期、中期、晚期三个阶段：早期，由于认知功能下降，虽影响了工作能力，但日常生活可以自理，不需要别人帮助；发展到中期时，生活不能完全自理，需要别人给予帮助；晚期时则完全不能自理，全部生活需要照料和护理。

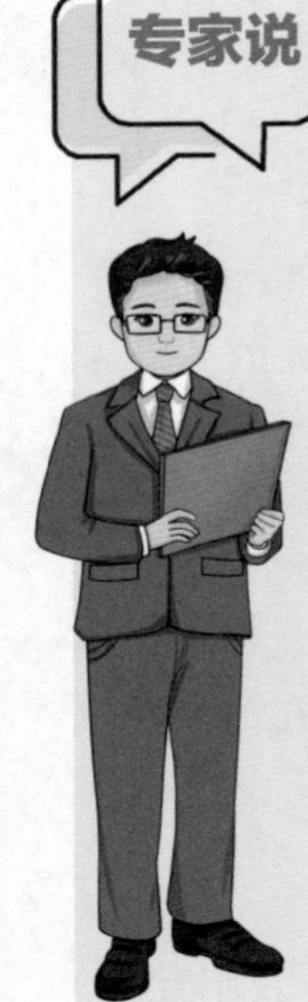

专家说

中晚期失智症老年患者洗漱、穿衣、如厕、行走甚至吃饭等自我照料能力均会下降，其原因除了记忆和思维等认知功能障碍及焦虑、抑郁等情绪紊乱所致，还有两个常常被忽视的重要原因：①大脑病变累及负责运动意念发起和运动计划编程的脑区，产生了失用症，此时，老年人虽然肢体有力量，但由于对动作和运动的策划能力减退或丧失，表现为不会使用牙刷刷牙、不会使用勺子吃饭，甚至不会使用双腿正常行走；②因担心失智症老年患者出门走丢而将其限制在家中，久而久之就产生了废用综合征，会导致身体各个系统功能衰退，其中最常见的是肌肉萎缩无力和关节僵硬、活动不灵活，以致影响他们的运动能力和平衡能力，出现步态不稳、容易跌倒等情况。

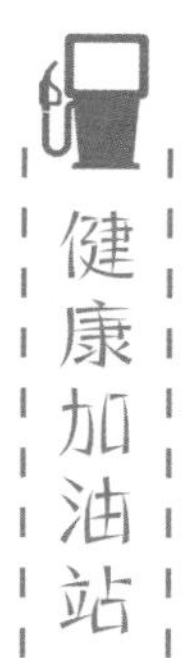

帮助失智症老年人保留自我照料能力的方式

1. 日常生活的自我规划和安排 可尝试制订日常生活活动的时间表和任务清单等，提醒需要完成的活动和任务，提高主动性和参与度。

2. 进行适当的身体锻炼 选择适合的运动方式，如散步、太极拳、八段锦等，可以增强身体素质，保持体力和耐力。

3. 提供专业护理和康复训练 实施认知训练和肢体康复，可利用辅助器具和科技产品，如智能家居设备，帮助老年人更好地管理时间和日常生活。

总之，应鼓励老年人尽量完成自我照料的活动，不能因为老年人做不好就替代和包办，而应该在监护和帮助下完成力所能及的任务。

（宋鲁平　段彬红）

17. 如何帮助失智症老年患者 **外出购物**

失智症老年患者的生活中存在很多安全隐患。患有失智症的老年人还能外出购物吗?

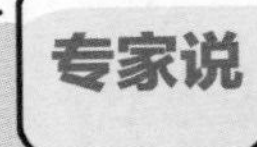

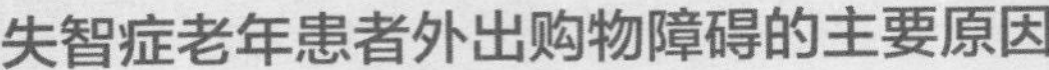

失智症老年患者外出购物障碍的主要原因

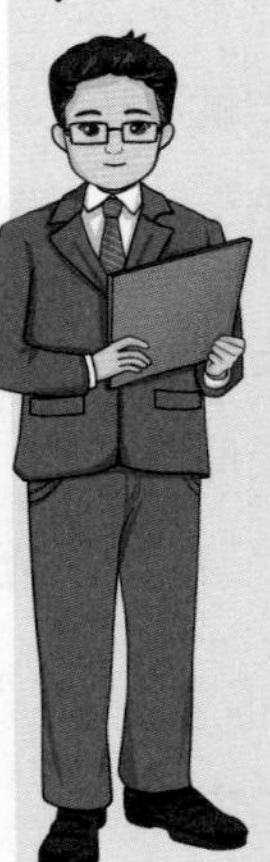

1. 认知能力下降 包括记忆力、注意力、判断力等方面障碍，使老年人难以计划和组织购物活动，容易忘记目的、选错商品或无法计算价格等。

2. 定向和视空间记忆障碍 难以找到正确的路线和地点，可能导致购物时迷路或无法找到目的地，增加了出行的困难和危险。

3. 身体功能衰退 如果存在肌肉萎缩无力、关节僵硬、视力下降等问题，可能影响长距离行走、拿取和携带物品，增加了购物的困难。

4. 社会支持不足 失智症老年患者如果面临缺乏家庭照顾、社交孤立等问题，可能导致在购物时缺乏必要的帮助和支持，无法顺利完成购物活动。

关键词 记忆障碍 计算障碍

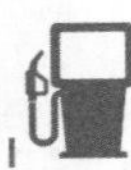

健康加油站

帮助失智症老年患者出门购物的措施

1. 选择合适的时间和地点 尽量选择交通流量较少、人流量较小的时段，选择安全设施和环境良好的地点，避免拥挤和等待。同时，根据老年人的身体状况和需求，选择合适的购物场所，如超市、菜市场。

2. 提前做好规划和准备 提前了解老年人的购

物习惯和需求，制订购物清单，并尽量简化购物流程。准备足够的现金、购物卡或手机微信资金，并确保老年人随身携带身份证明和紧急联系方式。

3. 提供适当的帮助和照顾　如帮忙推购物车、搬运商品、协助结账等。同时，关注老年人的身体状况和需求，累了随时休息，渴了随时喝水。

4. 加强沟通和引导　与老年人保持良好的沟通，了解他们的需求和意愿，引导他们做出正确的选择。在可能的情况下，让老年人参与决策，增强他们的自主性和控制力。

5. 提供心理支持和陪伴　在购物过程中，关注老年人的情绪变化，给予安慰和支持，避免情绪波动。

（宋鲁平）

18. 如何帮助失智症老年患者 适应新环境

有的老年人在熟悉的环境中比较安静，易于照料，一旦换了新的环境，就会出现病情突然加重或情绪烦躁，难以沟通，令照料者感到束手无策。许多新到养老院的失智症老年患者，因为换到新环境出现情绪异常，会吵闹着要回家。

专家说

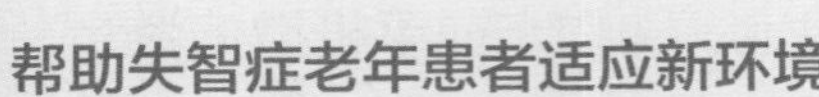

帮助失智症老年患者适应新环境

1. 提供适当的帮助和照顾 根据老年人的需求和能力，协助老年人熟悉新环境、提供生活照顾、处理日常事务。同时，确保他们有足够的安全感和舒适感，避免压力和过度焦虑。

2. 建立稳定的社交联系 鼓励老年人与家人、朋友和其他社交伙伴保持联系。提供机会让他们与熟悉的人交流、互动、分享生活经验，这有助于在新环境中保持情感支持和社交联系。

3. 提供认知刺激和活动 如参加兴趣小组、社区活动及简单的游戏，这些活动可以帮助他们保持思考能力、提高注意力和记忆力，帮助他们更好地适应新环境。

4. 进行适应性训练 如进行导航训练、记忆训练、解决问题训练。可以根据老年人的需求和能力进行个性化设计，帮助他们更好地应对日常生活中的挑战。

5. 提供心理支持和疏导 失智症老年患者可能会出现焦虑、恐惧、沮丧等不良情绪。心理支持和疏导可以帮助他们建立积极的心态和情感支持系统。通过与老年人建立信任关系、倾听他们的感受和需求，帮助他们缓解焦虑和压力。

6. 持续关注和支持 持续关注失智症老年患者的适应情况，及时调整帮助和支持的措施。定期评估老年人的需求和能力，制订个性化的适应计划，绝大多数老年人能逐渐融入新环境。

（宋鲁平）

19. 为什么**保持社交**对失智症老年患者仍然**很重要**

关键词

社会活动障碍　面孔失认　情绪障碍

失智症老年患者因为面孔失认、言语障碍和情绪障碍等原因，影响社交能力，容易出现社交障碍。

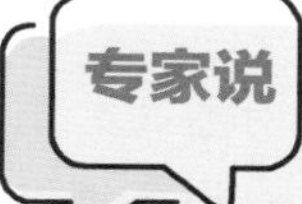

保持社交能力对失智症老年患者非常重要

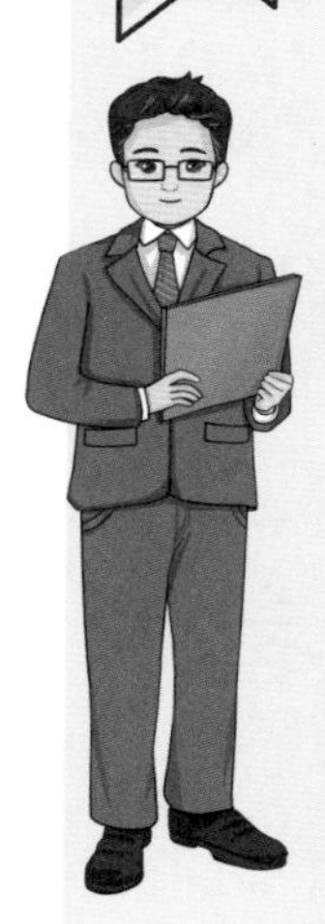

首先，与他人交流需要集中注意力、回忆过去、表达意见等，这些过程都可以帮助老年人锻炼记忆、语言和思维等认知能力，延缓大脑衰退的速度。

其次，社交活动能够为失智症老年患者提供心理支持，有助于缓解孤独感和焦虑感，增强他们的心理承受能力和幸福感。交流的过程中可以感受到关注和温暖，增强自尊心和自信心。

再次，社交活动还能为失智症老年患者提供身体活动的机会。在社交场合中，走动、交流、参与活动等都能增加身体活动量。适当的身体活动能够改善老年人的身体健康状况，减少患病的风险。

最后，社交活动有助于建立社会支持网络。老年人可以结交志同道合的朋友、找到有共同兴趣的伙伴、获得家人的

关心和支持。这些社会支持网络能够让他们在困难时期感到温暖和关怀。

因此，应该鼓励和支持失智症老年患者维持一定的社交活动，与亲戚、朋友保持联系。

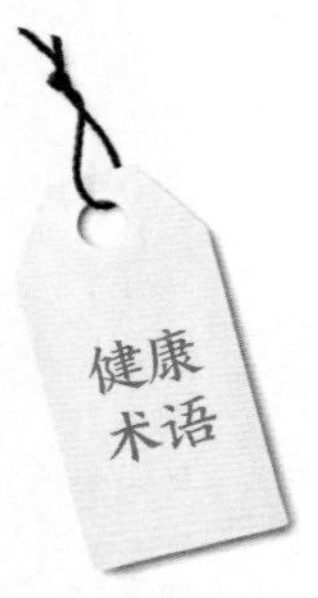

面孔失认： 又称脸盲症，是对面孔的识别、记忆和辨别能力发生障碍，表现为难以识别熟人甚至自己的面孔。有的失智症老年患者跟镜子里的“自己”吵架甚至动手。

（宋鲁平　段彬红）

20. 为什么失智症老年患者仍需要**保持以往的兴趣爱好**

失智症老年患者常伴随焦虑和抑郁等不良情绪，特别是到了中晚期，可能会出现易激惹、攻击言行等问题，对以往爱好的活动失去兴趣。

专家说

失智症老年患者需要保持以往的兴趣爱好

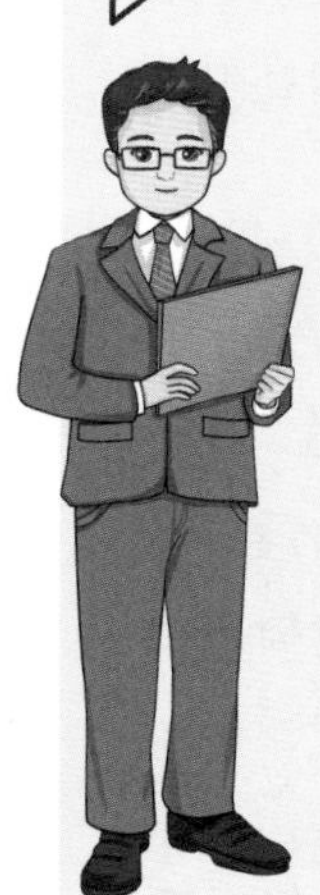

1. 维持认知功能 参与感兴趣的活动，可以让老年人集中注意力、思考问题、回忆过往，这些都有助于激活大脑，延缓认知衰退。

2. 保持积极心态 兴趣爱好能够给老年人带来快乐和满足感，通过从事自己喜爱的事情，可以让他们感受到生活的意义和价值。

3. 促进社交互动 参与以往喜欢的活动或聚会，可以结识志同道合的朋友；交流心得体会有助于缓解孤独感，提供情感支持。

4. 增强自信心 保持原来的兴趣或培养新的爱好，可以让人感到自信和有价值。当在某个领域取得成就或进步时，老年人会感到自豪和满足，可以提升其自尊心和自信心。

5. 保持身体健康 一些兴趣爱好，如球类运动、演奏、唱歌、园艺、绘画、手工等，可以通过身体活动改善健康状况。

6. 减轻焦虑和抑郁 参与感兴趣的活动能够转移注意力，让老年人从担忧和焦虑中暂时解脱。同时，通过与亲朋好友交流，可以获得情感支持和安慰，避免或减轻抑郁情绪。

7. 延续自我认同 保持以往的兴趣爱好有助于延续老年人的自我认同感。这些兴趣爱好可能代表了他们的价值观、人生经历和个人特性，是身份认同的重要部分。

关键词

怀旧疗法 音乐疗法 自我认同

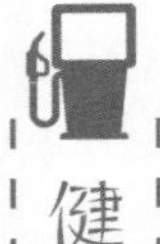

健康加油站

曾经有位患失智症的老首长，每天拒绝洗漱。后来，陪护捧着毛巾像卫兵一样，在他面前立正敬礼并大声说："首长好！请洗脸！"，老首长立即回礼并拿起毛巾洗脸。

照料者应该用尊重和鼓励的态度对待失智症老年患者，多谈论他以前的成就，再现熟悉的场景，讨论一些令其开心的话题；也可以利用怀旧疗法，展示老物件、以前的照片和影像资料去激发回忆，鼓励他参与以前喜欢做的事情，帮助他重建信心。

（宋鲁平　段彬红）

21. 如何让失智症老年患者保持活动能力

俗话说"用进废退"，失智症老年患者也需要保持适当的活动能力。

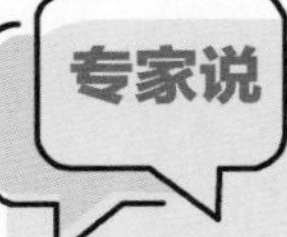

专家说

失智症老年患者要在安全的前提下保持活动能力

1. 选择适合的活动　推荐简单的伸展运动、散

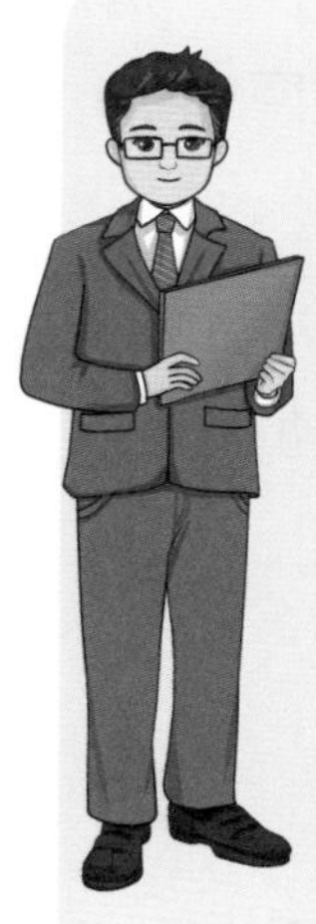

步、室内游戏或八段锦，避免过于复杂或高风险的任务。

2. 安全环境 清理杂物、保持地面平整、设置合适的照明，降低跌倒等意外事件的风险。

3. 适当监督 家人、朋友或专业的护理人员提供适当的监督和支持，确保老年人在活动过程中的安全，及时提供必要的帮助。

4. 定期评估 了解老年人的活动能力和认知状况，根据评估结果，调整活动的难度和形式，确保活动与老年人的能力相匹配。

5. 使用辅助工具 为老年人提供适当的辅助工具，如拐杖、助行器或可穿戴的智能助行装备。

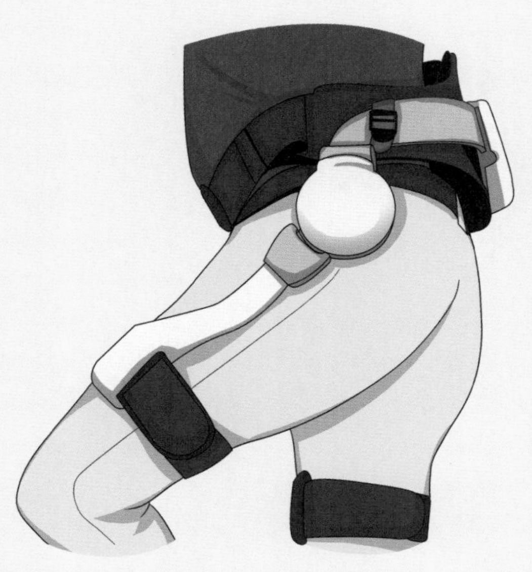

6. 逐步增加活动量 逐步调整活动时间和强度，使老年人逐渐适应并保持活动的持续性。

7. 关注情绪和心理状态 给予鼓励、支持和安慰，帮助失智症老年患者建立积极参与的心态，提高其对活动的兴趣和动力。

8. 与专业人士合作 可以寻求与康复专家、物理治疗师或老年护理专家的合作，获得专业的指导和监测。

（宋鲁平　段彬红）

四

居家康复注意事项

康养康复系列

22. 如何改造失智症老年患者居家康复环境

关键词

失智 适老化

随着认知能力减退，失智症老年患者对环境的适应能力逐渐下降，居住环境中的一些安全隐患容易增加跌倒、走失等意外伤害的风险。建设适老化居家环境对避免意外伤害和提高生活质量很重要。

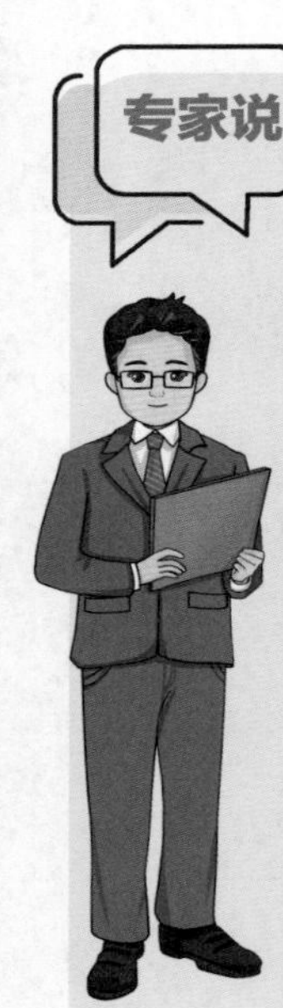

失智症老年患者居家需遵循三个原则，一是尊重并鼓励、承认他的价值；二是维持现有自理能力，延缓病情发展；三是居家养护应重视随访管理。在居家改造方面不仅要考虑适老化，而且要考虑失智的特点。

适老化包括：①进行起居环境无障碍通道改造，如坡道、扶手等，方便老年人行走和移动；②消除室内的安全隐患，包括铺防滑地板、无门槛设计等，以降低老年人跌倒和意外伤害的风险；③改造厨房环境，如降低台面高度等，以方便他们进行烹饪和进食；④管理好危险品，如安装煤气、电源报警装置；⑤加装扶手、调整坐便器高度、安装便携式座椅等，以提供舒适的卫生间环境，改善卫生间的功能性和安全性；⑥安装紧急呼叫装置等安全辅助设备以增加老年人的安全感；⑦考虑老年人的特殊需求和偏好，进行室内装饰和家具布局的优化；⑧提供定向线索，如在卧室等活动区域放置能清晰显示时间、日期的钟表和日历，帮助老年人辨认时间。

失智症老年患者存在认知功能减退及病耻感，他们通常因外出活动受限导致缺乏外界刺激，因此在居住环境设计上要充分考虑，提供适度感觉刺激，如悬挂或摆放色彩明亮的照片、图画、鲜花。

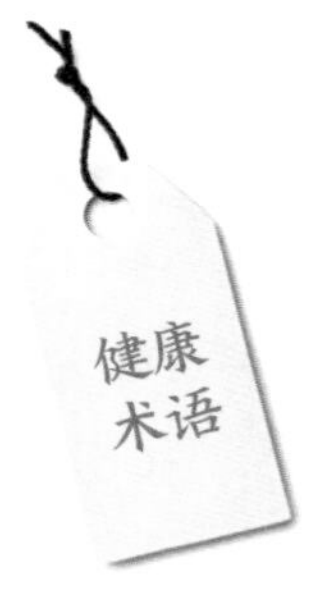

适老化设计： 是指在住宅中，或在商场、医院、学校等公共建筑中充分考虑到老年人的身体功能及行动特点而做出相应的设计，包括实现无障碍设计、引入急救系统等，以满足已经进入老年生活或以后将进入老年生活人群的生活及出行需求。

（王宏图）

23. 为什么**互动式居家康复氛围**对失智症老年患者很重要

失智症老年患者常常表现为反应迟钝、理解分析能力下降，有的老人运动功能也减退，失去交流和活动的主动性。如果不加以干涉，则会出现生活乐趣下降乃至精神行为异常。而居家康复时创造互动的气氛，不仅能实现优质护理倡导的“以老年人为中心”，而且能体现老年人自我意识的增强，提高失智症老年患者主动参与的能力和积极性，有助于其保持认知功能、运动功能乃至精神状态，提高本人乃至整个家庭的生活质量。

关键词

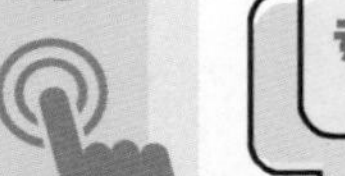

互动达标　有氧运动

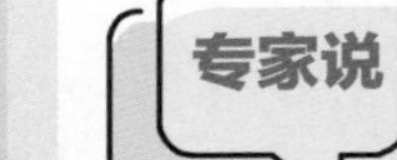

失智症老年患者应通过互动达到一些目标

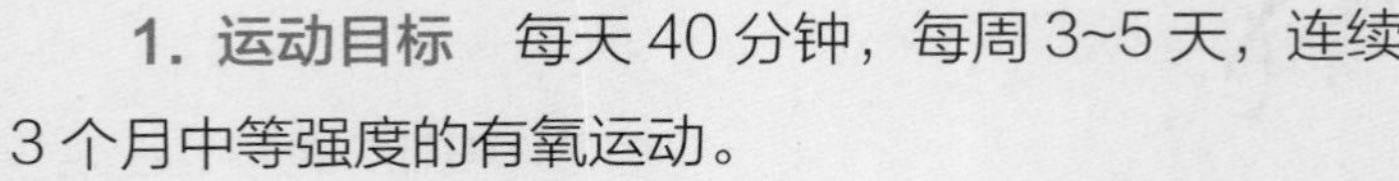

1. 运动目标　每天 40 分钟，每周 3~5 天，连续 3 个月中等强度的有氧运动。

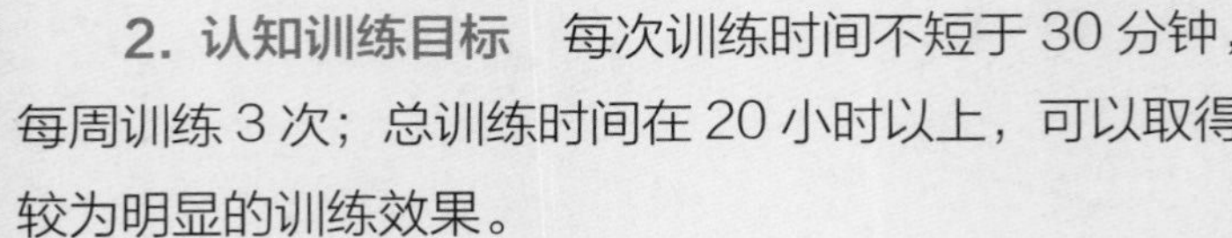

2. 认知训练目标　每次训练时间不短于 30 分钟，每周训练 3 次；总训练时间在 20 小时以上，可以取得较为明显的训练效果。

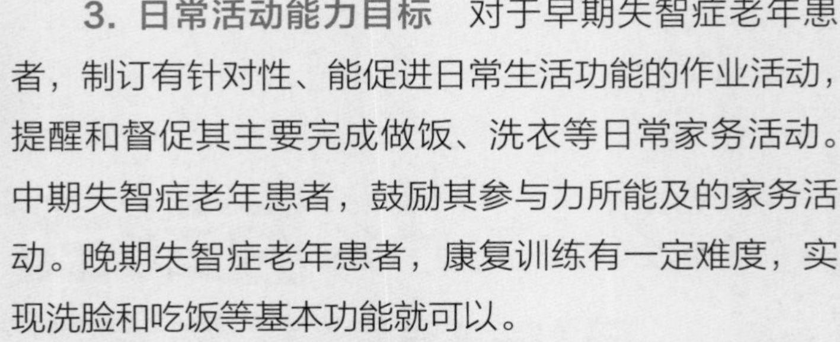

3. 日常活动能力目标　对于早期失智症老年患者，制订有针对性、能促进日常生活功能的作业活动，提醒和督促其主要完成做饭、洗衣等日常家务活动。中期失智症老年患者，鼓励其参与力所能及的家务活动。晚期失智症老年患者，康复训练有一定难度，实现洗脸和吃饭等基本功能就可以。

对于患有高血压、心脏病、呼吸系统疾病等并发症的失智症老年患者，应结合其实际情况，设定个体化目标。需要注意的是，运动锻炼前应充分评估老年人的心肺功能并实时监测，运动强度不宜过大，否则有发生循环和呼吸系统意外的风险。

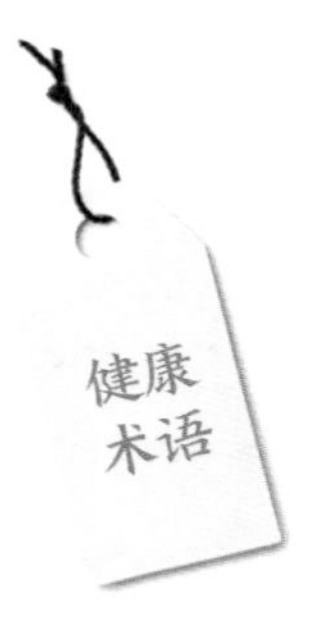

有氧运动：是指主要以有氧代谢提供运动中所需能量的运动方式，时间持续30分钟以上。有氧运动中运动负荷与耗氧量呈线性相关，常见的有氧运动项目有快走、慢跑、竞走、骑自行车、打太极拳、跳健身舞等。

（王宏图）

24. 为什么失智症老年患者也要完成**“家庭作业”**

失智症老年患者在医疗机构接受的康复治疗大多以认知训练为主。按照记忆遗忘曲线的特点，正常人学到的知识，在一天后，如果没有复习，就只剩开始的33.7%，随着时间的推移，遗忘的速度会放慢，因此要勤于复习。对于失智症老年患者，其认知障碍本身就是以记忆功能下降为特点的，在医院康复治疗后回家完成指定的“家庭作业”尤为重要。

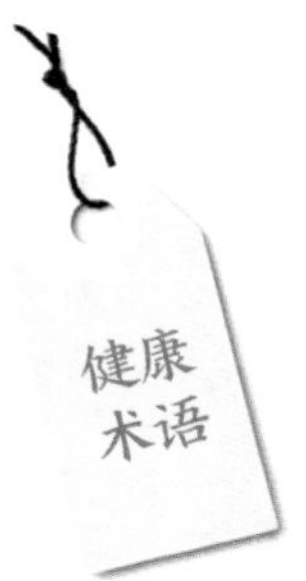

基本（躯体性）日常生活活动能力：是指每日生活中与穿衣、进食、保持个人卫生等自理活动和坐、站、行走等身体活动有关的基本活动。

工具性日常生活活动能力：是指人们在社区中独立生活所需的关键性的、较高级的技能，如做家务、打电话、采购、骑车或驾车、处理个人事务等，大多需借助工具进行。

失智症的有效家庭监督

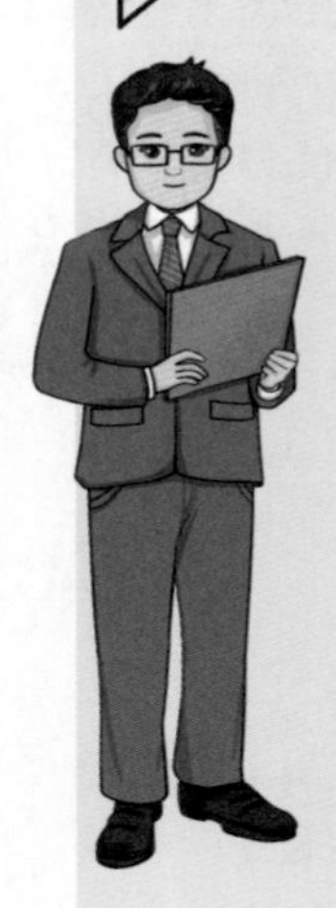

由于失智症的疾病特点，老年人往往难以自主持续性完成认知训练任务。这些“家庭作业”常常包含与日常生活活动相关的内容。通过监督老年人“家庭作业”完成情况，使其尽量维持现有的日常生活自理能力。常用的监测手段包括建立系列任务列表，老年人每完成一次训练就划销一次训练任务；建立奖惩机制，如及时完成发一朵小红花、不能按时完成发一朵小蓝花等方式，使老年人愿意坚持训练。随着互联网技术的普及，也可以充分利用手机、电脑、摄像头等互联网技术进行实时、在线监测，保证老年人在训练过程中遇到问题能够及时得到解决。

（王宏图）

25. 为什么**家庭照料者**需要接受指导和帮助

失智症是一类需要长期治疗和照顾的疾病。“百善孝为先”是中国的传统观念，在我国，多数失智症老年患者主要依赖家庭照料，常由配偶、子女或居家保姆承担照料责任。由于精力有限及缺乏相关照料知识，社会提供的照料资源不足、照料服务单一，家庭照料者往往需承担很大的生理、心理和经济压力。由于失智症老年患者有时因精神行为症状受到排斥和歧视，他们的家属也常常存在耻辱感。老年人的异常精神行为以及走失等安全问题，进一步增加了照料难度，加重了照料者紧张、焦虑等情绪。因此，需要对家庭照料者进行指导和帮助。

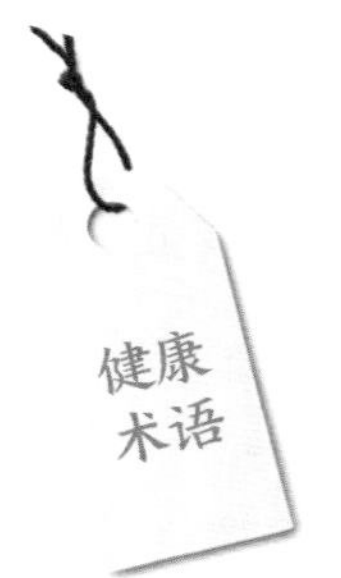

照料者压力： 又称照料者负担，指照料者在照料老年人过程中因照料工作对自身情绪、经济、身体及心理产生的各种不利影响。失智症老年患者的照料者负担主要包括心理（包含社会心理）、身体及经济负担，其中以心理负担为主。

关键词

多重负担 照料者压力 疾病照料

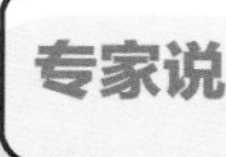

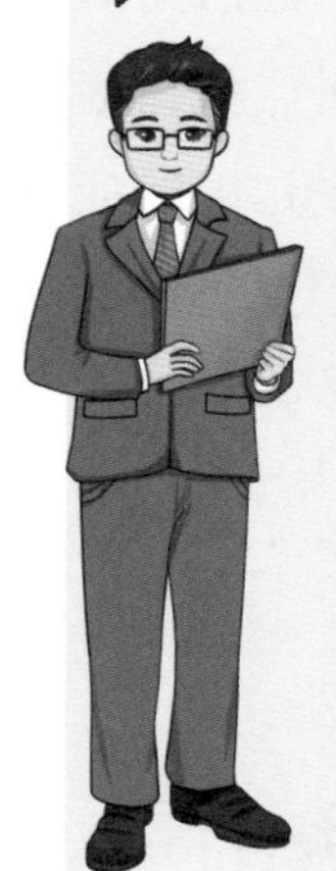

1. 生活照料 超过七成的家庭照料者没有接受过专业照料培训，往往只通过能否完成日常生活项目（如吃饭、洗澡等）判断老年人是否需要进行相关照料。失智症的早期症状如健忘、唠叨、反应迟钝，多被认为是人在衰老过程中常见的现象而被忽视。因此，照料者主动进行照料并不意味着失智症老年患者的需求能够得到完全满足。

2. 疾病照料 照料者需要接受一些疾病相关护理知识的培训，如对失智症的基本认识、早期症状、突发情况及护理过程中应注意的问题，使照料者从单纯的生活照料，转变为生活照料和疾病照料相结合的照料模式。这样才能给老年人提供有效的连续性照料，延缓病情发展，减少并发症，提高生活质量。

（王宏图）

关键词

生活方式　体适能

26. 为什么失智症老年患者居家康复应**劳逸结合、动静结合**

失智症老年患者体力下降、容易疲劳、注意力不集中、注意持久性下降、易受干扰，不能根据需要及时转向新的对象。此外，失智症老年患者还容易出现情绪不稳定、易激惹、激越等精神活动过度的症状。针对失智症老年患者的这些特点，需要采用科学、规范并适合的个体化方案，以达到最佳效果。

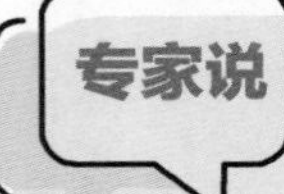

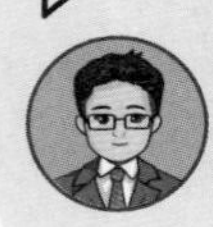

劳逸结合，动静结合

运动能够使脑细胞活跃起来，增加血液循环量，运动包括步行、力量锻炼。定期的体育锻炼可以改善老年人在日常生活活动中的表现，并改善其认知功能和平衡能力，可以进行包括打太极拳和八段锦在内的传统体育锻炼，也可以练习瑜伽、健身操等，还可以进行器械锻炼，包括跑步机、固定式功率自行车。上述运动常需达到一定的强度才会有效果，但失智症老年患者往往体力下降、容易疲劳，故需酌情穿插画画、练习书法等活动量小的内容，做到劳逸结合、动静结合以保证训练效果。

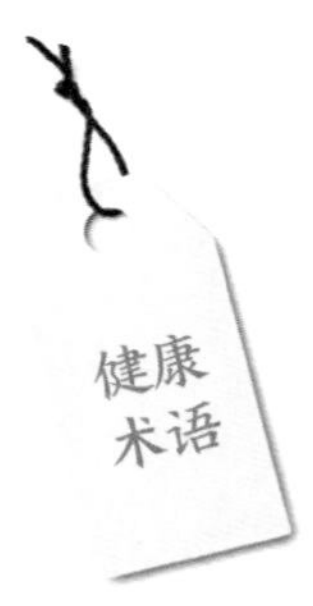

体适能：是指人体有充足的精力从事日常工作或学习而不感到疲劳，同时有余力享受休闲活动的乐趣，能够适应突发状况的能力，可分为健康体适能与技能体适能。健康体适能是与健康有密切关系的体适能，指心血管、肺和肌肉发挥最理想效率的能力。技能体适能包括灵敏、平衡、协调、速度、爆发力和反应时间等，这些要素是从事各种运动的基础。

（王宏图）

27. 为什么失智症老年患者的居家康复应与社区康复、医院康复保持联动

关键词

由于家庭成员精力的限制及相关照料知识的缺乏，失智症老年患者的居家康复效果很难得到保证。目前医院的医疗资源有限，不能满足失智症老年患者的长期康复需求，亟需建立社区康复设施及机构，鼓励专业康复治疗师下沉到社区，进行康复知识的讲解培训，开展方便、快捷的社区康复服务。居家康复通过联动可以共享医院、社区一体化的技术和知识，发挥家庭在失智症防治中的作用。

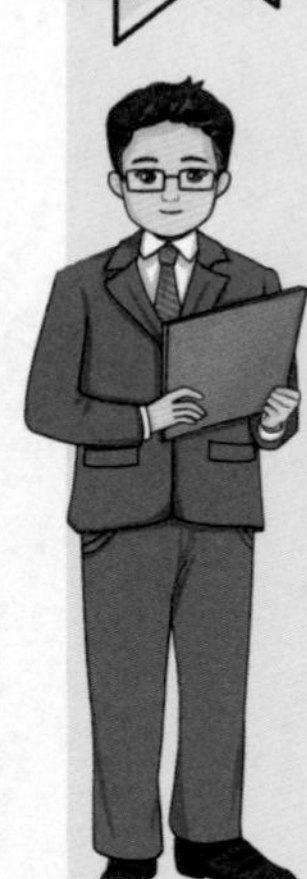

失智症康复治疗的开展形式

医疗康复：在医院康复科及康复专科医院开展康复治疗。

社区康复：建立社区康复设施及机构，并且社区引进专业康复治疗师开展康复治疗。

居家康复：由专业康复治疗师培训照料者，借助远程康复系统实施居家康复治疗。

其中，社区康复需因地制宜，方便、快捷，有利于失智症老年患者接受全面、长期的康复治疗，提高生活能力并融入社会，减轻照料者的经济及身心负担。目前我国大部分失智症老年患者采取居家康复模式，但面临家庭结构改变、失智症照料体系不健全的问题，急需社区康复和医疗康复的指导与支持。

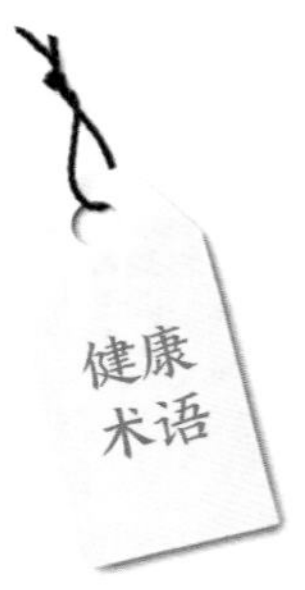

失智症友好社区：是以失智症老年患者为中心，照料者及其他社区服务人员为支柱，对失智症老年患者、家庭及照料者给予关注、理解、包容，提供专业支持及优质服务的社区环境。

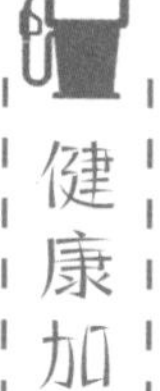

健康加油站

失智症友好社区建设的主要目标

1. 提高公众对失智症的认识程度，消除对失智症的歧视，增强对老年人及照料者的物质与精神支持。

2. 推行失智症早期社区预防及干预，降低失智症发病率，减轻失智症的医疗照护经济负担。

3. 维护失智症老年患者及照料者的合法权利，提高其社会参与度，延缓失智症病情进展，改善生活质量。

4. 发展满足失智症老年患者需要的医疗卫生与公共生活服务，建设失智症患者宜居的社区环境，营造失智症友好的社会氛围。

（王宏图）

关键词

健康教育 团队活动

28. 失智症老年患者社区康复时如何**选择活动内容和形式**

绝大多数失智症老年患者居住在家，进行社区康复比医疗机构康复更便利和舒适。失智症老年患者在社区康复时，选择科学的活动内容和形式，使老年人乐于参与，不仅有助于增强康复效果，还能提高老年人及家属的满意度和幸福感。

失智症老年患者进行社区康复时不仅可以接受包括疾病治疗和康复等内容的健康教育，还能参与各种社交活动，培养读书看报、唱歌等兴趣爱好。参加社区组织的小型团体聚会进行团队活动或小组讨论，可以改善失智症老年患者的整体认知功能和社会功能。此外，照料者也可以借此互相交流照料经验。

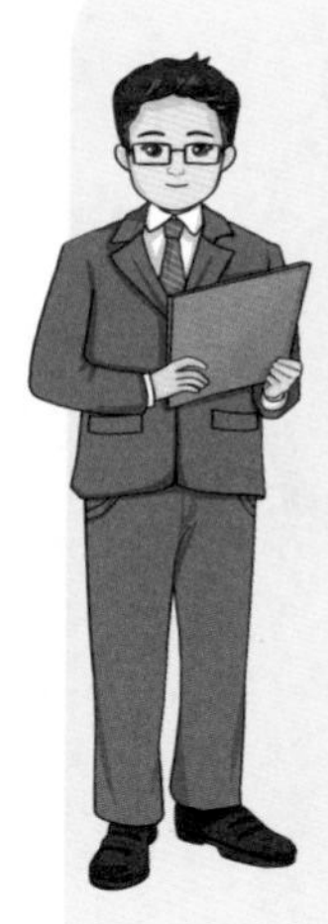

可以采取小组形式的作业治疗对失智症老年患者进行训练，训练中设计的内容项目丰富多样、选择性多，能调动老年人在治疗中的积极性。如果人数足够多，建议将失智症老年患者按照年龄、体能、智能、以往的兴趣爱好及熟悉程度分成不同的小组。以小组形式聚集在一起，营造一个舒适且适合沟通交流的氛围，能为老年人提供一个社交空间，增加老年人之间的共同语言，提高人际沟通能力，增加其社会参与度。鼓励家人一起参与小组活动，帮助其了解老年人的活动状况，也能学会居家照料的技巧，使失智症老年患者和照料者一起摆脱枯燥、乏味、单调的日常生活环境，提高生活品质，获得成就感和自我价值感。

（王宏图）

29. 在家中如何使用“互联网 +”进行认知康复训练

有条件的居家康复老年患者可以参加“互联网 +”认知康复训练，形式分为实时在线和通过微信平台进行。

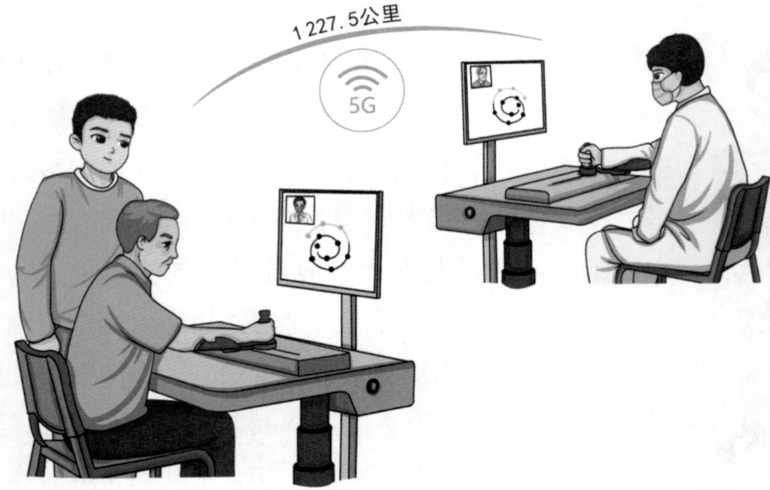

关键词

互联网平台 互动小组

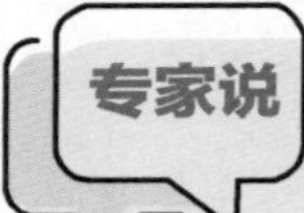

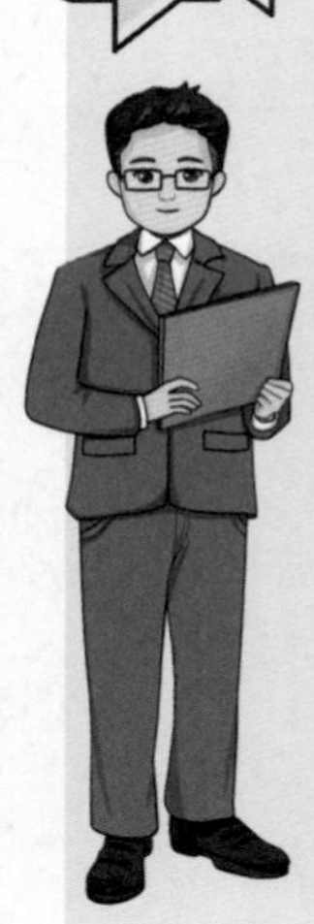

"互联网 +"康复医疗的功能

通过"互联网 +"对老年人及其照料者进行健康教育的方式呈现越来越普及的趋势。实时在线是通过腾讯视频会议或者加入远程康复系统，由医护人员指导照料者对居家的失智症老年患者进行认知康复训练。通过微信平台进行则是加入微信群，由医疗机构微信康复小组事先录制好每周训练任务的视频，指导照料者训练老年人。每周的训练会根据照料者的微信反馈或者在线训练表现进行调整，以老年人尽力能完成但不会非常轻松为宜。照料者及老年人有问题可以随时咨询，并能及时得到回复。

健康教育内容可通过微信群和微信公众号定期推送，也可以在线进行培训，包括用药、饮食、日常起居指导，预防跌倒、走失等，让老年人和照料者掌握健康信息。另外，通过“互联网 +”进行随访咨询，以微信、短信或在线等方式询问老年人近 1 周内用药、生活等情况，提醒居家护理注意事项，并给予照料者精神鼓励，减轻其心理压力，还可以通过“互联网 +”进行康复训练。居家认知训练强调以老年人为主体，遵循个性化和标准化相结合、独立训练和群体训练相结合、传统医疗和现代医疗相结合、家庭和社会相结合、认知功能训练与居家生活相融合的原则，以提高老年人独立性和自理性目标为指导原则。

（王宏图）

五

医疗机构康复就医指导

30. 为什么**医疗机构康复**能够提供多种服务

关键词

认知康复 运动功能康复 作业疗法

医疗机构康复由康复医师、康复治疗师、康复护士等在内的专业康复团队组成，他们具备专业的知识和丰富的经验，能够为老年人提供个性化的康复方案。除了认知障碍，失智症老年患者还可能出现运动障碍、日常生活活动能力下降等症状。医疗机构可以为失智症老年患者提供认知康复、运动疗法和作业疗法等治疗措施。

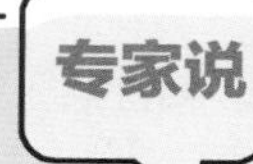

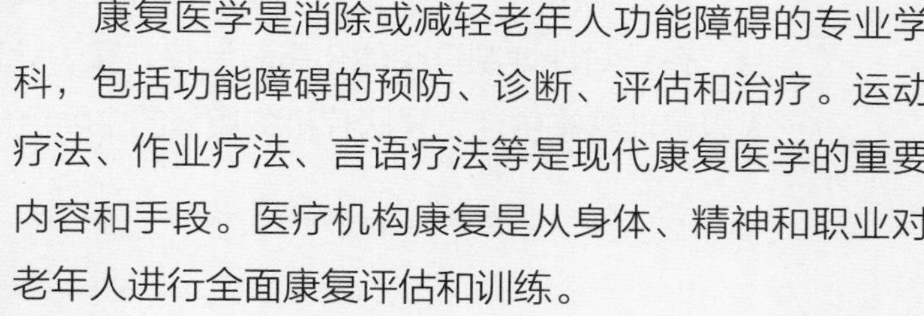

康复医学是消除或减轻老年人功能障碍的专业学科，包括功能障碍的预防、诊断、评估和治疗。运动疗法、作业疗法、言语疗法等是现代康复医学的重要内容和手段。医疗机构康复是从身体、精神和职业对老年人进行全面康复评估和训练。

失智症老年患者应该参加医疗机构康复的内容包括以下几方面。

1. 运动功能康复　早期失智症老年患者的运动功能多是正常的，随着大脑萎缩进行性加重，顶叶等大脑皮质的运动相关脑区受累，可出现失用，比如老年人四肢都能活动，但出现不会用刮胡刀、遥控器，不会穿衣物的现象，运动疗法、失用症康复等可能会改善其功能障碍。

2. 作业疗法　以任务为导向的作业疗法包括基本和工具性

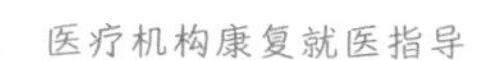

日常生活活动、游戏、休闲和社会活动等，可根据老年人的能力、兴趣、职业特点，制订个体化的活动，如编织、陶艺、绘画等作业活动，改善失智症老年患者的生活质量。

有精神行为障碍的失智症老年患者可在药物治疗控制良好的基础上选择生物反馈治疗、认知行为疗法等减轻症状。

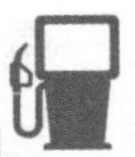

健康加油站

近几年，康复医学理念逐渐走进广大人民群众的生活，如针灸、推拿、拔罐、刮痧等是传统康复医学的经典治疗方法。现代康复也有许多治疗手段，如运动、作业、语言疗法等。建议将传统康复和现代康复技术相结合，有针对性地制订个体化康复治疗方案，让每位老年人以最佳状态生活，是医疗机构康复的主要目标。

（周玉颖）

31. 为什么失智症老年患者及家属应了解**医疗机构康复技术的动态进展**

随着康复医学的发展，一些新兴的治疗技术和设备逐渐应用于临床，比如虚拟现实技术、智能互动康复训练设备、神经调控技术等。失智症老年患者家属要了解医疗机构康复技术的动态进展，与医务人员一起利用新技术，结合老年人的具体情况，制订更科学、有效的个性化康复方案。因此，家属和老年人定期到医疗机构复诊和评估，可以了解失智症康复技术的新进展。

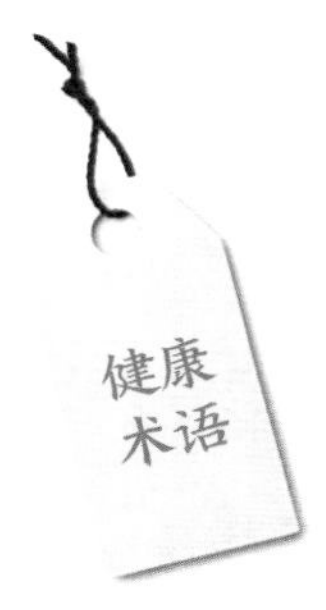

虚拟现实技术：是由计算机产生一个集多种感官刺激于一体的沉浸交互式虚拟环境，使用者借助必要的输入设备，以自然的技能（如手的挥动、身体的运动等），从各个角度操作三维虚拟环境中的物体，同时从输出反馈设备中得到视觉、听觉或触觉等多种感觉的反馈，使用者可进行下一步操作，达到实时交互，产生身临其境的感受与体验。

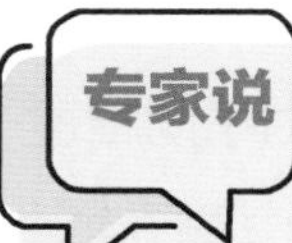

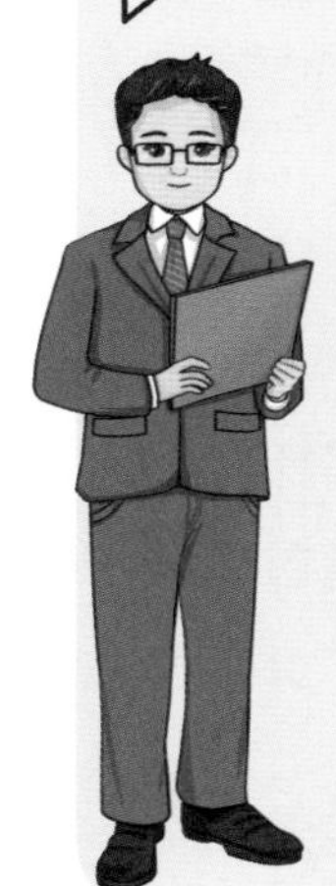

随着科技的进步，医疗机构目前有许多新的康复技术。

1. 计算机辅助认知训练　基于虚拟现实的计算机辅助认知训练应用越来越广泛。计算机辅助认知训练技术具有提供逼真的三维场景、题材丰富、时间精确、训练标准化、结果实时反馈等优势，可明显提高失智症老年患者对训练的兴趣和参与度。

2. 无创性神经调控治疗　适用于人体的非侵入性脑刺激技术，包括经颅磁刺激、经颅直流电刺激、经颅聚焦超声治疗在内的中枢神经调控和正中神经刺激在内的周围神经刺激。对失智症老年患者的焦虑、抑郁症状有明显改善作用。

（周玉颖）

关键词

医疗机构　康复

32. 失智症老年患者及家属如何**配合医疗机构开展康复**

失智症是一个慢性进行性智能全面衰退的过程，表现为不同程度的认知功能减退、日常生活能力下降和精神行为异常。整个疾病的管理应该是全程的，需要老年人、家属、医师和康复专业人员等多种人员共同努力完成。

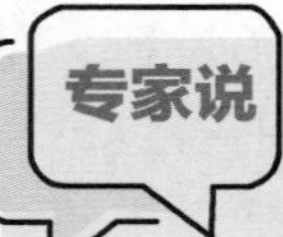

失智症目前大多数无法根治，且是“滑滑梯”一样不可逆的疾病，只能减轻或延缓病情。家属首先要接受患病现实，调整对疾病治疗的期望值，了解疾病的发展过程，明白康复训练的重要性。

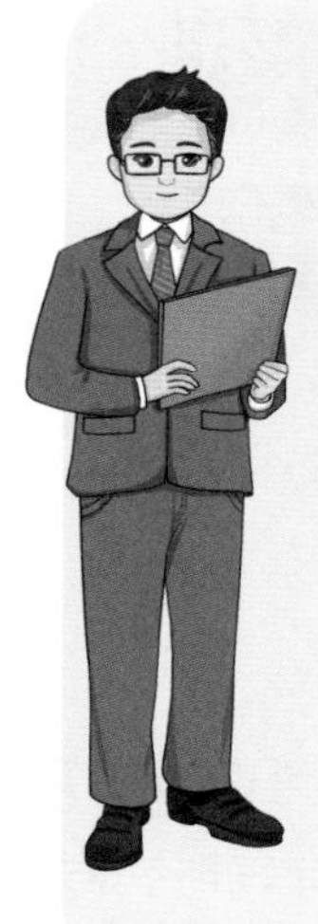

医疗机构可以提供教育和培训，帮助家属了解如何与老年人进行沟通，如何与医疗机构合作，制订个性化的康复计划，包括定期评估和制订康复目标，以确保老年人得到适当的治疗和支持。医疗机构还可以提供家属所需的日常生活援助，如提供康复护理、社交活动和心理支持。医疗机构有多种形式的训练项目，如文体类、娱乐类，还有团体项目，这些项目都有利于老年人康复。家属应与医疗机构保持沟通，配合随访，及时反馈老年人的状况和需求。

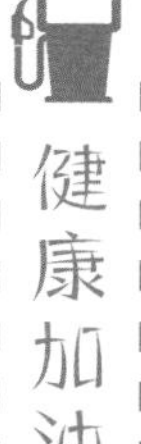

健康加油站

家属怎样配合老年人完成康复计划

失智症老年患者常在接触陌生人时产生焦虑感和紧张感，因此需要具备较强协调沟通能力且老年人比较依赖的陪护者，最好是配偶和子女，并且尽量减少更换。在机构康复时家属可携带 1~2 件老年人熟悉的小型物品，放置于房间内，增加老年人对环境的适应能力。注重引导和激发老年人自愿参与康复训练活动的意愿，采取边指导边鼓励的方式。失智症老年患者也可以和家属共同参与制订康复计划，增加老年人的自信心、幸福感和愉悦感。

（周玉颖）

33. 为什么了解医疗机构康复科室的环境布局是必要的

关键词

康复 环境 老年人中心

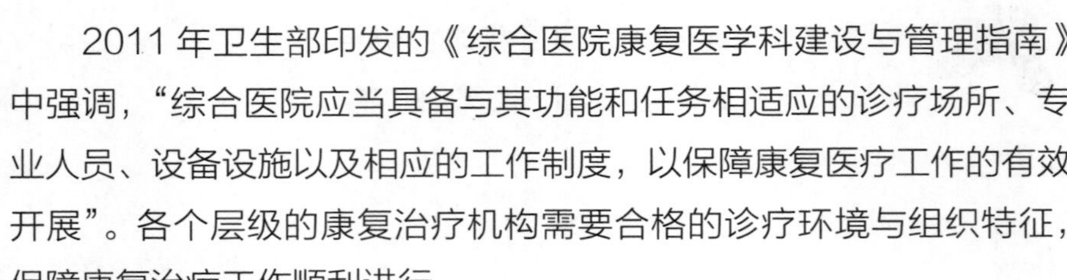

2011 年卫生部印发的《综合医院康复医学科建设与管理指南》中强调，“综合医院应当具备与其功能和任务相适应的诊疗场所、专业人员、设备设施以及相应的工作制度，以保障康复医疗工作的有效开展”。各个层级的康复治疗机构需要合格的诊疗环境与组织特征，保障康复治疗工作顺利进行。

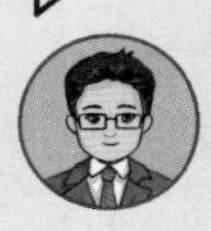

大量研究证明，具有良好物理环境与组织特征的康复环境能够显著提升老年人的满意度与依从性，加强医患间的沟通合作与共同决策。通过了解医疗机构康复科室环境布局，老年人能够根据自身需求更精准地选择医疗机构，在保证安全的情况下，最大程度地利用康复设施。医院也能够通过完善以老年人为中心的科室环境建设与组织特征宣传，提升老年人对诊疗的信心与依从性，从而促进老年人在康复治疗中的参与度和共同决策的进行。

健康加油站

科室环境布局通常包括科室的物理布局与组织特征两个方面。首先，家属要了解机构的物理布局，即老年人康复所用的各种医学设备与大型训练设施的摆放位置，与其他物品在空间布局上的关系。通行安全、灯光照明、适宜的温度和湿度等也很重要。其次，家属要了解机构康复的组织特征，包括科室的人员设置与统筹。与康复团队良好的沟通能够提升老年人的信心与治疗效果，熟悉的治疗师也相对能够增强老年人连续性诊疗的效果。老年人能够在患有相似疾病的人群中获得鼓励，因此，群体治疗或在同一功能区内进行专项治疗可以提升老年人的社会情感支持。所以，家属要与康复团队及主管医师充分沟通并及时反馈。

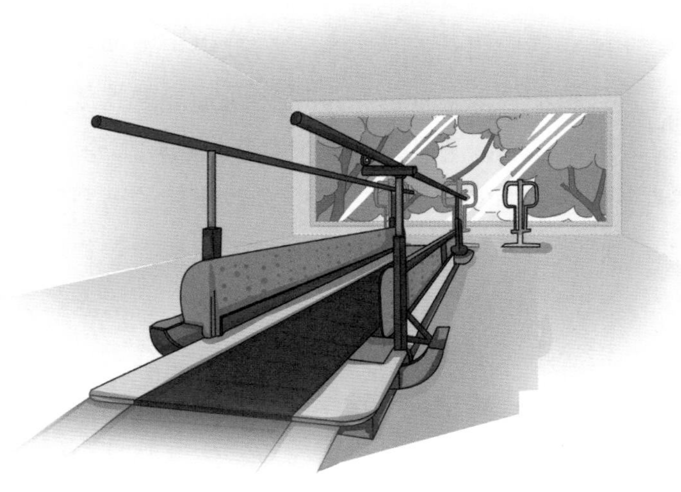

（周玉颖）

34. 为什么陪失智症老年患者就医要学会高效地向医师提供病史

关键词

失智症 病史 危险因素

与正常衰老不同，失智症老年患者的认知明显受损，有时行为和情绪问题甚至会先于记忆障碍的发生，所以由老年人提供的病史可信度低。失智症老年患者多数病情复杂、病程绵长，伴有各种并发症，并有多次到不同医院就诊的经历，需要提供的信息复杂。全面、高效地提供病史也是需要学习的。

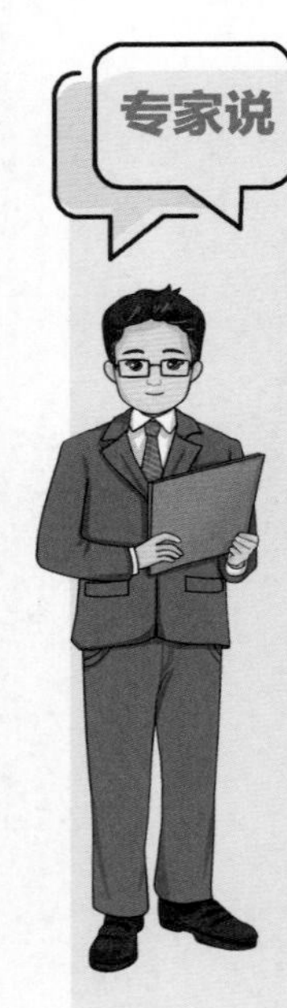

老年人家属及其他照顾者提供的病史，能帮助临床医师对失智症老年患者的病因、危险因素、疾病进展与转归进行临床判断，并提供更有效的预防、治疗与看护建议。能够帮助临床医师高效完成判断的病史通常包括以下几方面：①老年人认知障碍、精神行为、生活能力的状况；②可能导致疾病的诱发因素及伴随症状；③家族遗传史；④由于失智症老年患者缺乏自知力，家属是病史的主要提供者，应对老年人提供的信息进行证实与补充；⑤很多失智症老年患者在就诊前多年已经出现不正常的表现，家属需要尽可能为医师提供起病时间、进展过程、生活及社会能力下降情况，帮助医师进行判断。

因此，在就诊前提前做好准备，对准确诊治有很大帮助。如果曾经有就诊经历，需携带以往就诊的所有病历、化验结果及B超、X线、CT、磁共振检查报告等，需要详细说明心脑血管疾病史、血压、血脂、血糖、烟酒史、文化程度、日常运动量等。这些信息对医师分析和诊断病情、制订诊疗计划非常重要，不但为治疗提供参考，还可以避免不必要的重复检查。

（周玉颖）

六

失智症用药指导

35. 失智症**有药可治**吗

有些人对失智症存在认识误区，认为它无药可治，想放弃治疗。那失智症到底有药可治吗？

答案是肯定的。虽然目前没有根治的方法，但是可以使用药物或康复治疗延缓病情进展，改善生活质量，减轻照料者负担。失智症的病程长达10~20年，如果不及时治疗，病情会快速恶化，直至死亡。失智症治疗虽然困难，但仍然有药可治，有方可依，且未来可期！

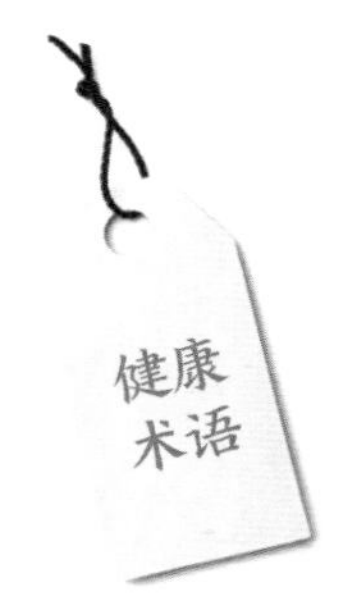

疾病修饰治疗：核心在于对疾病的发病机制进行干预（对因治疗），改变疾病的自然进程，而不仅是缓解症状或对症状进行管理（对症治疗）。

关键词

失智症　药物治疗　疾病修饰治疗

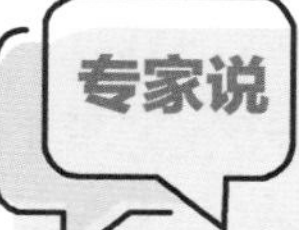

1. 失智症的治疗药物目前有哪些

（1）传统治疗药物：可分为两种。

1）传统促认知药物

胆碱酯酶抑制剂：如多奈哌齐、利斯的明、加兰他敏、石杉碱甲等。

谷氨酸受体拮抗剂：如美金刚。

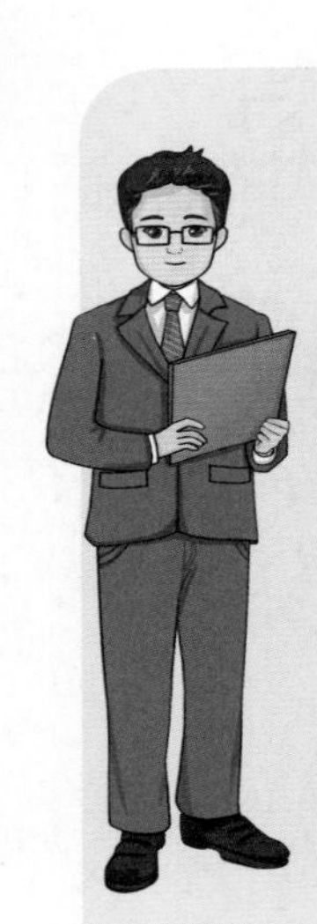

2）针对精神行为症状的药物

抗精神病药：控制严重的幻觉、妄想和兴奋冲动等症状，如奥氮平、利培酮、喹硫平等。

抗抑郁焦虑药：如舍曲林、帕罗西汀、氟西汀、西酞普兰、曲唑酮、米氮平、阿普唑仑等。

心境稳定剂：如丙戊酸钠。

（2）新型治疗药物

1）靶向脑肠轴，重塑肠道菌群平衡的药物，如甘露特钠。

2）改变疾病进程，去除大脑病理物质的疾病修饰药物，如仑卡奈单抗、阿杜那单抗、多奈单抗等。

2. 失智症的用药原则 尽早诊断，及时治疗，坚持用药，终身管理；针对伴发的精神行为症状，非药物干预为首选，抗痴呆治疗是基本，必要时联合抗精神病药，但需定期评估疗效和不良反应。切记，不可就诊一次后就不再复诊，不可随意停药或加药，更不可随意听信广告服用各种保健品。

（俞 羚 徐 群）

36. 失智症老年患者为什么会出现精神行为异常

关键词

精神行为异常 非药物治疗

90% 的失智症老年患者在某一阶段会出现一种或多种精神行为异常，如幻觉、妄想、躁动、攻击、失抑制行为、夜间行为、暴饮暴食等，令照料者感到疲惫和痛苦。虽然非药物治疗是指南推荐的首选治疗方法，但是在非药物治疗无效或不可行的情况下，医师需要开具抗精神病药控制失智症老年患者的精神症状，减轻照护负担。

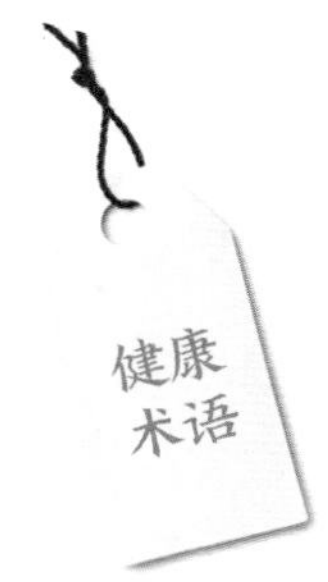

失智症老年患者的精神行为异常：是指失智症老年患者经常出现紊乱的知觉、思维、情绪及行为症状，包括冷漠、抑郁、焦虑、冲动、暴力、烦躁、睡眠障碍和其他有问题的行为，如流浪、性行为不当，以及拒绝护理等。

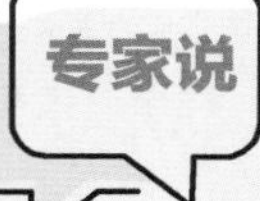

失智症为什么会出现精神行为异常

失智症的精神行为异常是各种生理、社会心理和环境因素相互作用的结果。某些潜在的疾病，如甲状腺功能减退、尿路感染、肺炎和便秘；失智症老年患者和照料者未达到彼此的期望值导致消极的沟通方式，包括严厉的语气、愤怒和大喊大叫；环境因素，如日常生活环境的改变以及过于安静或过于吵闹的环境，都可能导致精神行为症状的发作或加重。

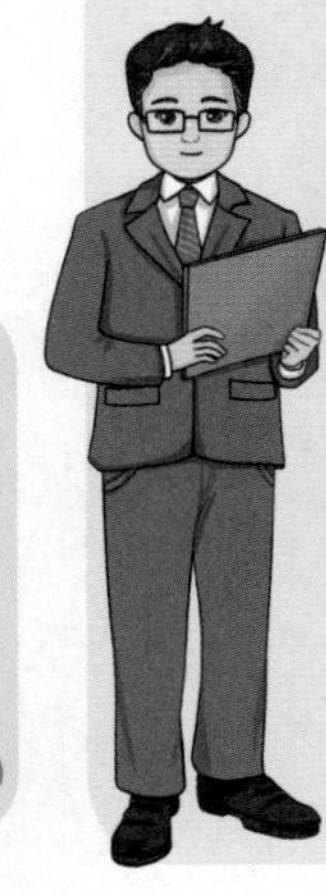

非药物治疗方法有哪些

以人为中心的非药物治疗方法可以成功地预防失智症老年患者出现精神行为异常并减少抗精神病药物的使用，方法包括去除诱因、转移注意力、感官实践（如明亮的光疗法）、社会心理实践（如回忆疗法、音乐疗法、宠物疗法）和结构化护理方案（如口腔和沐浴护理）等。

（糜建华　徐　群）

37. 担心治疗失智症药物对身体有害怎么办

治疗失智症的药物分为三大类：疾病控制药物、认知改善药物和治疗精神症状的药物。目前国内医师的处方药以认知改善药物为主，主要分为三种——胆碱酯酶抑制剂、谷氨酸受体拮抗剂及肠道菌群调节药物。它们虽不能治愈和延缓疾病进展，但能够帮助大脑的通信网络尽可能长时间地正常工作，改善症状。这三种药物的不良反应较少，且不良反应通常都是暂时的、可以控制改善的，在医师指导下使用会有长期获益。

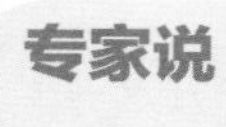

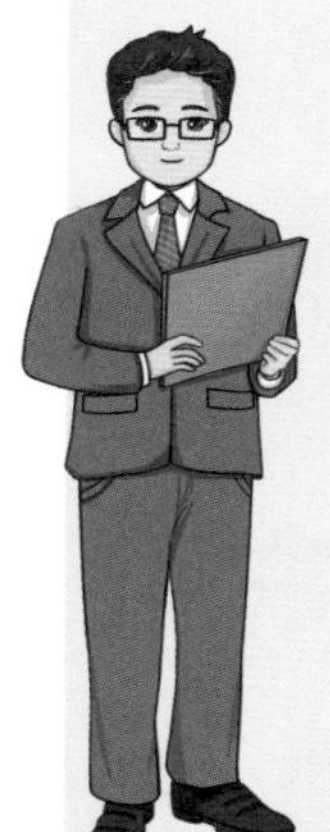

不要将疗效当成不良反应

很多老年人在服药后，由于症状改善，主动性提高，自己的想法增加，但有时这种改善反而会给家人造成困扰，比如变得“不听话”。遇到类似的症状，甚至认为有些棘手的情况，不要放弃治疗，可以寻求医师的专业解释和帮助。

正确看待抗精神病药物

治疗精神行为症状的药物，通常是非典型抗精神病药物，存在增加脑血管意外、锥体外系症状、跌倒、认知能力下降甚至死亡的风险。当使用较高剂量和较长时间时，这些不良反应更为常见。建议仅在出现急迫的伤人、自伤风险或精神症状对老年人造成较大的消耗，且尝试非药物治疗无效后，在专业医师的指导下服用。需谨遵医嘱，采用最低有效剂量，密切监测治疗效果和不良反应，及时减量和停药。

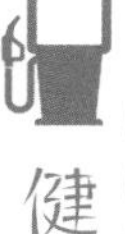

健康加油站

如何正确看待阿尔茨海默病新药

随着针对阿尔茨海默病的单抗类药物在国外上市，很多老年人十分迫切地想要使用这类药物，因为据报道部分药物可以使早期阿尔茨海默病老年患者的认知下降速度减缓 27%。需要强调的是，这类药只能用于早期阿尔茨海默病，价格昂贵，使用前还需要进行脑

脊液或正电子发射体层成像检查确认大脑中存在需要被清除的淀粉样蛋白，以及进行 *APOE4* 基因检测排查脑出血与脑肿胀风险。所以，需要完善相关检查后，由专科医师判断是否适合用药。

（糜建华　徐　群）

关键词

药物相关问题　潜在不适当用药　药物相互作用

38. 失智症老年患者**服药需要注意哪些问题**

失智症老年患者是容易出现药物相关问题的人群。因为超过 60% 的失智症老年患者至少患有三种其他慢性疾病，服用 5~10 种药物，而服药的种类越多，药物相互作用越多，伤害可能越大。失智症老年患者更容易忘记吃药、吃错药或重复吃药，这些会导致不良事件和住院风险增加。所以，为了确保药物安全性和疗效，减少不良反应的风险，照料者要格外用心。

失智症老年患者服药需要注意哪些问题

1. 药物相互作用　失智症老年患者通常需要服用多种药物管理病症，如抗高血压药、降血糖药和治疗心脏病的药物，需要注意药物间的相互作用，避免不必要的风险。

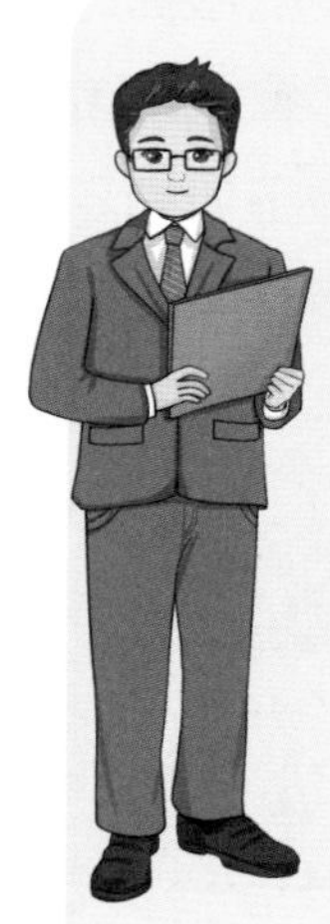

2. 药物的剂量和用法 失智症老年患者可能存在记忆和判断能力障碍，难以理解和遵循医师的医嘱，容易吃错药，需要照料者协助，确保老年人规范用药。

3. 药物不良反应 老年人由于对药物的代谢和耐受性变差，更容易出现药物不良反应，而失智症老年患者的感知能力和表达能力欠缺，所以需要照料者密切观察不良反应，及时与医师沟通。

4. 药物管理 受记忆和日常生活能力下降的影响，失智症老年患者可能需要照料者按时、正确发放药物，避免漏服和重复用药的情况发生，药物管理很重要，管理不当会导致疗效下降或不良反应增加。

（糜建华 徐 群）

39. 照料者如何确保失智症老年患者的**用药安全**

为确保失智症老年患者用药安全，要做到以下几点：首先，尽量避免让老年人同时看多个医师，减少药物交互作用和重复用药的风险；其次，做好药物区分，将药物连同外包装一起保存，防止药

物混淆，服药后将剩余药物存放在安全的地方；再次，创建服药记录表，确保正确用药，采用在记录表中“打勾”及使用药盒或提醒器的方法帮助老年人记住和正确服药；最后，切忌一次服下所有药物，以免药物呛入气管，如果用药后有不适或出现不良反应，及时向医师反馈。

服药记录表（请在服药后打√）									
	1月1日			1月2日			1月3日		
服药	早	中	晚	早	中	晚	早	中	晚

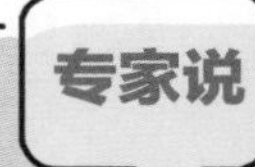

用药后出现不良反应怎么办

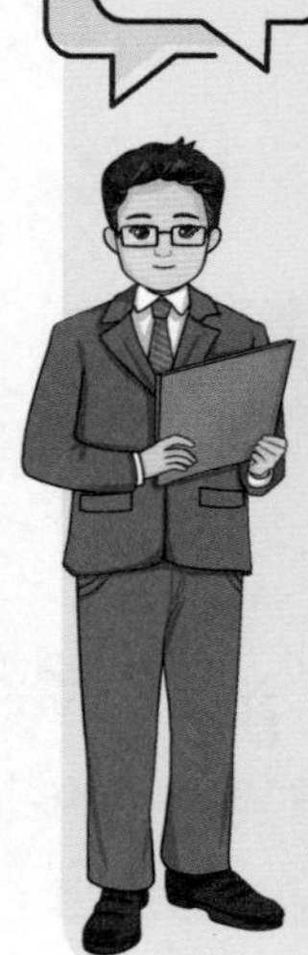

与医师沟通，根据具体情况和不良反应的严重程度，给予恰当的处理方案。胆碱酯酶抑制剂的不良反应（如头晕、恶心）大多比较轻微，用药 2~4 天后会逐渐减轻或消失；若出现呕吐、腹痛等明显不适，可将每日剂量减至老年人能够耐受的剂量，或换用另一种药物。盐酸美金刚的不良反应更少，偶有幻觉、意识混沌、头晕、头痛和疲倦等，如果老年人不能耐受，可以考虑换用胆碱酯酶抑制剂。

老年人拒绝用药怎么办

有的老年人不承认自己生病了，有的老年人因为幻觉怀疑家人给的是毒药，或者服药后出现不良反应，感到不舒服不肯服药时，要认真分析老年人拒绝的原因，对症处理，耐心说服。对于药物的不良反应，应该及时向医师反馈，调整药物。对单纯拒绝服药的老年人，一定要看着老年人把药吃下去，让老年人张开嘴，确认是否咽下，防止老年人在无人看管后将药吐掉。还可以选择无色无味的水剂或者贴剂等其他剂型，绝大多数能通过灵活的策略找到失智症老年患者能够接受的方式。

（糜建华　徐　群）

40. 为什么服用**治疗**失智症的药物似乎没有**效果**

以最常见的失智症类型为例，阿尔茨海默病的大脑改变发生在出现症状前 20 年或更早，虽然目前大多数药物不能改变疾病的进程，但是它们可以增加大脑中有效递质的数量及保护大脑免受有毒递质超标引起的损伤，从而改善症状。虽不能治愈，但可以延缓病情进展。

关键词

药物治疗　非药物治疗　早期

专家说

如何评价失智症药物的疗效

用药后的反应和疗效因人而异，疗效评价最好由家属和医师分别进行。家属评定主要是观察老年人用药期间的症状（包括记忆、行为、情绪等的改善或恶化）和日常生活能力及社交能力的变化；医师评定需要每 6~12 个月对老年人进行一次标准化的认知和影像评估。整合两方面的评价结果，医师会调整治疗方案以获得最佳的治疗效果。

药物疗效不好怎么办

首先，要检查用药情况，确保遵医嘱服药，包括正确的剂量和使用频率，没有少服、错服。其次，要咨询医师，必要时调整药物方案。最后，还可以考虑结合其他治疗方法，如认知训练、康复训练、心理支持，这些综合疗法可以帮助改善症状和提高生活质量。治疗失智症是一个长期的过程，药物的效果可能需要较长的时间才能显现，需做好“持久战”的心理准备。要设置合理的期望值，药物可能无法帮助患者恢复记忆功能，但可以减轻症状和延缓疾病进展。

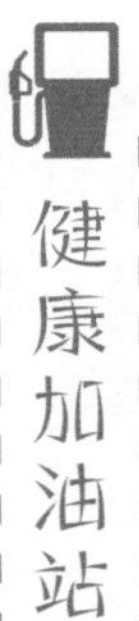

失智症早期识别和干预的重要性

单抗类药物作为新近获批的阿尔茨海默病新药，能够直接对抗大脑的主要病理变化，识别并清除大脑中过多的淀粉样蛋白，从而延缓疾病进展。它的出现将阿尔茨海默病从不治之症转变为与高血压、糖尿病一样可防可控的慢性病。所以，失智症的早期识别和诊断变得更加重要，只有早期治疗才有控制疾病的可能！

（糜建华　徐　群）

关键词

非药物疗法　认知训练　认知刺激

41. 为什么说失智症还有药物之外的治疗方法

失智症的对症治疗，除了药物，还有各种各样的非药物疗法，包括认知导向干预、体育锻炼、脑刺激和营养补充。认知导向干预又包括认知训练、认知刺激和个体化认知康复三种类型。越来越多的证据表明，这些非药物疗法可能是缓解行为和心理症状（不会产生严重不良反应）的有效途径。

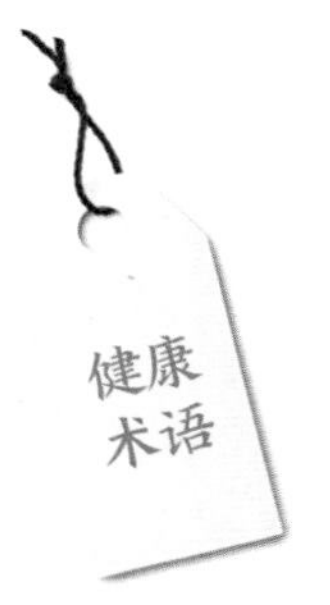

正念：个体有意识地把注意力集中于当下而出现的一种意识，不作任何判断的一种自我调节方法，并以特定的方式觉察，主要包括三层含义，即有意识地觉察、关注当下和不做评判。

正念冥想：是一组以正念技术为核心的冥想练习方法，主要包括禅修、内观及现代的正念疗法。

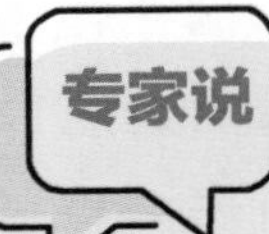

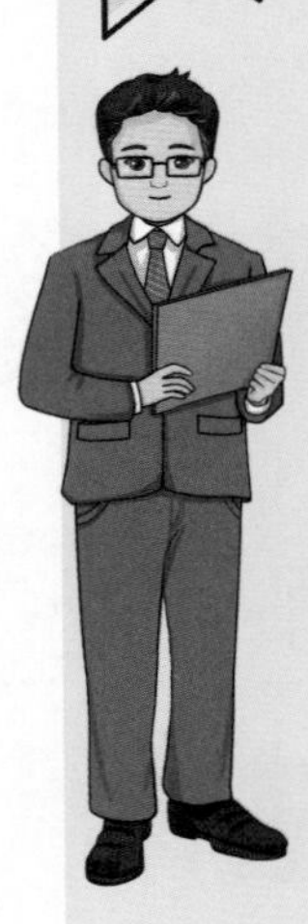

认知训练和认知刺激都有哪些方法

认知训练是针对特定认知域（如记忆、语言），通过特定的练习和活动刺激和维护大脑认知功能的方法，比如在前瞻性记忆训练中，老年人要用心记住计划的事情（如购物、买菜）。认知刺激指广泛的群体活动和讨论，包括回忆疗法、正念冥想疗法等。另外，音乐疗法和芳香疗法也可以帮助老年人缓解心理压力，改善睡眠和稳定情绪。

非药物疗法的优势是什么

相比药物治疗，非药物疗法可用于更具体的目标，即减少行为和心理症状，如抑郁、冷漠、徘徊、睡眠障碍、躁动和攻击性。在减少攻击和激动方面，非药物干预似乎比药物干预更有效，造成的风险或伤害也更小。

（糜建华　徐　群）

42. 保健品对保护大脑健康有效果吗

健脑保健品广告在网上比比皆是。大量的植物提取物、维生素和营养补充剂都宣称可以改善认知功能，但不幸的是，它们的效果实际上并不明显。研究证实，没有任何一种维生素或营养补充剂（包括鱼油、姜黄素和银杏叶精华等）能够改善思维能力和记忆力。所以，不要依赖保健品，从食物中均衡地获取营养才是正确的健脑方法。

关键词

营养 地中海饮食 MIND饮食

专家说

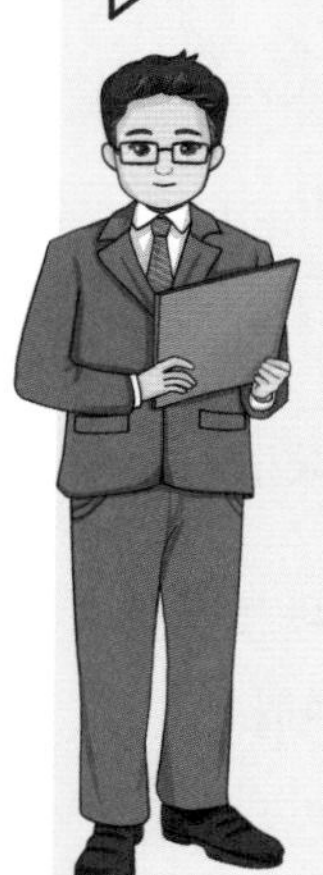

健康膳食，科学健脑

研究表明，导致失智症的大脑变化在症状出现前 20 年或更早就开始了。在 65 岁以上的人群中，约有 10% 的失智症老年患者，其脑部病理变化开始于 35~45 岁；在 85 岁以上的人群中，有超过 30% 的失智症老年患者，他们的脑部病理变化开始于 55~65 岁。所以，健脑必须趁早。

健脑吃什么

整体膳食模式因其含有多种营养素和食物以及彼此之间的协同作用，对预防和延缓失智症有益。目前一致认为进食较多的红肉、土豆、加工食品和高脂肪乳制品与认知损害呈正相关，是被摈弃的。失智症推荐的膳食模式主要有地中海饮食和延缓神经退行性变的饮食（MIND 饮食）两种。

失智症推荐的膳食模式

	地中海饮食	MIND 饮食
饮食主要内容	以蔬菜、水果、鱼类、五谷杂粮、豆类和橄榄油等植物性食物占主体的膳食模式	它是地中海饮食和得舒饮食(DASH diet)的结合，植物为主，它严格定义了 10 种推荐食品和 5 种禁食食品种类

续表

	地中海饮食	MIND 饮食
推荐	蔬菜、水果、豆类、坚果、全谷物、特级初榨橄榄油、鱼和海鲜、适度发酵乳制品、限量的红酒	绿叶蔬菜(≥ 6 份 / 周)、其他蔬菜(≥ 1 份 / 天)、坚果(≥ 5 份 / 周)、浆果(≥ 2 份 / 周)、豆类(≥ 3 份 / 周)、全谷物(≥ 3 份 / 天)、家禽(≥ 2 份 / 周)、鱼和海鲜(≥ 1 份 / 周)、橄榄油(基础油)、红酒(每日少量)
禁食	红肉、甜食和糖	红肉(<4 份 / 周)、黄油和人造黄油(<1 汤匙 / 周)、奶酪(<1 份 / 周)、蛋糕和糖果(<5 份 / 周)、油炸和快餐食品(<1 份 / 周)

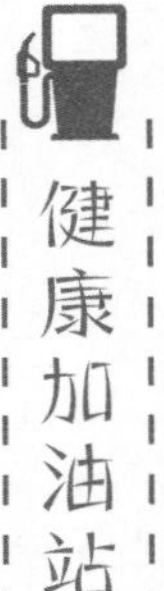

除了饮食，失智症还有哪些可改变的风险因素

失智症 12 个可改变的风险因素包括教育程度低、听力障碍、头部损伤、高血压、过度饮酒、肥胖、吸烟、抑郁、社交不频繁、缺乏体育锻炼、空气污染和糖尿病。通过饮食调整只能改变其中一部分，健脑要多维度保健，不要顾此失彼。

阿尔茨海默病能预防吗

（糜建华　徐　群）

七

中医助力失智症康复

43. 为什么**中医治疗**对失智症老年患者有益

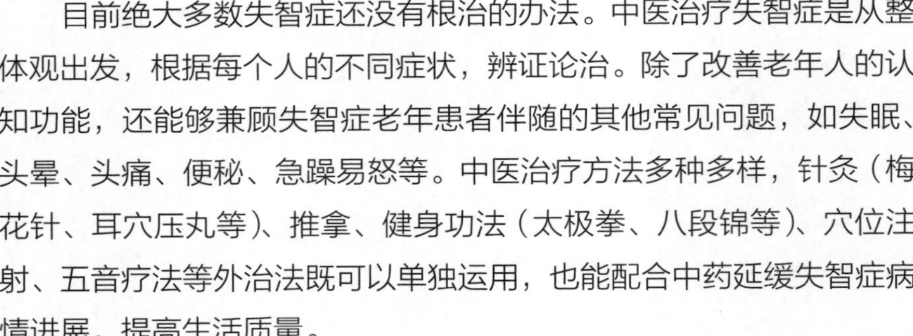

目前绝大多数失智症还没有根治的办法。中医治疗失智症是从整体观出发，根据每个人的不同症状，辨证论治。除了改善老年人的认知功能，还能够兼顾失智症老年患者伴随的其他常见问题，如失眠、头晕、头痛、便秘、急躁易怒等。中医治疗方法多种多样，针灸（梅花针、耳穴压丸等）、推拿、健身功法（太极拳、八段锦等）、穴位注射、五音疗法等外治法既可以单独运用，也能配合中药延缓失智症病情进展，提高生活质量。

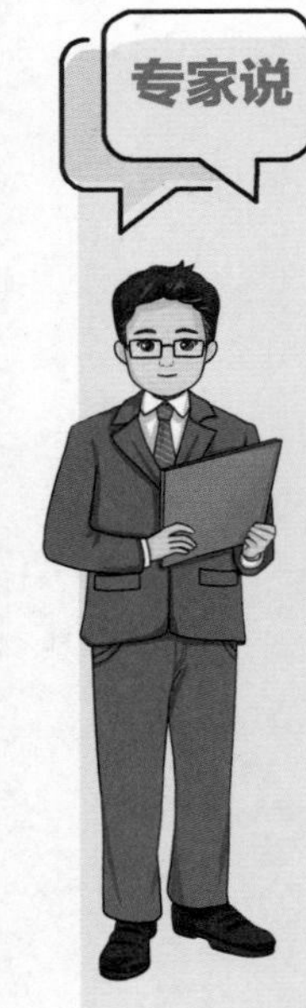

专家说

1. 失智症的预防调护　中医认为，老年人脾虚胃弱，饮食不加节制，易生痰湿蒙蔽头脑，因此年老体弱或久病之后，饮食宜清淡，少食油腻食物，戒烟酒，多吃健脾、补肾益精的食物，常饮绿茶。“精、气、神”是人之三宝，若起居能顺应四时昼夜的变化，夜晚睡得香，白天有精、气、神，就能保养神气。悲观、易怒等不良情绪容易伤肝，时间久后会生瘀化火，扰乱神志，故应正确认识和对待疾病，保持坦然乐观的态度，坚持运动及智能训练，动静相随。

2. 失智症的中医食疗　中医认为，失智症的本质是年老肝肾亏虚，导致髓海不足，所以平时可选取具有滋补肝肾、益智健脑作用的中药，如枸杞子、地黄、核桃、鹿角胶、阿胶、石菖蒲、远志、桑椹、胡麻仁、黄芪、茯苓、大枣、龙眼肉等药食同源之品，在平时的饮食中添加，不仅口感好，也能长期食用，有助于抗衰老、增强记忆。

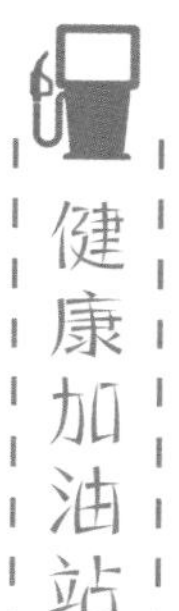

拿五经

晨起拿五经可清头明目、提神醒脑，睡前拿五经可养脑安神助眠。五指张开，中指位于头部正中督脉循行线上，示指和环指位于头正中与额角之间内 1/3 处膀胱经循行线上，拇指与小指位于头正中与额角之间外 1/3 处的胆经循行线上。指尖立起，用力点按 5~10 秒，使点按处出现明显酸胀感，然后指尖放松，五指垂直向上移动约 0.5 厘米，再用力点按，自前发际一直点按至头后部颅底，计为 1 次，共点按 20~30 次。

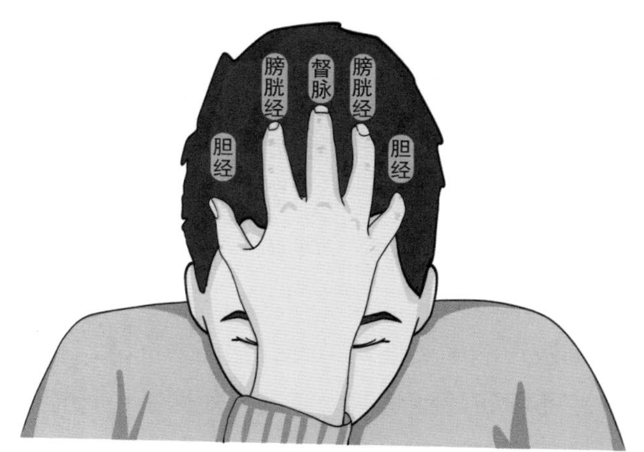

（李同达）

44.《黄帝内经》防治“呆病”的智慧是什么

关键词

黄帝内经　形神合一

《黄帝内经》被誉为“中医祖典”，它强调人与自然环境、社会环境的和谐统一，即“天人相应”的整体观念。《黄帝内经》提出在疾病尚未发病时期积极干预的“治未病”理念，对于以“呆病”为代表的现代老年人群的健康管理仍具有先进性和指导意义。

专家说

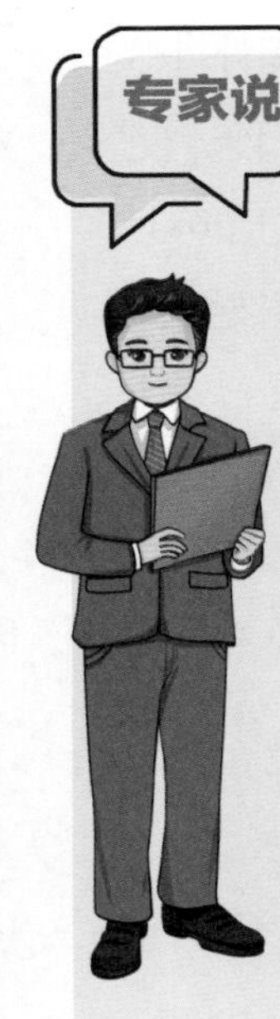

1. “形神合一”防痴呆　“形神合一”是中医防治“呆病”的核心理念。通过八段锦、太极拳、五禽戏、导引术，可以达到以神御形、以形养神的目的。“形神合一”还促进社交活动和情感交流，有助于人际关系的和谐，增强社交能力和情感表达能力。这些因素对于预防痴呆也有积极的作用。

2. “治未病”理念应用　《黄帝内经》提倡适度运动，保持顺应自然的起居与饮食习惯，避免过度劳累和情绪波动等，可以提高身体和精神的健康水平，从而预防痴呆的发生。此外，“治未病”理念也强调早期发现的重要性，当出现记忆力下降、思维迟钝、情绪不稳定等症状时，应及时就医并进行相关检查，以便早期发现和治疗痴呆。

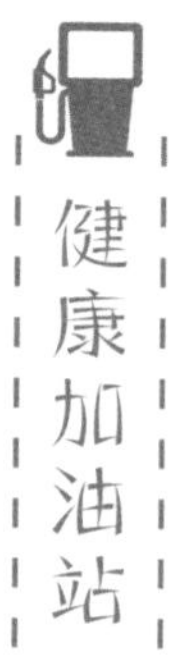

八段锦

八段锦是一种传统的中国健身方法，由八个动作组成，每个动作都有其特定的功效和意义。以下是八段锦锻炼方法的要点。

双手托天理三焦：可以调理三焦，促进全身气血循环。

左右开弓似射雕：提高身体的协调性和稳定性。

调理脾胃须单举：促进消化吸收，增强身体的柔韧性和平衡性。

五劳七伤往后瞧：调节身体的神经系统，缓解身体的疲劳和紧张。

摇头摆尾去心火：增强身体的代谢能力，缓解压力。

两手攀足固肾腰：补肾壮骨，健脑益智。

攒拳怒目增气力：强健身体，提高情绪兴奋性，缓解紧张。

背后七颠百病消：促进全身气血循环，保健养生。

在进行八段锦锻炼时，需要注意呼吸与意念的配合，每个动作都要做到位，不可急躁或过于追求力度。建议在专业医师的指导下进行练习，以确保安全和效果。

（李同达）

45. 为什么中医对失智症老年患者讲究“药食同源”

关键词

药食同源 治未病

在中医药理论中食物不仅可以满足人体的营养需求，还可以通过合理的搭配和烹调发挥其药用价值，达到防病治病的功效，即药食同源。

专家说

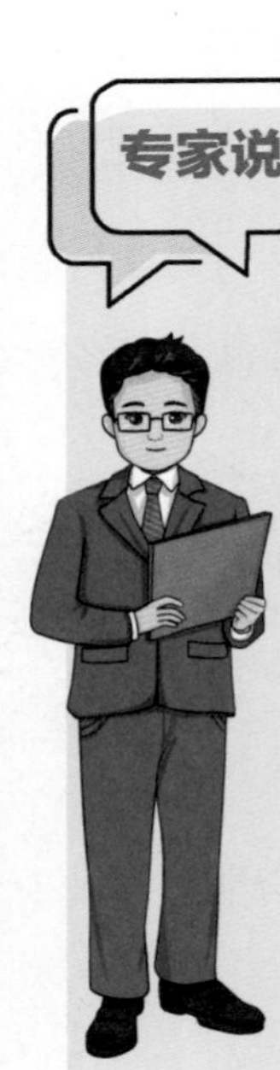

1. 饮食调护 失智症老年患者在饮食调护中应根据其不同的证型辨证选用食材，注意控制食量和营养均衡。制作药膳时，应注意食材和药材的搭配与用量，辨证选用。

心脾两虚型：症见神疲乏力、失眠多梦、心悸健忘、面色萎黄等，可多吃一些补益心脾、养血安神的食物，如莲子、龙眼肉、大枣、糯米等。

肾精亏虚型：症见腰膝酸软、头晕耳鸣、神疲健忘、遗精、尿频等，可多吃一些补肾填精、益智健脑的食物，如核桃、黑芝麻、桑椹等。

痰浊蒙窍型：症见头重昏蒙、胸脘痞满、呕恶纳呆等，可多吃一些化痰开窍、健脾祛湿的食物，如冬瓜子、陈皮、竹茹等。

瘀血阻窍型：症见头痛、眩晕、舌质紫暗、苔薄白腻等，可多吃一些活血化瘀、通窍醒脑的食物，如桃仁、山楂、红花等。

2. 滥用药食同源食物的危害 如果不按辨证原则进食药食同源食物，轻则会导致营养不均衡、影响身体的正常生理功能，重则贻误病情或影响治疗效果。比如心脾两虚型的失智症老年患者，应该多吃一些补益心脾、养血安神的食物，如果不按此原则饮食，反而食用刺激性、寒凉或过于滋腻的食物，可能会使病情加重。长期滥用药食同源食物则会引发其他疾病或影响心理健康。

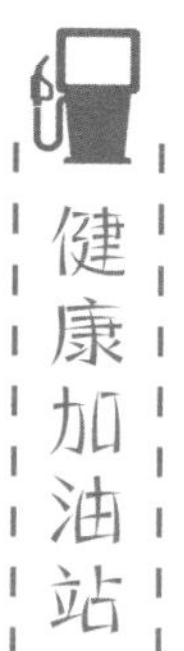

益智仁粥

制作方法：益智仁 15 克，粳米 50 克。将益智仁研为细末。粳米淘净，放入砂锅内，注入清水 500 毫升，武火煮沸，改用文火煮至粥稠，调入益智仁粉末及少许白糖，稍煮即成。每日 2 次，早、晚餐服用。

本粥适用于脾肾阳虚型老年性痴呆患者，具有温补脾肾、固精止遗的作用，故凡失智症老年患者脾肾阳虚而致神疲乏力、腰膝酸软、尿频、尿不尽、食欲缺乏、泄泻腹痛等症，均可常服。

（李同达）

46. 为什么**巧用穴位按摩**能还大脑健康

关键词

穴位按摩　健脑　诸阳之会

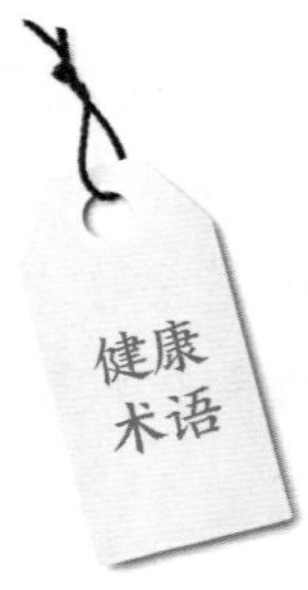

人体穴位极为丰富，中医认为，头部为人体“诸阳之会”，通过刺激头部穴位能促进毛细血管扩张，加快头部血液循环，脑细胞也活跃起来，因此人会显得格外清醒、聪慧。

诸阳之会：指的是头部，因为人体十二经脉中，手三阳的经脉是从手走向头部，足三阳的经脉是从头走向足部，所以说头为“诸阳之会”。

脑为髓之海：《黄帝内经灵枢·海论》中提到“脑为髓之海，其腧上在于其盖，下在风府”，脑是髓海的简称，是髓聚集的地方。

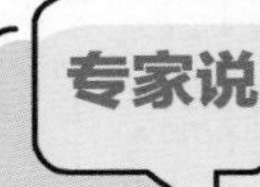

按摩头部穴位具有缓解头痛，改善失眠、焦虑、神经衰弱的作用，对预防脱发和白发也有良好效果。头部穴位按摩可温通阳气，中医认为，人体的各条阳经及督脉等都汇聚到头部，其中足太阳膀胱经及督脉通贯头顶，当它们循行到后项时，皆入络于脑。督脉能总领诸阳经，从而使各条经脉都保持与大脑的紧密联系。所以，按摩头颈部相对应的穴位能使经络疏通，温通头部及全身阳气，从而达到醒脑提神、解除大脑疲劳的效果，使全身更好地适应外界环境。此外，中医认为，人体是一个整体，肾为“先天之本”，肾主骨生髓，通于脑，脑为“髓之海”，因此，按摩悬钟、太渊、涌泉等足少阴肾经穴位同样有利于养脑护脑。

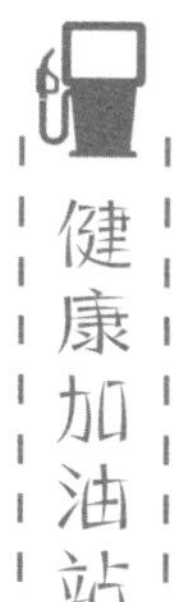

按摩“泥丸宫”

两眉之间的额部深处叫作“泥丸宫”，也称为上丹田。中医认为，此处为“百神所集”，人的记忆思维活动皆源于此，因此按摩额部可以使气血“上下相贯，万会相通”，起到补脑填精、增进智力的作用。以下是按摩泥丸宫的方法。

1. 坐姿 坐在床上或座椅上，挺直身体，放松肩膀和背部，让自己的身体放松。

2. 找到泥丸宫 位于两眉之间，印堂和百会连线与两眉连线的交会处。

3. 按摩手法 将双手的中指和环指并拢，轻轻按压泥丸宫，然后慢慢向左、右方向推揉。每次按摩可以持续数分钟，直至感到头部放松为止。

4. 注意事项 在按摩泥丸宫时，要避免过度用力，以免造成不适。同时，要保持手部干净，避免感染。

（李同达）

47. 为什么失智症老年患者应合理选择中成药

关键词

预防 中成药

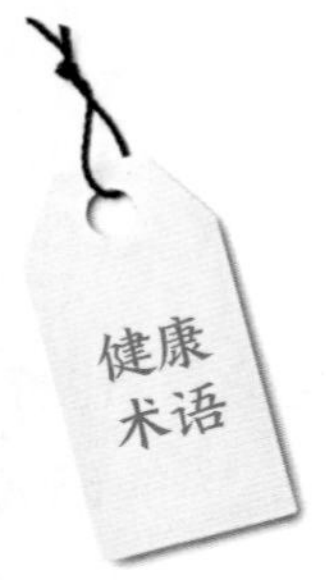

中成药：是以中药材为原料，在中医药理论指导下，为了预防及治疗疾病的需要，按规定的处方和制剂工艺将其加工制成一定剂型的中药制品，是经国家药品监督管理局批准的商品化的一类中药制剂。

中医学从整体观出发，中成药的使用也需要兼顾身体的多个方面，如气血阴阳的平衡、脏腑功能的调节。中成药服用方便、疗效持久、副作用小，适合失智症老年患者服用。选择中成药时，需要结合失智症发作的个体化情况、不同病情特点和老年人的身体状况进行综合考虑，以达到最佳的治疗效果。还要注意药品的安全性，避免因用药不当而带来的不良后果。

1. 中成药的优势

中成药具有针对性：针对不同的失智症类型和症状，中成药可以提供更加个性化的治疗方案。例如，对于肝阳上亢引起的失智症，可以选择具有平肝潜阳功效的中成药；肾精亏虚引起的失智症，可以选择具有补肾填精益髓功效的中成药。

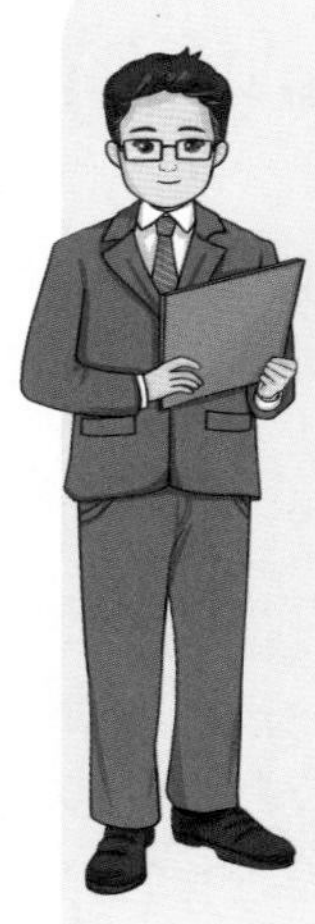

中成药体现中医整体观：中成药在制备过程中，会综合考虑药物的药性、药效等因素，使脏腑平衡、阴阳平和，以达到整体调节的效果。

中成药使用方便：中成药一般采用口服方式给药，使用方便，易于被老年人接受。同时，中成药的剂量相对固定，不需要频繁调整剂量，也减少了老年人的用药负担。

中成药的疗效持久：中成药的疗效往往比较持久，能够从根本上改善失智症老年患者的身体状况。

2. 中成药的副作用 总体而言，中成药副作用较小，对老年人的身体影响也较小。当然，在选择中成药时，也需要注意药品的安全性。首先，中医需辨证施治，随着病情变化及药物蓄积，可能出现中医证型的改变，这就需要定期在医师指导下调整用药。其次，失智症老年患者存在长期用药且基础代谢慢的特点，中成药通常含有多种成分，出现药物蓄积有可能对肝、肾等器官产生损害。再次，失智症老年患者存在认知障碍，存在少服、多服的风险。另外，应避免使用假冒伪劣药品。

（李同达）

第三章

帕金森病康复怎么办

一

运动症状康复

1. 为什么帕金森病老年患者需要做康复训练

关键词

帕金森病 康复训练

帕金森病是一种慢性进行性神经系统疾病。老年人得了帕金森病会出现肌肉僵硬、震颤、运动迟缓及平衡行走困难等症状，导致日常生活困难。恰当的康复训练可以改善上述症状。

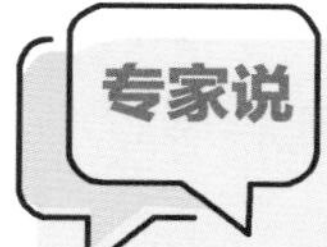

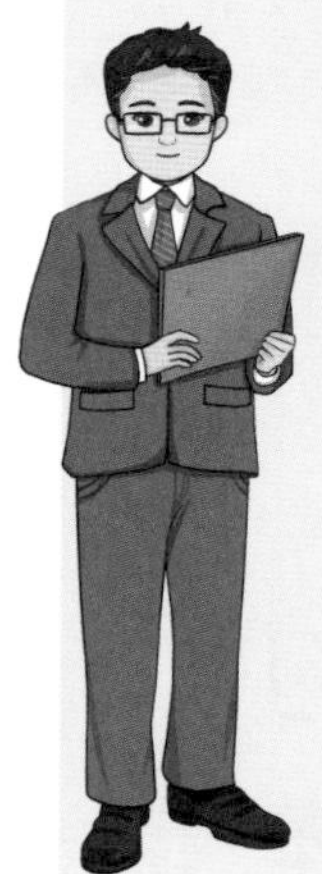

帕金森病最主要的症状是肌肉僵硬和运动迟缓。通过康复训练能提高老年人的运动能力和平衡能力，增强肌肉力量和灵活性，改善走路、上下楼梯、转身等日常活动能力。这些训练既包括伸展运动和力量训练（需专业指导），也可以是舞蹈或太极拳等日常运动方式。

训练有助于减轻肌肉僵硬和疼痛感，通过促进血液循环和肌肉放松减少不适。康复训练还可促进身体释放内啡肽和多巴胺，提升幸福感，缓解焦虑和抑郁，对心理健康有益。

另外，参与康复训练课程能帮助老年人建立社交关系，与其他人分享康复经验，减少孤独感，增强自信心。这种社交互动和支持也是帮助老年人更好地面对病痛的重要因素。

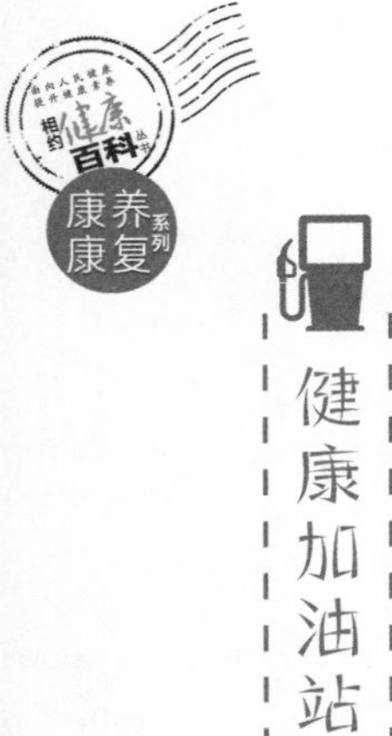

有一些简单而有效的康复训练方法可以改善帕金森病老年患者的症状。

1. 散步和步行训练 在安全环境下进行不同速度和步幅的步行练习，稳定步态和平衡，可以使用拐杖或步行器，提供额外支持和稳定性。

2. 舞蹈疗法 参与舞蹈课程，促进灵活性、协调性和身体平衡，同时提升心情和社交互动。

3. 伸展训练 执行简单的伸展动作，帮助减缓肌肉僵硬，提高身体灵活性，着重肩部、颈部和腿部的伸展。

这些简化的训练方法和技巧可以根据老年人的个人情况和能力制订，帮助其提高生活质量。

（舒国建）

2. 为什么**不同时期**的帕金森病老年患者应选择**不同的运动康复**

处于不同病程阶段的帕金森病老年患者症状特点和严重程度不

同，选择合适的运动康复方法可以更好地缓解症状、提高生活质量。因此，根据病情分期制订的个性化康复运动至关重要。

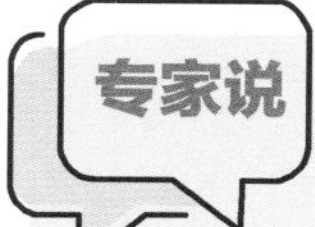

不同时期帕金森病老年患者的特点

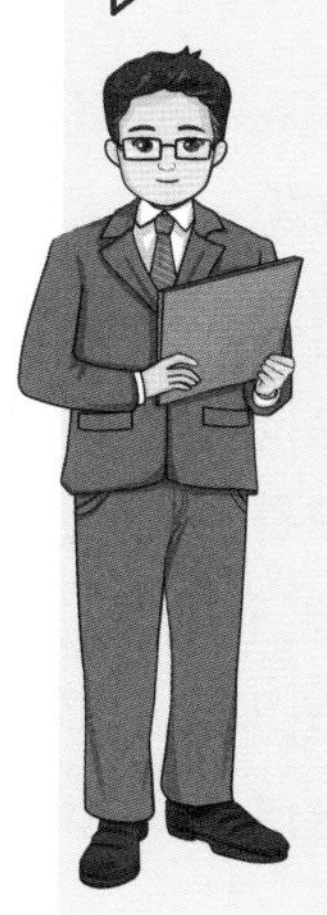

1. 早期阶段　症状较轻，老年人主要面临微小的运动问题或轻微的平衡困难。这时的训练重点在于维持和改善肌肉力量、平衡和柔韧性，以及提高运动协调性，选择舞蹈、瑜伽、伸展训练和轻度的均衡训练更合适。

2. 中期阶段　随着症状加重，可能出现更严重的肌肉僵硬、平衡问题和运动功能障碍。这个阶段的重点应更多地放在恢复运动能力和提高平衡能力上。适度的步行训练、运用辅助工具，以及强化的均衡训练和力量训练对老年人有益。

3. 晚期阶段　身体功能受限，显著影响日常生活能力。这时候需要更专业的康复训练，以帮助老年人保持最大程度的独立性。由于每位老年人的病情和身体状况都是独特的，因此训练方法的选择也应该在不同疾病阶段因人而异。根据老年人的受教育程度、健康状况，制订针对性的康复计划能发挥最大效果。

因此，无论病情处于哪个阶段，专业人士的指导和监督都是确保康复锻炼安全有效的关键，应根据个体的需要和能力制订个性化的康复计划。

关键词

帕金森病　运动康复

（舒国建）

3. 走路时两脚像被磁铁吸住迈不开步怎么办

关键词

冻结步态　步态训练　运动策略

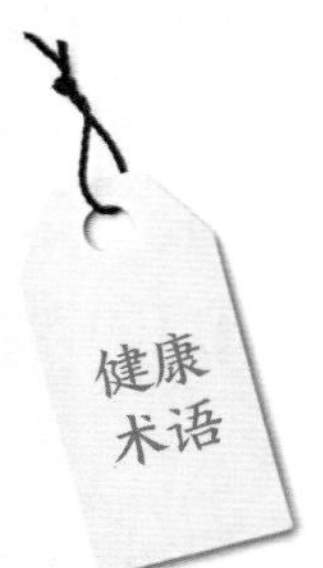

双重任务训练：即在进行步态训练的同时进行认知或运动训练，如边走边回答问题、边走边唱、边走边拍篮球等。

患有帕金森病的老年人走路时两脚像被磁铁吸住，常见于开始行走、转身接近目标或跨越障碍物时，这是帕金森病的特征性运动症状之一——冻结步态。随着疾病进展，冻结步态的发生率逐渐增加，且药物治疗和外科治疗难以令人满意，而康复治疗在一定程度上可改善冻结步态。

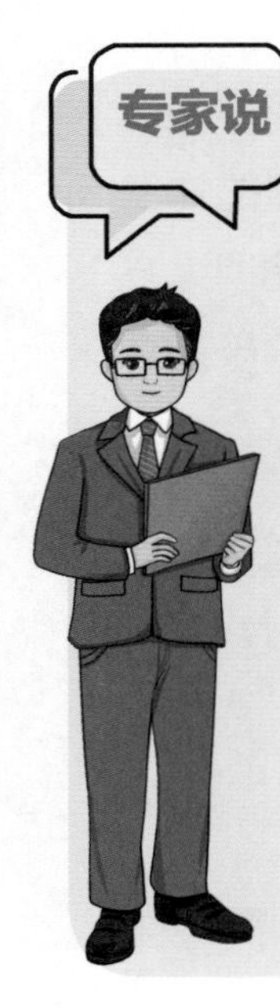

冻结步态是帕金森病常见的步态障碍，导致无法正常行走。可用的康复治疗方法很多，比如物理疗法，主要包括重复经颅磁刺激、水疗、肌肉强化训练、姿势和平衡训练；补偿策略主要包括内部提示、外部提示、动作观察训练和运动现象；双重任务训练包括舞动训练、太极拳和拳击训练等方法。可以根据老年人疾病阶段及对运动的耐受程度制订安全有效的治疗方案，最大程度地改善冻结步态，减少跌倒，提高帕金森病老年患者生活质量。重复经颅磁刺激可以调节大脑皮质的兴奋性，改善步态。瑜伽、太极拳、舞动疗法等文体娱乐活动能较好地调节人体的情绪变化，改善因情绪引起的步态障碍。

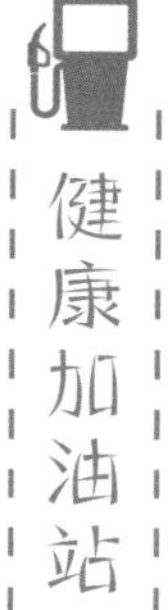

补偿策略疗法

起步训练：视觉提示法，起步时前方设置明显的参照物（如地砖、激光笔或L型拐杖等），嘱患者跨过或跨至参照物完成起步；听觉提示法，包括自我的积极口令提示或外界的节律提示等。

止步训练：如需保持躯干的伸展姿势，避免向前跌倒，接近目标时喊出口令"1-2-3-4"，通过节奏感强的口令完成止步。

转身训练：转身和转弯时，减少原地转身，改为转较大弯型，并充分运用言语提示的方法，在转身或转弯的过程中设置具体步数，还有双重任务训练等。

（舒国建）

4. 身体弯曲、头颈前伸 容易向前跌倒怎么办

关键词

姿势异常　居家康复运动

患有帕金森病的老年人常表现为头颈前伸、躯干前屈倾斜和脊柱侧弯——使重心向前的异常姿势，这种体态很容易跌倒。姿势异常是由于躯体肌张力和肌力不平衡所致，其严重程度与帕金森病的严重程度成正相关，康复治疗对躯体姿势异常有效。

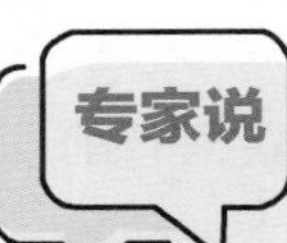

传统物理疗法

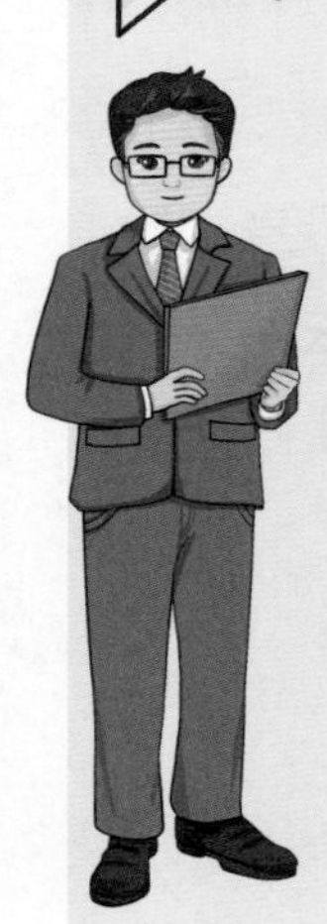

早期的脊柱姿势异常是可逆的，姿势异常与肌肉力量不平衡相关。及早进行相应的放松、牵伸和姿势平衡训练可以纠正异常的脊柱姿势。后期姿势训练的要点为主动参与，主动认识到自己的异常姿势并进行纠正。这要求患者自身时刻注意维持正确姿势，注意平时的基础训练，才能更好地活动自己的身体，达到纠正异常姿势的目的。常用的方法如靠墙站立练习、姿势镜反馈矫正练习、核心肌力训练、核心肌群的协调性训练等。

我国 90% 帕金森病患者选择居家康复，居家康复是医院康复的有效替代方案。建立基于社区和家庭的帕金森病患者康复运动长效模式，保持患者长期坚持康复运动的动力是关键。

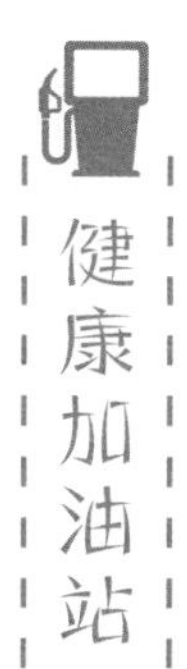

居家康复运动的方法

1. 放松和呼吸锻炼 在一个安静、灯光柔和的地点进行，穿着宽松，身体姿势尽可能舒适，闭眼后开始深而缓慢地呼吸，并将注意力集中在呼吸上。连续锻炼 5~15 分钟可使全身肌肉松弛。

2. 头颈部锻炼 头部后仰 5 秒，双眼向上看天花板，然后头向下，下颌尽量触及胸部；头面部左转并向后看大约 5 秒，然后以同样的动作向右转。

3. 上肢及肩部锻炼 双手向后在背部十指交叉，向外推，同时挺胸收腹；双手叉腰，慢慢向上，从腰部到腋下，反复运动，以上动作持续 10 秒，重复 5~10 遍。

4. 下肢锻炼 背部紧靠墙站立，做原地高抬腿的踏步动作，连续 20 次；手扶墙，练习下蹲 20 次；盘腿坐在地上，用手向下压膝部，持续 5~10 次。

（舒国建）

5. 行走时转身困难和床上翻身起坐困难怎么办

关键词

帕金森病　运动迟缓

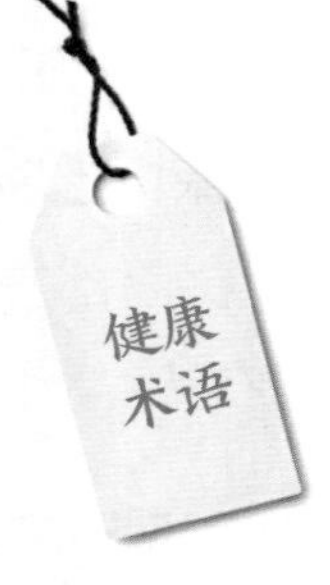

运动迟缓：是帕金森病一种特殊的运动症状，老年人可表现为多种动作缓慢，随意运动减少，尤其在开始动作时明显。

帕金森病的特征之一是肌肉僵硬和运动能力下降，所以患有帕金森病的老年人可能做普通动作都有困难，例如行走时转身和床上翻身起坐困难。幸运的是，有一些简单的方法可以帮助改善这些问题。

专家说

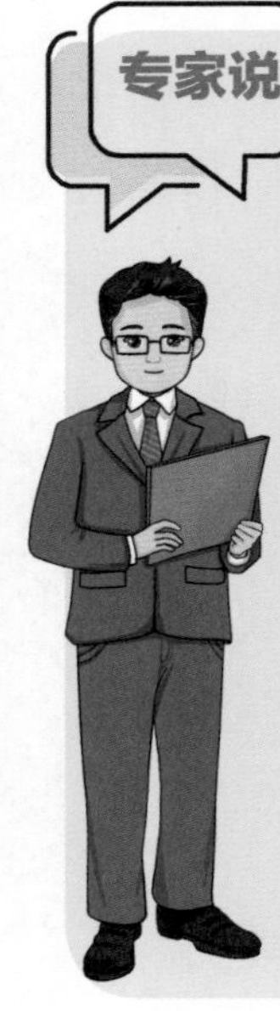

1. 集中注意力策略　将注意力集中于当前任务，改善运动模式和表现，步行时注意迈大步，转弯时要转大弯；通过运动想象或动作观察提供自我指导。

2. 内部提示策略　将复杂运动分解成多个简单步骤，集中注意力按顺序依次完成。运动开始之前进行内心演练，指导老年人按照自己的指令（大声说出或自言自语）完成。有明显认知障碍不能记住并复述上述多步骤时，将这些步骤用文字或图片呈现。

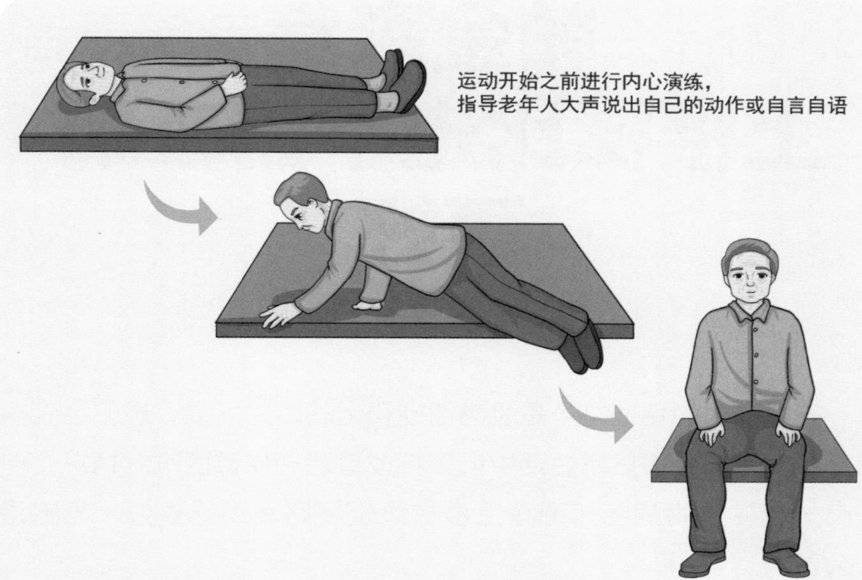

3. 物理疗法　物理治疗师可以为老年人提供专业的帮助，包括肌肉伸展和强化训练，减轻肌肉僵硬和提高灵活性。这些疗法可以帮助患者更容易地行走和转身。

4. 辅助设备　在日常生活中，使用辅助设备可以显著改善帕金森病老年患者的生活质量。例如，行走时使用助行器或拐杖可以提供额外的支持，减少不稳定性。床上使用特制的床垫或安装床边扶手，可以帮助患者更容易地翻身起坐。

（舒国建）

6. 为什么帕金森病老年患者上楼梯比走平路表现更好

帕金森病的特征之一是肌肉僵硬和运动能力下降，患帕金森病的老年人可能会在日常生活中遇到完成普通动作都困难的情况，但是有一些帕金森病老年患者上楼梯比走平路表现得更好，原因是什么？

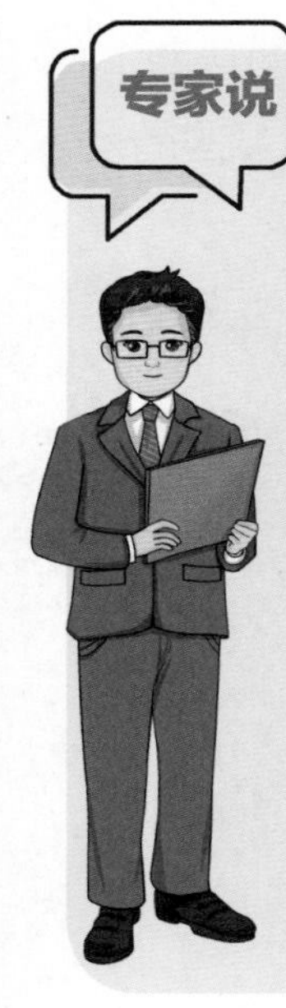

帕金森病是一种逐渐发展的神经退行性疾病，会导致许多运动功能的障碍，例如肌肉僵硬、震颤、运动迟缓等，因此步行的自动化过程可能会受到影响。当患病老年人尝试行走时，由于运动迟缓和肌肉僵硬，可能会感到行走困难，步履蹒跚。然而，在上楼梯时，他们可以借助楼梯的支持和重力的帮助，使动作相对容易一些。在上楼梯时，老年人更多是依赖肌肉的力量，而不是在平地行走时需要的平衡能力，这种额外的支撑和力量可以部分缓解步行时出现的困难。

健康加油站

虽然有些帕金森病老年患者可能在上楼梯时表现更佳，但这并不意味着他们不能在平路上行走。有一些方法可以帮助他们改善步行和平衡问题。

1. 物理治疗 与专业物理治疗师合作，他们可以为患者设计个性化的锻炼计划，增强肌肉力量，改善平衡和姿势。

2. 药物治疗 某些药物可以提高多巴胺水平，从而减轻一些帕金森病的症状，包括运动障碍。

3. 使用辅助器具 如拐杖、行走助力器和抓地力好的鞋可以提供额外支持，减少摔倒的风险。

4. 锻炼核心肌群 强化腹部和背部肌肉可以改善姿势和平衡，使步行更加稳定。

5. 定期检查 与医师保持定期联系，以确保患者的治疗计划得到及时调整，并获得必要的支持和建议。

（舒国建）

7. 为什么帕金森病老年患者动作缓慢但越走越快

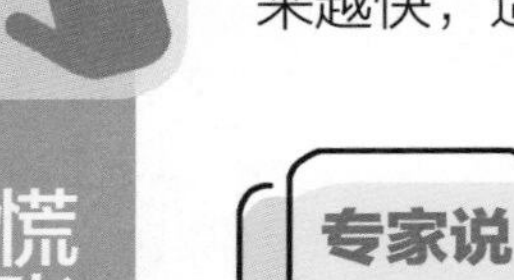

关键词

慌张步态 肌张力增高

帕金森病老年患者的运动症状主要是动作迟缓和步态异常，这是由肌张力增高导致的。步态异常表现为起步困难，但开始步行后会越来越快，造成向前冲的情况，又称慌张步态。

专家说

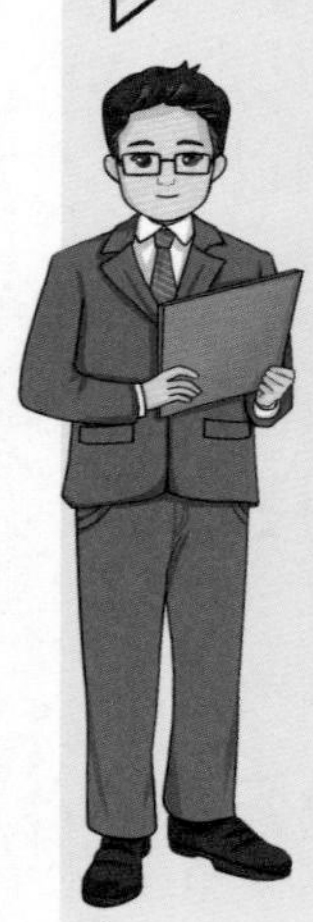

帕金森病老年患者动作缓慢但越走越快的原因除了肌张力增高，还可能与以下因素有关。

1. 运动障碍 帕金森病老年患者的运动系统可能存在障碍，导致肌肉协调性下降，从而影响走路的速度和稳定性。

2. 平衡能力受损 帕金森病老年患者的平衡能力可能受到损害，导致走路时容易摔倒，因此应尽量避免快速行走。

3. 疼痛和不适 帕金森病老年患者可能会出现疼痛和不适，如关节疼痛、肌肉疲劳等，这些因素也会影响走路的速度。

帕金森病老年患者动作缓慢但越走越快的原因是多方面的，包括肌张力增高、步态异常、运动障碍、平衡能力受损、疼痛和不适及心理因素等。这些因素相互影响，导致老年人走路时出现困难和不稳定。

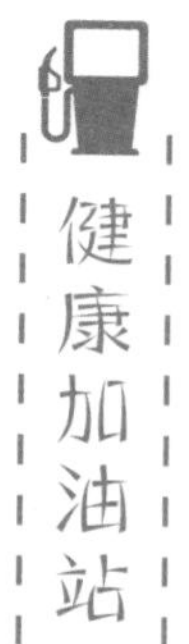

针对帕金森病老年患者动作缓慢但越走越快的问题，可以采取以下措施。

1. 药物治疗 医师会根据老年人的具体情况，制订个性化的治疗方案，包括使用多巴胺类药物、抗胆碱药等，改善症状和控制病情。

2. 物理治疗 物理治疗师可以帮助老年人进行适当的锻炼和运动，增强肌肉力量和协调性，改善姿势和步态。

3. 辅助设备 老年人可以使用一些辅助设备，如助行器、拐杖等，增加行走的稳定性和安全性。

4. 日常护理 家人和护理人员应该给予老年人足够的支持和护理，包括鼓励老年人进行适当的锻炼和运动、保持良好的生活习惯、提供安全的生活环境等。

5. 避免危险因素 帕金森病老年患者应该避免一些危险因素，如过度饮酒、吸烟等，控制病情加重，减少并发症的发生。

（舒国建）

8. 上肢抬举无力怎么办

关键词

抬举无力　运动锻炼

很多帕金森病老年患者感到胳膊发沉，无法抬起，想做的动作无法完成。

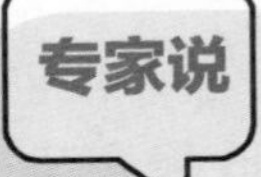

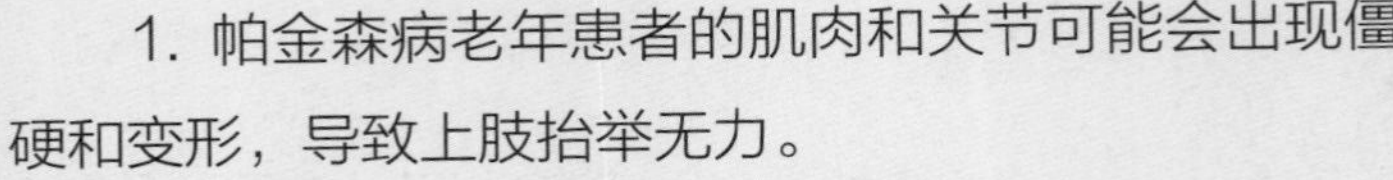

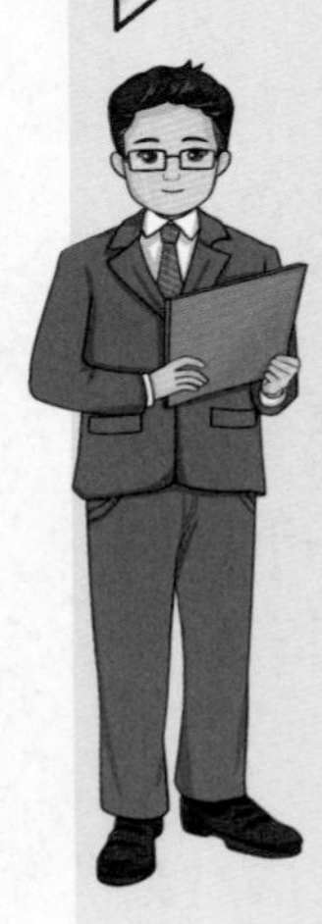

1. 帕金森病老年患者的肌肉和关节可能会出现僵硬和变形，导致上肢抬举无力。

2. 帕金森病老年患者中枢神经系统病变导致神经信号传导异常，从而出现上肢抬举无力的症状。

3. 帕金森病老年患者可能会出现食欲缺乏、消化不良等问题，导致营养不良，从而影响肌肉和关节健康，出现上肢抬举无力的症状。

4. 帕金森病老年患者可能会出现抑郁、焦虑等心理问题，这些心理问题可能会影响老年人的自信心和积极性，导致上肢抬举无力的症状。

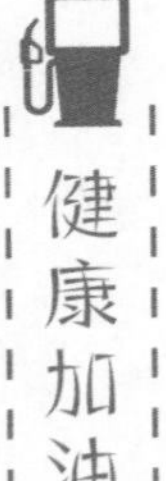

健康加油站

对于帕金森病老年患者上肢抬举无力的症状，可以采取以下措施。

1. 运动锻炼　进行抓握练习、外展练习、抬高练习等，增强手部和肩部的肌肉力量和灵活性。这些锻炼方式可以根据个人情况进行选择，最好在医师的指导下进行锻炼。

2. 调整生活方式 保持健康的饮食，增加优质蛋白、维生素、钙等营养物质的摄入。同时，保持良好的心理状态，积极面对疾病，这对症状的缓解也非常重要。

3. 物理治疗 物理治疗师可以针对老年人的具体情况制订个性化的治疗方案，包括电刺激、热疗、冷疗等，有助于缓解肌肉僵硬和疼痛，增强肌肉力量和灵活性。

4. 药物治疗 是缓解帕金森病症状的重要手段之一。抗胆碱药、金刚烷胺、多巴胺等药物治疗可以有效缓解帕金森病的症状，但需要在医师指导下使用。

对于帕金森病老年患者上肢抬举无力的症状，应该根据个人情况选择合适的治疗方法，并随时关注病情变化，及时调整治疗方案。同时，家人和朋友的支持与理解也对缓解症状和提高生活质量非常重要。

（舒国建）

二

非运动症状康复

9. 帕金森病老年患者经常忘事、反应慢、注意力不集中怎么办

关键词
认知功能减退 日常调护 认知训练

有些帕金森病老年患者会出现经常忘事、反应慢和注意力不集中的问题，这是认知功能减退的表现。生活中可以通过日常调护、认知训练等方法改善帕金森病老年患者的认知功能。

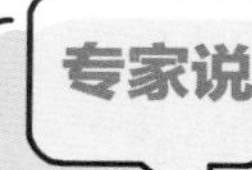

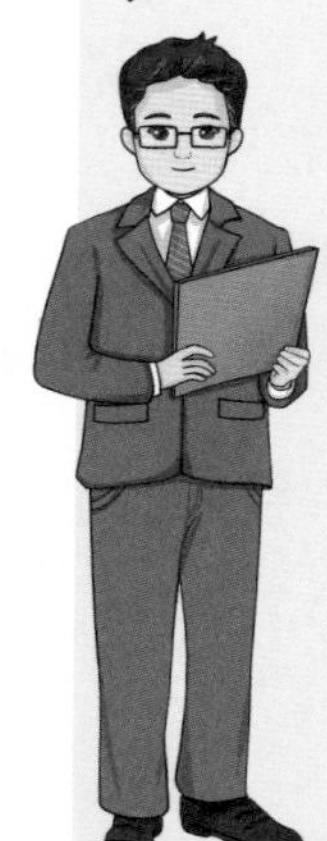

日常调护

1. 提供良好的环境 创造一个干净、整洁、无噪声的环境，有助于老年人集中注意力和提高记忆力。

2. 建立规律的日常生活 制订固定的日程安排，包括固定的用餐时间、锻炼时间和休息时间。规律的生活可以帮助老年人更好地安排自己的时间和提高注意力。

3. 使用记忆辅助工具 提供记事本、备忘录、日历等工具，帮助老年人记录重要的事项和日期。

4. 简化任务 将复杂的任务分解为小的步骤，以便老年人更容易理解和完成。

康复训练

1. 注意力训练 包括删字游戏、猜测游戏和数目训练。

删字游戏：在白纸上书写不同字母与数字，让老年人用笔划掉指定的数字、字母，由此锻炼其准确度。

猜测游戏：准备好两个不同颜色的杯子和两个不同颜色的乒乓球，将乒乓球随机多次、反复放入杯子中，让老年人指出哪个颜色的乒乓球放在了哪个颜色的杯子中。

数目训练：让老年人看数字卡片，按偶数、奇数说出，或依照顺序排列，每次10~30分钟。反复多次进行，如无差错，可适当增加难度。

2. 运动功能训练 包括步行训练、步态训练、肌张力训练、面部动作训练、语言功能训练等，运动强度不宜过大，每日1次或2次即可，每次持续15分钟，在护理人员或者家属的帮助下进行。

3. 记忆训练 主要以背诵的方式进行训练，可以用视意象记忆法或首词记忆法，还可以用身体以外的提示或辅助物帮助其记忆。

4. 思考能力训练 为老年人模拟超市购物、点餐等与日常生活相关的场景，锻炼其思考能力。

5. 判断能力训练 给出关键词，让老年人在许多材料中找出正确的，或将一段有逻辑的语句打乱，让老年人进行正确排列。

（靳昭辉）

10. 帕金森病老年患者说话声音又低又慢怎么办

关键词

行为疗法　言语提示　呼吸治疗

老年人患上帕金森病后，说话声音可能会变得又低又慢。日常生活中的言语和语音治疗与一些专业的治疗方法可以帮助老年人放松咽喉和面部肌肉、提高音量和清晰度。

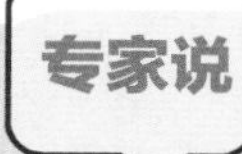

行为疗法——言语提示

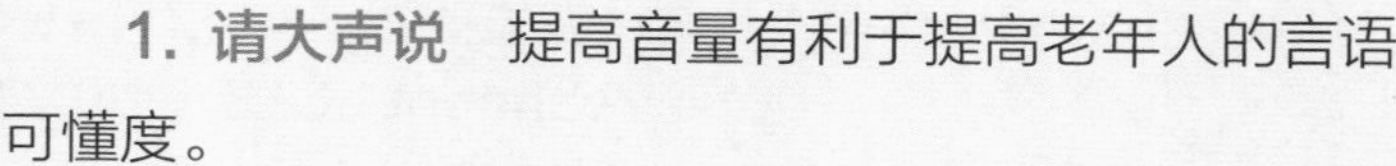

1. 请大声说　提高音量有利于提高老年人的言语可懂度。

2. 请清晰说　指导老年人清晰地说话，或使用比平时说话声音清晰两倍的声音。

行为疗法——言语治疗

励 - 协夫曼言语治疗是唯一具有一级证据的改善帕金森病老年患者发声功能的语音治疗方法。该方法在持续发音、最大频率范围练习和功能性言语任务中引起最大的发声，旨在增加声门下气压，改善声带内收和发音运动，并增强声道结构，改善帕金森病老年患者的共鸣功能。最佳治疗强度是每次 60 分钟，每周 4 次，共 4 周。

其他治疗和支持方法

1. 使用辅助工具 可以使用音量放大器或扩音设备，帮助老年人提高声音的音量，确保其他人能够听到他们说话的内容。

2. 提供支持和鼓励 家人和朋友可以给予老年人温暖的支持和鼓励，鼓励他们保持积极的态度，并理解他们在说话方面可能遇到的困难。

3. 专业的重复经颅磁刺激 也可以改善症状，需要遵医嘱在医护人员指导下进行。

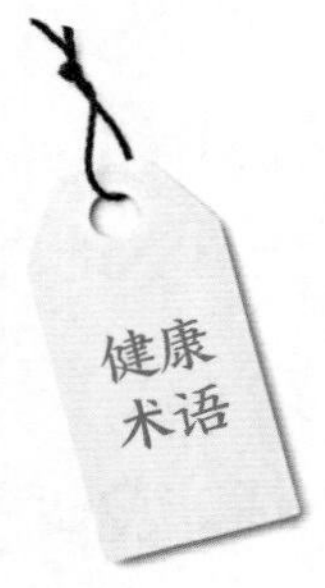

励-协夫曼言语治疗（Lee Silverman voice treatment-LOUD，LSVT-LOUD）： 简称LSVT-LOUD，是由Lorraine Ramig和他的同事在20世纪80年代末开发的一种特殊的语音治疗，在治疗过程中，治疗师训练患者大声说话（患者自身主动大声说话）。

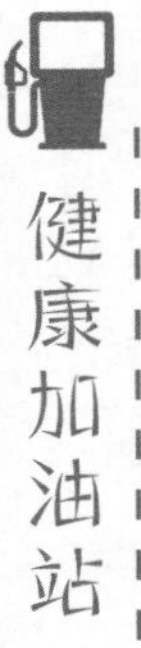

1. LSVT-LOUD的目的 让老年人保持更高的强度和更好的清晰度，并能够很容易地提示自己提高清晰度。由于呼吸、音量和清晰度是一个相连的系统，所以大声说话足以强烈地激活呼吸、音质、张口和咬字。

2. LSVT-LOUD的原理 帕金森病老年患者有

正常的运动技能，这些运动技能必须被激活，而且每次只需要一个提示（大声）就能激活运动技能。

密集的练习是必要的，这样老年人可以习惯自发保持更大的语言强度，另外，还要坚持把新技术融入日常生活的自发语言中。

（靳昭辉）

关键词

情绪低落 认知行为疗法 运动疗法

11. 帕金森病老年患者**经常高兴不起来**怎么办

帕金森病老年患者常常会出现情绪低落、失去兴趣和难以感到快乐的情况。认知行为疗法、运动疗法、寻求支持、参加活动、经颅磁刺激、药物调整等可以帮助帕金森病老年患者改善情绪。

1. 认知行为疗法 是一种通过改变不健康的思维模式和行为模式治疗心理问题的心理疗法。这种疗法帮助老年人意识到自己的负面思维模式，并学习将其与现实进行对比。帮助老年人评估自身思维是否合理和准确，并鼓励老年人寻找更积极和健康的替代思维。通过改变行为来测试和验证不健康思维的准确性和合

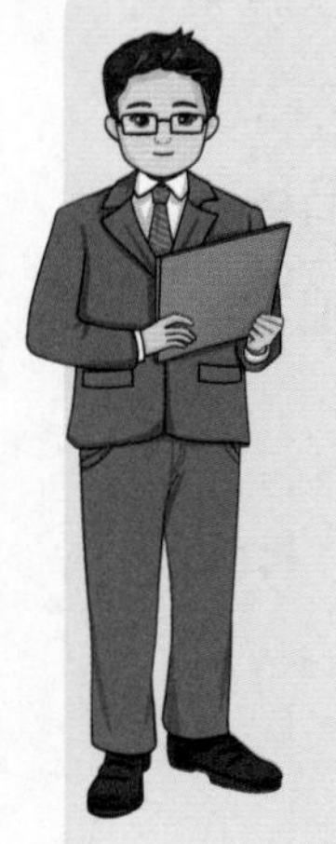

理性。帮助老年人学习有效的问题解决技巧，以更好地应对挑战和问题。

2. 运动疗法 身体活动可以促进身体和心理健康，增加多巴胺的释放，改善情绪。适度的身体活动，如散步、瑜伽或游泳，可以缓解抑郁症状。

3. 寻求支持与参加活动 与家人、朋友和支持团体保持联系，分享感受并寻求支持。加入帕金森病支持团体或参加治疗活动，通过与其他老年人交流和分享经验，可以获得情感支持和理解。尽量参与能够带来乐趣和满足感的活动，如听音乐、看电影、读书、种植花草。这些活动可以分散注意力，提升情绪。

4. 药物治疗 若帕金森病老年患者情绪低落严重，需要与医师讨论调整药物治疗方案，以缓解抑郁情绪。

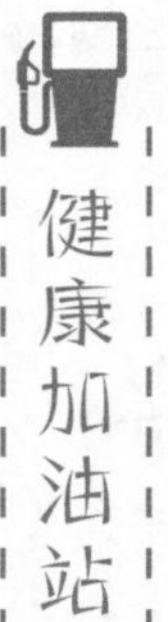

健康加油站

认知行为疗法基于两个核心原则

1. 认知原则 情绪和行为受到对事件的解释和理解方式的影响，而不仅仅是事件本身。不健康的思维模式（如过度概括、批判、自责等）会导致不健康的情绪和行为。

2. 行为原则 行为可以影响情绪和思维。通过改变不健康的行为模式，可以改变不健康的情绪和思维。认知行为疗法的主要目标是帮助老年人认识到不健康的思维和行为模式，并学习通过积极的思维和健康的行为应对问题，通常是一个结构化的疗程，要求老年人与心理治疗师进行定期的会谈和练习。

（靳昭辉）

关键词

快速眼动睡眠行为障碍　认知行为疗法　药物调整

12. 帕金森病老年患者**睡觉时大喊大叫、拳打脚踢**怎么办

有的帕金森病老年患者在睡梦中会出现大喊大叫、拳打脚踢等行为，甚至在患帕金森病之前已经出现这种现象。这其实是睡眠障碍的一种类型，称为快速眼动睡眠行为障碍，患者睡着之后会出现和梦里内容一致的肢体剧烈运动或者大声喊叫，甚至从床上摔下或伤害同床人。日常调护需建立良好的睡眠习惯，认知行为疗法、重复经颅磁刺激等康复方法，以及适当的药物调整，可以减轻上述表现。

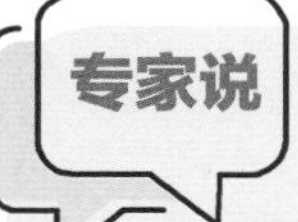

1. 日常调护　为老年人提供安全的睡眠环境，移除床边的尖锐物品和易碎物品，确保他们在发作期间不会受伤。规律作息：建立规律的睡眠时间表，确保老年人获得足够的睡眠，避免过度疲劳。避免在睡前

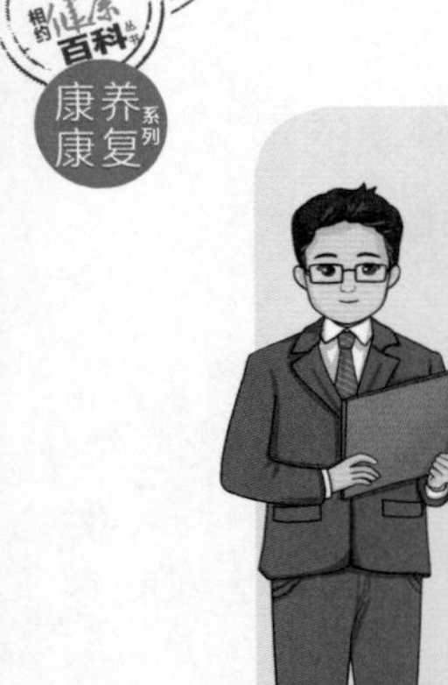

饮用咖啡或饮酒，因为这些物质可能会加重睡眠障碍症状。某些药物可能导致睡眠行为障碍加重，建议与医师讨论调整药物治疗方案。在睡前提供放松的环境，可以尝试用深呼吸、冥想或舒缓的音乐帮助老年人放松身心。规律的体育锻炼可以减轻焦虑和压力，改善睡眠质量。

2. 认知行为疗法 首先要了解老年人的心理状态，进行针对性治疗，指导老年人及其家属了解病情，正确对待疾病，给老年人提供疏泄焦虑情绪的机会。

3. 药物治疗 老年人需要向医师咨询治疗方案，某些药物可以控制夜间睡眠中出现的异常行为，减少意外伤害。

（靳昭辉）

13. 帕金森病老年患者**喝水、吃饭经常呛咳**怎么办

患帕金森病的老年人在吃饭和喝水时容易呛咳，这是肌肉控制和协调能力受损导致的。

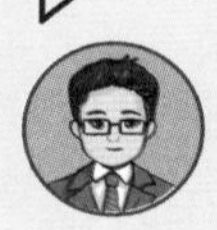

日常生活中减少呛咳的办法

1. 调整食物性状 必要时在水、茶、橙汁等液体中加入增稠剂；把日常饭菜，如鱼、肉、菜、饭和汤，放入搅拌机中搅成糊状。

2. 进食注意事项 进食时保持坐直的姿势，小口慢咽，吃完不要立即躺下。专心吃饭，避免边吃饭边说话、咳嗽、笑。不在劳累时吃饭。进食前后清洁口腔。

关键词

吞咽困难 代偿吞咽法 康复治疗

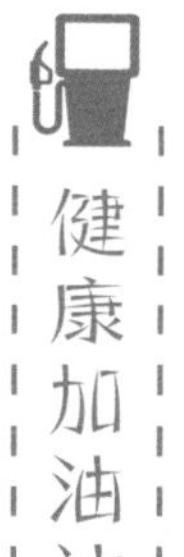

吞咽障碍训练

1. 代偿吞咽法

声门上吞咽法：进食时深吸气，屏住气的同时做吞咽动作，吞咽后立即咳嗽可减少误吸。

门德尔松吞咽法：吞咽时感觉喉上抬，同时保持喉上抬数秒；或吞咽时以舌尖顶住硬腭、屏住呼吸，保持数秒。

2. 舌肌训练

拉舌器：用拉舌器吸住舌前部，上、下、左、右来回活动，可向前牵拉，同时后缩舌头并做吞咽动作。

舌运动：用舌尖舔上唇、下唇、左嘴角、右嘴角，并用舌尖舔嘴唇一圈。

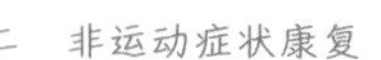

3. 舌制动吞咽法 用纱布包住舌头，舌头后缩抵抗纱布拉力做吞咽动作，如感觉疼痛，可将纱布沾水后再牵拉。

4. 咀嚼训练 把咬棒放在倒数第二颗磨牙处，做反复咀嚼的动作，每侧 10~20 次，交替进行，用咬棒锻炼咀嚼功能。

5. 吞咽肌群训练

头抬升训练：去枕仰卧，尽量抬高头部，肩膀不离开床面，用眼睛看脚趾，重复几次，可增强食管上括约肌力量。

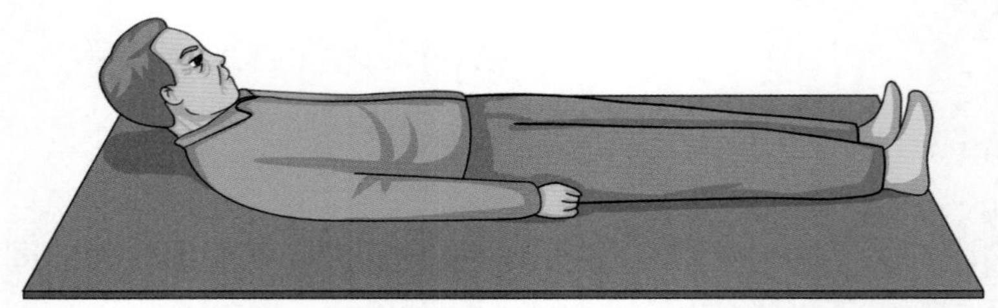

压舌板训练：舌向上、下、左、右运动时，用压舌板施加阻力。

弹舌训练：舌上、下弹动发出“da-da-da”（“嗒-嗒-嗒”）的声音，速度渐快。

张口训练：用力慢慢把嘴张到最大，然后慢慢闭合，可将手置于下颌施加阻力。

6. 呼吸训练

腹式呼吸：仰卧位，屈髋屈膝，手可置于腹部，鼻吸气腹部隆起，口呼气腹部凹陷。当可轻松完成时，可于腹部放一沙袋增加阻力。

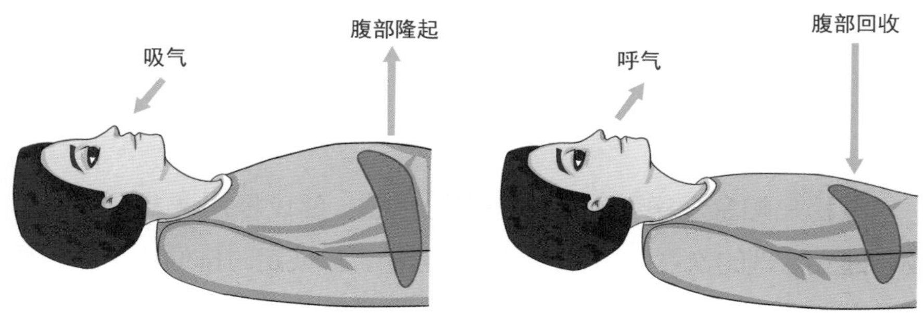

腹式呼吸

缩唇呼吸：鼻吸气后，聚拢唇呼气或发“u”（“呜”）音，时间越长越好。

呼吸训练器：将呼吸训练器正置，用力吸气，彩球升起，保持几秒；将呼吸训练器倒置，用力呼气，可重复做 10 次。

呼吸管训练：在装有 1/3 水的矿泉水瓶中，插入 35 厘米长的吸管，吸管入水 2 厘米。按以下四个步骤进行练习：①吸气后经吸管吹气，吹出一连串均匀气泡；②边吹气边同时发“u”（“呜”）音；③边吹气边发啭音；④边吹气边哼歌。

（靳昭辉）

14. 帕金森病老年患者 **排便困难**怎么办

关键词

便秘　盆底康复锻炼　正念减压疗法

便秘是帕金森病老年患者的常见问题。建议停用诱发便秘的药物，建立合理的饮食习惯，适当增加运动，养成定时排便的习惯，缓解压力和紧张。必要时服用聚乙二醇、乳果糖等渗透性泻药。

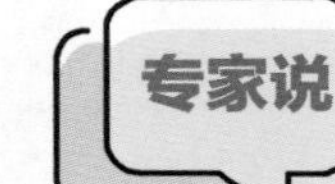

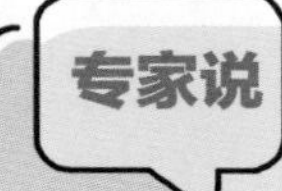

专家说

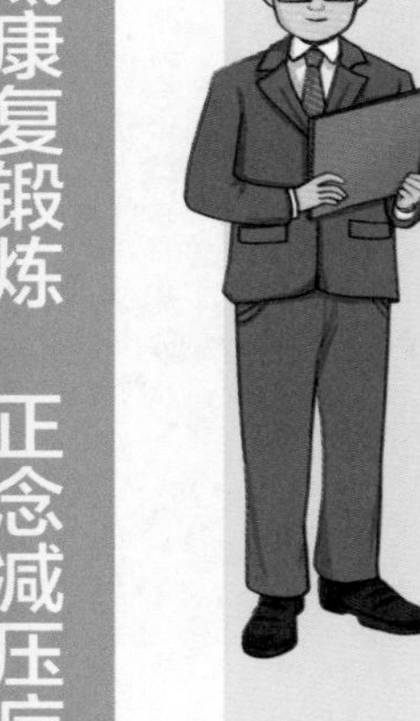

改善便秘的方法

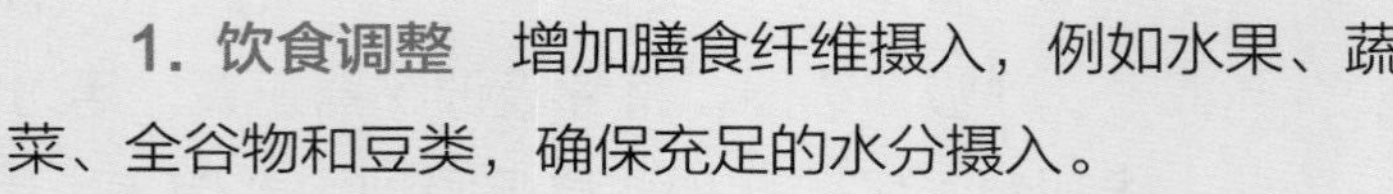

1. 饮食调整　增加膳食纤维摄入，例如水果、蔬菜、全谷物和豆类，确保充足的水分摄入。

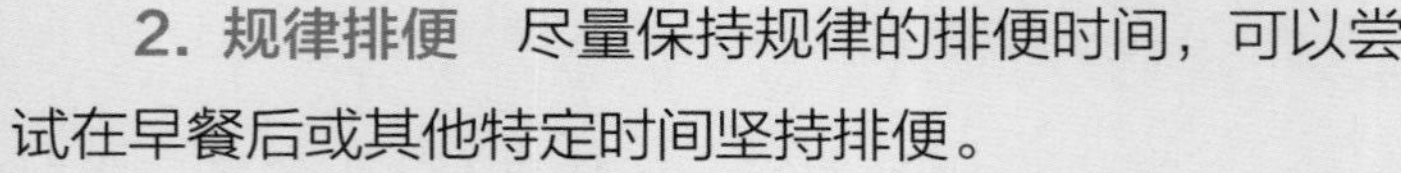

2. 规律排便　尽量保持规律的排便时间，可以尝试在早餐后或其他特定时间坚持排便。

3. 姿势调整　采取正确的座位姿势可以帮助放松肌肉并促进排便。建议老年人将脚放在脚踏上，保持坐直的姿势，尽量放松肌肉，有助于刺激肠蠕动和排便。

4. 移动和锻炼　适度的体育锻炼可以促进肌肉活动和肠蠕动。腹部按摩通过刺激肠蠕动而增加排便频率。练习腹式呼吸，可以促进肠蠕动。避免久坐，进行适度的有氧运动，如散步、太极拳或瑜伽。

5. 盆底肌肉收缩练习 收紧盆底肌肉，像试图阻止尿液流出一样，尽量不要同时收紧腹部、臀部或大腿肌肉。保持收缩 5 秒，然后慢慢放松肌肉，休息 5 秒。逐渐增加收缩和放松的时间，最终达到 10 秒收缩和 10 秒放松。

6. 盆底肌肉快速收缩练习 迅速收紧盆底肌肉，然后迅速放松，重复此过程 10 次。逐渐增加练习次数，开始时，每天练习 3 次，每次重复做 10 次动作，逐渐增加到每天练习 3 次，每次重复做 20 次动作。盆底肌肉锻炼是一个需要长期坚持的过程，最好将其纳入日常生活中，例如在洗碗、行走或看电视时进行练习。

7. 正念减压疗法 包括正念呼吸、正念冥想、正念静坐、身体扫描、正念瑜伽等正念训练，以及情绪管理和呼吸训练。

（靳昭辉）

15. 帕金森病老年患者 **尿频、尿急**怎么办

帕金森病老年患者常常会出现尿频和尿急的问题。帕金森病老年患者除了养成规律排尿的良好习惯外，还应注意避免过量喝水、喝汤，特别是在睡前几个小时。最好不吃辛辣食物、刺激性食品（如咖

啡、茶、巧克力），不喝碳酸饮料。进行康复训练也能改善症状。

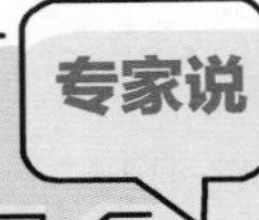

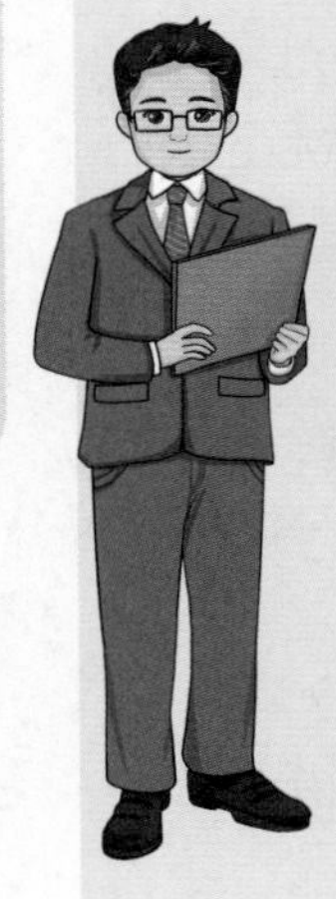

1. 盆底肌肉锻炼 老年人可以通过进行盆底肌肉收缩和放松的练习锻炼盆底肌肉，盆底肌肉的强化可以帮助加强膀胱控制力度。

2. 膀胱训练 老年人可以尝试逐渐延长排尿间隔，并在指定时间尝试排尿，以逐渐增加膀胱容量和控制力度。

3. 尝试骑手位 当感到尿急时，尝试坐在床上或椅子上，将重量转移到前方，类似骑马的姿势。这种姿势可以帮助减缓尿急感。

4. 重复经颅磁刺激 专业的重复经颅磁刺激可以提高下尿路功能，增加膀胱容量，缓解尿急、尿频、尿失禁给老年人带来的痛苦。研究表明，适当的重复经颅磁刺激可以改善早期帕金森病自主神经功能障碍症状，且其疗效能在短期内持续存在。需要到医院由专业技术人员指导进行。

5. 药物治疗 医师可能会开具一些药物，如抗胆碱药，减轻尿频和尿急的症状。这些药物可以帮助控制膀胱肌肉的过度活动。

6. 手术治疗 对于症状严重的老年人，可能需要咨询专科医师，考虑膀胱植入物或其他手术干预手段。这些手术可以帮助老年人恢复膀胱控制功能。

关键词

盆底肌肉锻炼 膀胱训练

（靳昭辉）

三

日常生活能力康复

16. 帕金森病老年患者穿脱衣物困难怎么办

关键词

帕金森病 穿脱衣物

帕金森病老年患者往往身体僵硬、平衡能力差、动作变慢，穿脱衣物、解/系扣子、拉拉链这些日常活动可能变得困难，甚至在穿脱衣物时跌倒。为了维持功能和保持生活质量，仍然要鼓励老年人在安全的前提下，尽量自己完成这些活动，必要时照料者可以给予适当帮助。

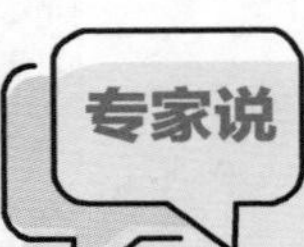

帕金森病老年患者穿脱衣物时的注意事项

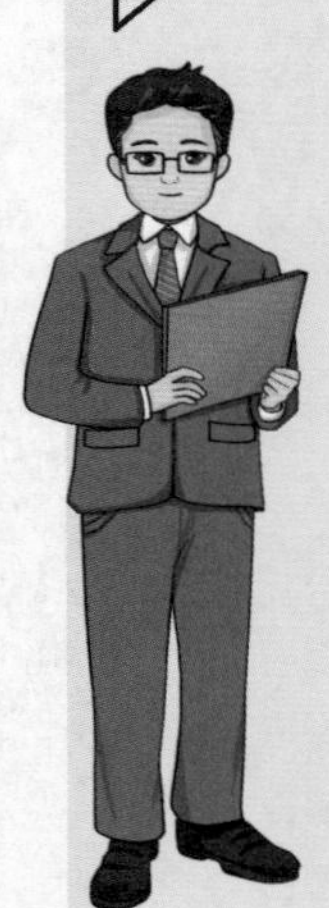

1. 尽量避免需要系扣子的衣物，建议选择磁力扣或者魔术贴款；带有拉链的衣物可将大环扣安装在拉链上，方便牵拉。鞋不要选择系带款，建议选择魔术贴款，鞋底避免橡胶或生胶底材质，以防老年人向前跌倒。

2. 站立穿衣物往往动作慢，且易疲劳，有时还会跌倒，尤其是患有直立性低血压的老年人。建议在座椅或者床上坐稳后再穿脱衣物，坐的位置要方便拿到衣物。

3. 提前帮助老年人把衣物拿出，将要穿的衣物放在方便抓取的位置，并根据穿衣物的顺序放置好。

4. 让老年人在穿衣物之前先想象穿衣物的动作，将注意力放在穿衣物上，不要分心。穿衣物时，可以边穿边说出每个身体部位的动作，如“将右手伸进这个袖子里，然后向上拉”。

5. 照料者要有耐心，适时给予鼓励和支持，即使老年人做得不好也不要批评和抱怨，陪伴、安慰和帮助能让老年人有勇气再次尝试，减少依赖。

（赖丽琼）

关键词

帕金森病 肌肉僵硬 口抖

17. 帕金森病老年患者**进食困难**怎么办

帕金森病的常见症状是口抖和进食困难，严重影响老年人的口腔健康和进食。药物治疗、物理治疗、言语治疗和康复训练等综合治疗方案可以有效地改善口抖和进食困难。

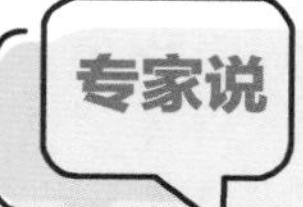

帕金森病使老年患者口腔和喉部肌肉运动不协调，出现口抖的现象。口抖和喉部肌肉僵硬使咀嚼和吞咽变得困难，导致老年人进食时感到不舒服和吞咽费力。

1. 药物治疗 常用的抗帕金森药物可以有效地减轻口抖症状。这些药物包括多巴胺受体激动剂、抗震颤麻痹药等，通过调节大脑中的多巴胺水平缓解口抖症状。

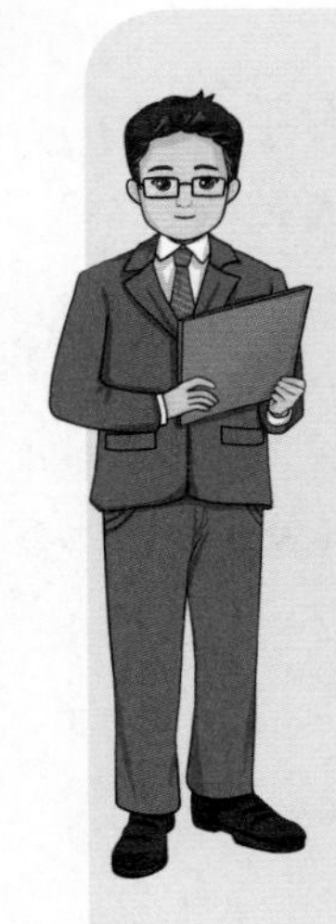

2. 针灸治疗 可以使肌肉放松，改善神经传导，促进血液循环，从而减轻口抖。

3. 言语疗法 帕金森病老年患者通常伴有说话困难，包括声音低沉、语速较慢等。通过言语治疗，如语音强化、呼吸训练等，可以改善老年人的舌齿协调能力，减轻口抖症状。

4. 康复训练 通过康复训练，如口腔肌肉训练、吞咽训练等，可以提高帕金森病老年患者的肌肉协调能力，改善咀嚼和吞咽功能。

5. 食用软食或细碎食物 选择易咀嚼和吞咽（软、烂）的食物，如粥、果泥、奶昔等，可以减轻进食困难。亦可将硬质食物磨成小块，更易于咀嚼和吞咽。

6. 坐下进食 选择安静的场所坐下进食，将注意力集中在咀嚼和吞咽动作上，避免意外摔倒等情况发生。

7. 避免进食过重或过大的食物 过重或过大的食物容易引起咀嚼和吞咽困难，甚至窒息。因此，应控制食物的分量和重量，注重膳食均衡，保证营养的摄入。

8. 营养支持 帕金森病老年患者由于进食困难，容易出现营养不良。因此，有必要咨询专业营养师，制订合理的饮食计划，解决营养摄入不足的问题。

（赖丽琼）

18. 帕金森病老年患者 **翻身、起身、行走活动** 时需要注意哪些问题

关键词

帕金森病 行走困难

帕金森病老年患者随着病情的发展，肢体僵硬程度加重，会出现起步困难。老年人在起步、转身或通过狭窄通道时脚步明显受阻，双脚像被粘在地上，原地小碎步踏步、迈步犹豫，因此，需要注意跌倒、摔跤等事件。

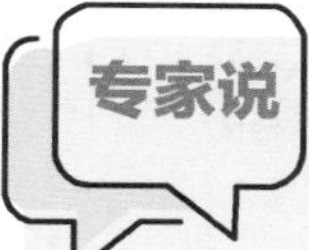

帕金森病老年患者如何避免摔跤

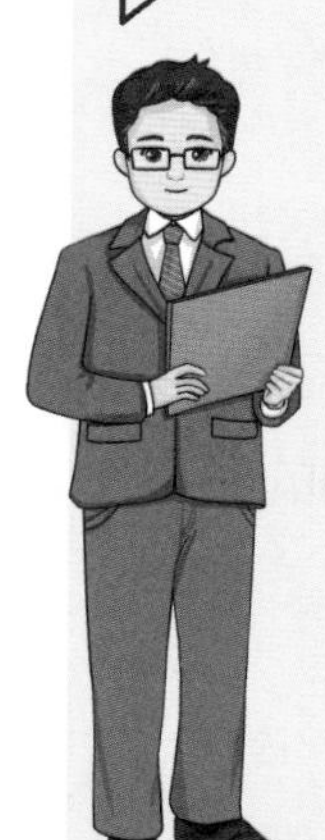

患有帕金森病的老年人进行步态锻炼有助于预防跌倒，关键是要“高抬腿，大跨步”。练习时最好有其他人在场，可以随时提醒和改正异常的姿势。

练习正确的转身动作，帕金森病老年患者转身困难，易发生跌倒，因此转身时应避免原地转身，建议转大弯，达到转身的目的。

患帕金森病的老年人往往身体“发轴”，行动比较迟缓，所以应该鼓励老年人自行穿脱柔软、宽松的衣物，加强上肢活动及上、下肢配合训练。对自行起床有困难者，可将床头抬高，在床尾系一个绳子，便于牵

拉起身。避免坐过软的沙发及凹下去的座椅，尽量坐两侧有扶手的座椅，也可将座椅后方抬高，使之有一定的倾斜度，便于起立。

适当进行关节运动训练，重点是增加患者肌肉伸展的范围，牵引缩短和僵直的肌肉。家属要帮助其做肢体被动运动，活动时，动作应轻柔缓慢，要对颈、腰、四肢各关节及肌肉进行全面按摩，每日 3~5 次，每次 15~30 分钟，尽量保持关节的活动幅度，并要定时帮助翻身，防治压疮等并发症。

（赖丽琼）

关键词

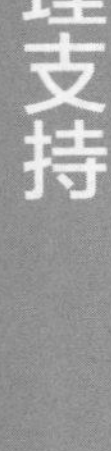

安全 舒适 心理支持

19. 帕金森病老年患者如厕时需要注意哪些问题

患有帕金森病的老年人如厕时需要注意便秘、行动不便、跌倒风险、排尿问题、心理压力和定期检查等问题，确保他们的安全和舒适。

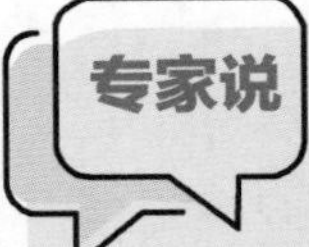

1. 便秘问题 便秘是帕金森病老年患者的常见症状，因为帕金森病会影响神经递质的平衡，导致肠蠕动减缓。所以，老年人应尽量保持充足的水分摄入，

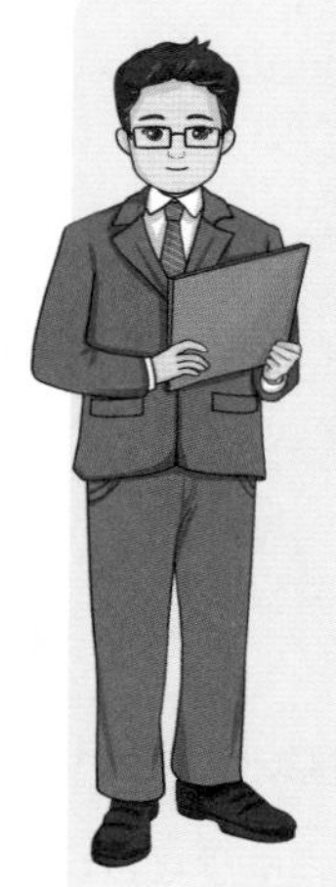

增加膳食纤维的摄入，以促进肠蠕动。此外，定期排便和规律作息也有助于缓解便秘。

2. 行动不便 帕金森病会导致肌肉僵硬和行动不便，这使如厕动作变得更困难。老年人可以寻求医师的建议，服用适当的药物缓解肌肉僵硬。此外，使用辅助设备（如助行器或轮椅）也可以帮助老年人移动，在如厕过程中保持平衡。

3. 跌倒风险 由于帕金森病老年患者的肌肉不灵活，在如厕过程中可能会因为站立不稳而跌倒。因此，老年人应该使用扶手、助行器或轮椅等辅助设备，确保厕所周围没有障碍物，并且尽量保持稳定的姿势，避免过度用力或突然动作。

4. 排尿问题 帕金森病也会影响排尿功能。老年人应该注意保持足够的水分摄入，以促进尿液的排出。此外，定期排尿和规律作息也可以帮助缓解排尿问题。如果排尿问题持续存在或加重，应该及时咨询医师。

5. 心理压力 受帕金森病的影响，老年人在如厕过程中可能会感到焦虑和不安。家人和朋友应该给予足够的支持和鼓励，帮助他们减轻心理压力。此外，老年人也可以尝试放松技巧，如深呼吸、冥想等，缓解紧张情绪。

6. 定期检查 是维护帕金森病老年患者身体健康的重要措施之一。在定期检查中，医师可以评估老年人的病情进展情况，制订更合适的治疗方案和护理措施。

（赖丽琼）

20. 帕金森病老年患者**料理个人卫生**时需要注意哪些问题

关键词

帕金森病　生活质量　居家护理

我国约 90% 的帕金森病老年患者为居家护理，随着病情加重，原本简单的动作，如穿衣、洗漱甚至行走或站立，都有可能成为艰巨的任务。家庭照料者需要关注老年人日常生活中进食和活动时意外伤害、排便困难等诸多问题。

专家说

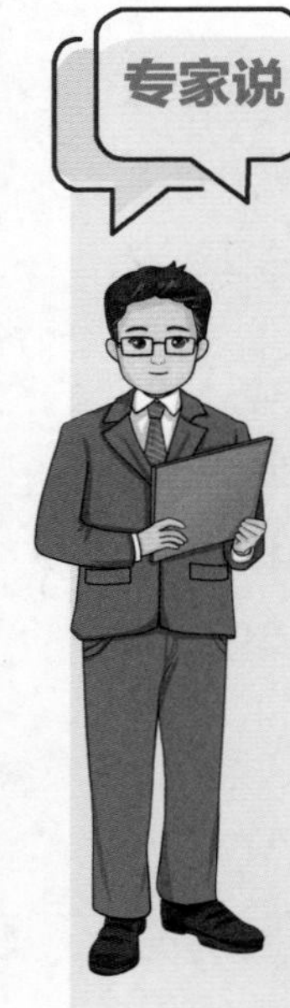

1. 安全护理　帕金森病老年患者在日常生活中可出现行为举止异常，需特殊护理。建议家中铺设防滑橡胶垫，在卫生间、房间安装扶手，使用方便握持的餐具等。处于帕金森病晚期的老年人会出现全身僵硬、活动困难，应注意加强翻身、拍背、排痰等护理，防止发生肺炎、压疮等并发症。

2. 饮食护理　帕金森病老年患者的饮食应以高蛋白、高热量食物为主，并注意多摄入新鲜水果和蔬菜。如果能独立进食，要注意监督患者细嚼慢咽，减少呛咳发生。如果帕金森病晚期患者不能独立进食，需在医师的建议和指导下进行鼻饲等相关护理。

3. 二便护理　帕金森病可引起自主神经功能紊

乱，且老年人平日活动量少，摄入食物过于精细，容易出现便秘，要加强预防。在排便不畅时，注意及时使用通便药物。有的老年人因膀胱括约肌功能障碍且行动缓慢，容易出现尿失禁。若尿湿裤子，应注意勤更换衣物。当出现尿潴留、排尿困难时，可热敷并按摩小腹促进排尿，仍不能排尿者，应立即就医。

4. 皮肤护理 因为自主神经功能紊乱，帕金森病老年患者常大量出汗，在汗液刺激下皮肤抵抗力降低，严重时会出现皮肤破损，引发皮肤感染。因此，需加强帕金森病老年患者的皮肤护理，勤洗勤换，保持皮肤卫生。

（赖丽琼）

关键词

日常交流 心理问题

21. 帕金森病老年患者 日常交流需要注意哪些问题

老年人患帕金森病后情绪会发生比较大的变化，容易变得自卑、暴躁及抑郁，具体表现为对任何事物都没有兴趣，没有信心，情绪状态不稳定，夜晚容易失眠，日间容易嗜睡。家庭照料者应注意倾听他们的诉求，从多个方面加强对疾病的解释，使老年人以良好的心态面对患病后的生活，树立战胜疾病的信心。

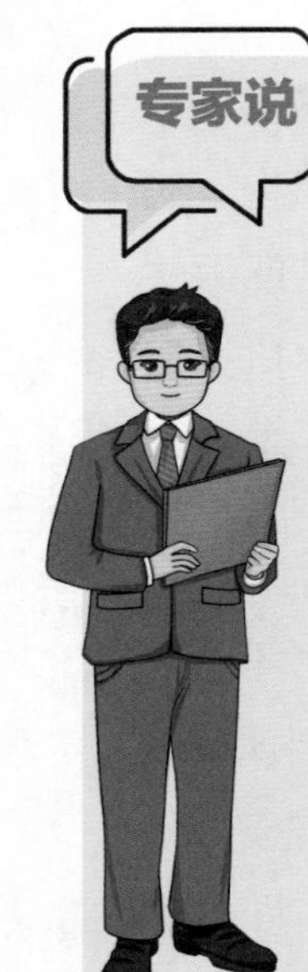

1. 加强老年人对疾病的了解 最初患病时老年人对疾病会产生恐惧心理，需要照料者主动、积极地与老年人交流、沟通，告诉他们早期治疗可以延缓疾病发展，极大提高后期生活质量。

2. 用药心理疏导与支持 在用药过程中，也应注意心理疏导，提前向老年人介绍用药的方法与不良反应，设立定时提醒系统，使患者准时服药，避免漏服或多次服用。多关心老年人的身体情况，及时帮助其解决心理不适，同时观察服药时的情绪，如有不良心理，给予心理支持。

3. 缓解焦虑、减轻抑郁 根据老年人的性格特点与社会背景，对其动作与行为、语言等心理活动进行分析，积极沟通，耐心地听取老年人的想法，并向其传递希望，帮助其树立信心，减轻焦虑。如果抑郁、焦虑严重或长时间不缓解，应到专业医疗机构就诊，家庭照料者也应为其创造良好的治疗和休养环境。

4. 鼓励老年人与社会保持联系 增加老年人与亲朋好友交往的机会，维持过去的兴趣爱好，积极参与社会活动，还可以推荐老年人参加群体活动，让他们有机会分享彼此的经验和情感，建立情感支持网络。

（赖丽琼）

22. 帕金森病老年患者 使用康复辅助器具 需要注意哪些问题

关键词

帕金森病 康复辅助器具

帕金森病老年患者在疾病各个阶段所需要的器具不同。市面上存在各种辅助器具，帕金森病老年患者需要根据自己的病情做出选择，才能达到好的辅助效果。

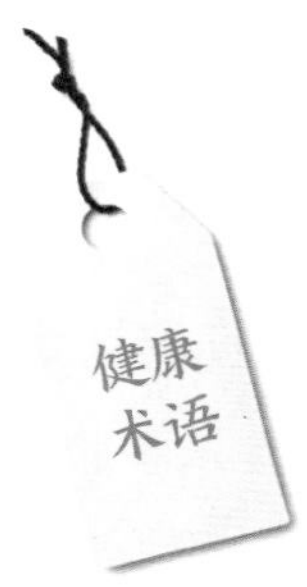

康复辅助器具： 简称辅具，是指能提高功能障碍者的活动参与性，或者对功能障碍者的身体功能和活动起保护、支撑、训练、测量或者代替作用，或者能防止功能障碍者损伤、活动受限或参与限制等的任何产品，包括器械、仪器、设备和软件等。

专家说

1. 帕金森病初期 以震颤为主要表现的老年人可使用防抖筷子、固定防滑垫，协助固定碗、盘、筷子等餐具，避免滑落。

2. 以运动迟缓为主要表现的帕金森病老年患者 可以改造其家居环境，可增加视觉刺激指引老年人脚下的路面，可以帮助大脑操控手脚，协助引导老

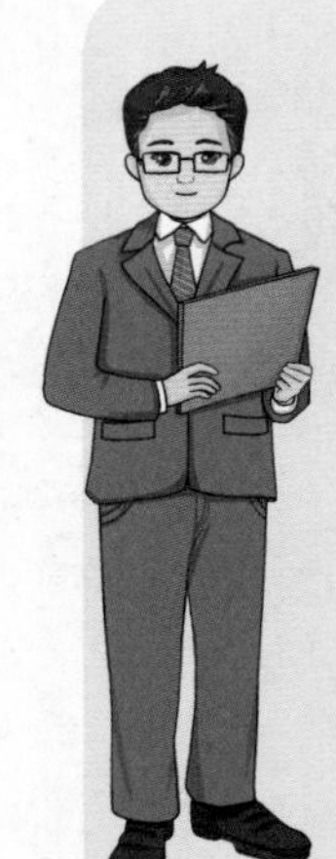

年人活动，比如用 3D 楼梯地贴、助行眼镜协助活动。

3. 平衡障碍、走路不稳的帕金森病老年患者 建议将家里的墙角、桌椅尖角用防撞条包裹，防止跌倒时受伤。避免穿套头衣物，穿鞋时配备可升降椅子，最好穿高帮鞋，避免过分弯腰低头而因平衡能力不足摔倒，配备磁吸纽扣和大环扣拉链方便老年人穿脱。动静态平衡仪是可以改善老年人平衡性、稳定性、协调性的辅具，通过日常锻炼，可以加强其平衡功能。

4. 出现吞咽功能障碍的帕金森病老年患者 除了药物及康复训练外，从食物准备到餐具准备都建议加用辅具，如选择搅碎机和破壁机加工合适硬度的食物；使用弯柄勺可让老年人平顺地将食物直接入口；使用缺口杯，不需仰头即可将杯内液体送入口中，也方便服药。

5. 晚期帕金森病老年患者 可利用电动轮椅、手动轮椅进行家庭和社区活动，安装床沿扶手协助翻身、起坐。电动按摩床可以促进全身活动，延缓僵硬。

帕金森病老年患者和其照顾者若能利用合适的辅具，不但可以使老年人的行动更加安全方便，也可减轻照料者的负担，大幅度提升生活品质。

（赖丽琼）

23. 帕金森病老年患者**做家务**需要注意哪些问题

关键词　家务劳动　注意事项

老年人得了帕金森病并不代表他们就完全丧失了做家务的能力。在保证安全的前提下，大多数早期帕金森病老年患者可以通过学会技巧、采取策略，持续照顾自己，甚至分担家务劳动。

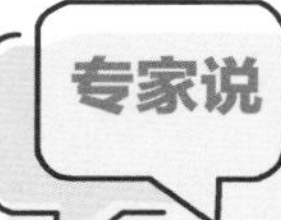

※ 帕金森病老年患者做家务时应选择安全的姿势，坐稳站好，不要着急，手脚配合好，要让身体保持好平衡，不要爬高，安全第一。

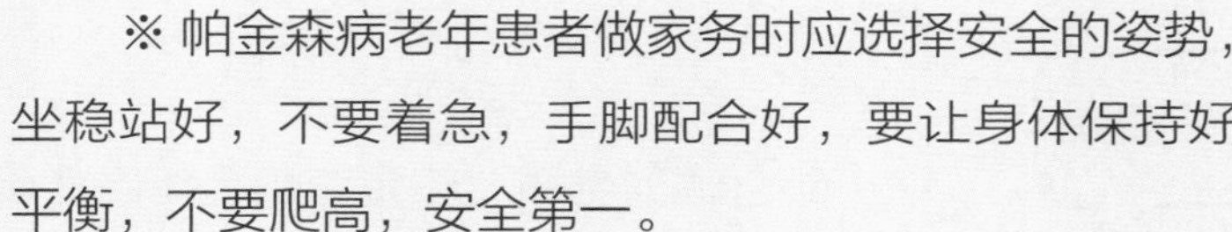

※ 做家务时，选择自己力所能力的家务，不要逞强，提前做好计划，预习步骤。这个过程使生活能力和认知能力都得到锻炼。

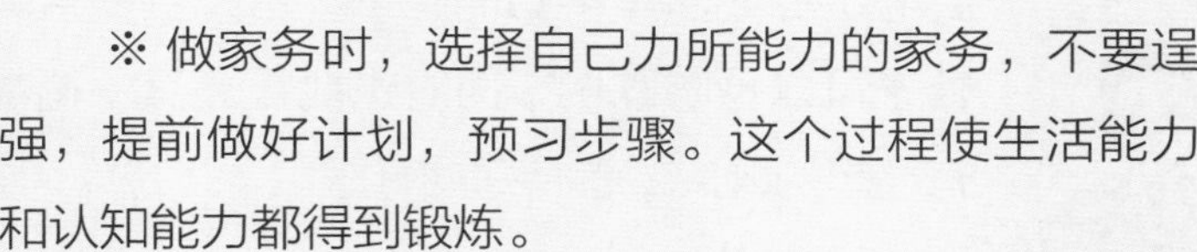

※ 做家务时注意不要让腰部过分受力，要找到支撑点减轻腰部的负重，比如要把垃圾桶中的垃圾清理出去，应该试着蹲下取出垃圾，会轻松很多。

※ 做任何家务，力度一定不要过大，否则容易拉伤肌肉和韧带，应避免继发性损伤使帕金森病症状加重。

※ 建议在家人陪伴下进行外出买菜等家务活动。陪伴既可增加其安全性，又能让老年人参与劳动，还可与外界交流，避免老年人孤独时过分关注疾病带来的恐惧和痛苦。

（赖丽琼）

24. 帕金森病老年患者出门旅行需要做好哪些准备

关键词

帕金森病　运动障碍　非运动症状

帕金森病是一种慢性进行性的神经系统疾病，以运动障碍和非运动症状为主要特征。虽然这种疾病会对老年人的生活产生一定影响，但并不意味着老年人不能出门逛街或者旅行。只要合理地规划行程，出门旅行会有利于病情的恢复。

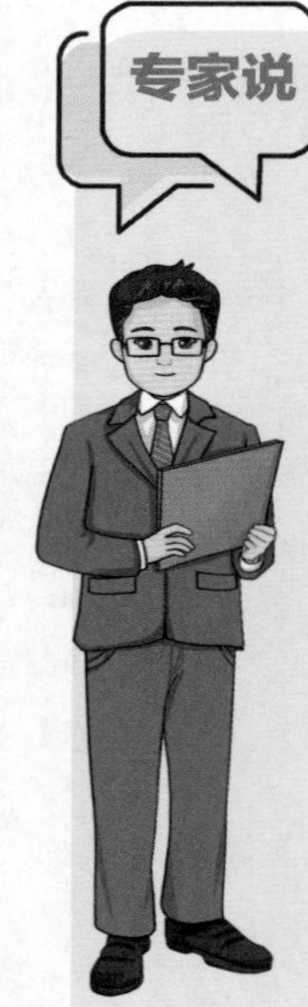

1. 穿舒适的鞋子　帕金森病老年患者可能会因为姿势不稳或步履不稳而跌倒，选择舒适且有支撑力的鞋子可以预防跌倒，同时也能提高其平衡能力，例如有凸起的鞋底或者特殊的鞋跟。

2. 必要时使用辅助行走器　辅助行走器不仅可以提供额外的支撑和稳定性，防止跌倒，也能帮助改善步态和平衡，但合适的辅助行走器因人而异，需要个性化选择。

3. 提前规划行程　规划好行程并留出足够的时间可以避免匆忙和紧张，减少跌倒的风险，也会让人更加放松和享受。尽量不去偏远地区，以免紧急情况下就医不便。

4. 随身携带药物和食品　随身携带药物，避免漏服，遇到紧急情况时可以临时服药控制症状。同时，也需要保持良好的营养和能量支持。

5. 避免拥挤和嘈杂的地方 帕金森病老年患者可能会因拥挤和嘈杂的环境感到不适和焦虑，影响他们的运动能力和心情，因此需要尽量避免这些环境。

6. 保持水分，全天饮水 保持充足的水分摄入有助于维持身体的正常功能。某些药物可能会导致口干，随身带水是必要的。

7. 考虑佩戴医疗警示手环或识别卡 佩戴医疗警示手环或识别卡可以在紧急情况下提供必要的信息，例如病史和药物过敏状况，紧急就医的情况下有利于医务人员尽快给予准确的诊断和治疗。

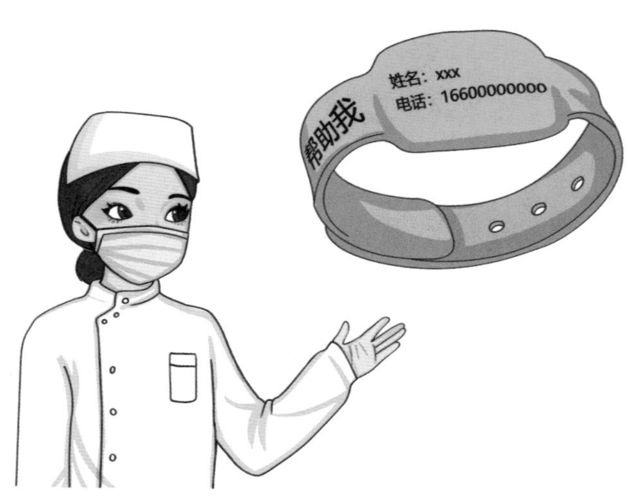

（赖丽琼）

25. 怎样指导帕金森病老年患者进行力所能及的工作

关键词

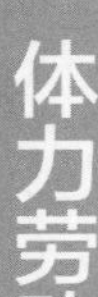

体力劳动　康复训练

帕金森病往往会限制老年人的行动能力，影响正常生活和工作。然而，近年来的研究发现，适当工作其实是一种非常有效的康复方法，甚至可以帮助帕金森病老年患者恢复失去的功能。如果老年人病情比较稳定，可以遵循医师的建议和指导，从事一些轻度体力劳动，但需要注意劳动强度和时间，避免过度劳累和紧张，保持充足的休息和睡眠。

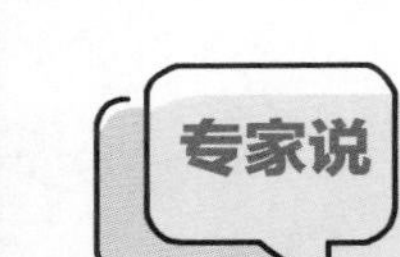

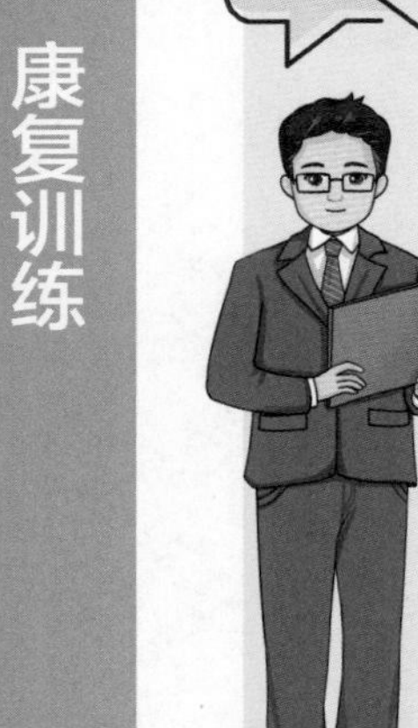

帕金森病老年患者在工作时的注意事项

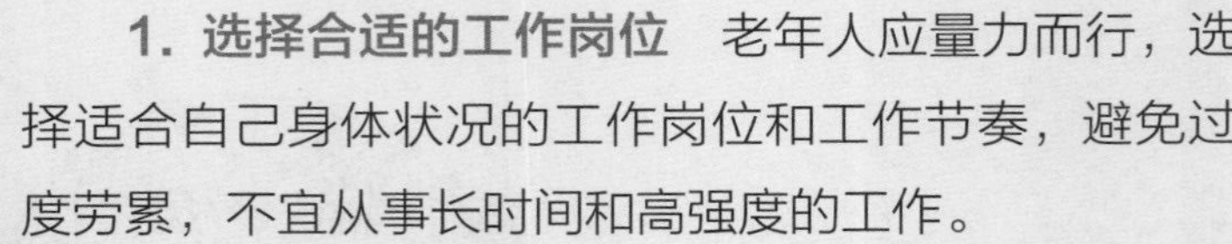

1. 选择合适的工作岗位　老年人应量力而行，选择适合自己身体状况的工作岗位和工作节奏，避免过度劳累，不宜从事长时间和高强度的工作。

2. 改善工作环境　如果工作环境中存在一些不利因素，如高温、噪声，建议改善环境或变换场景。

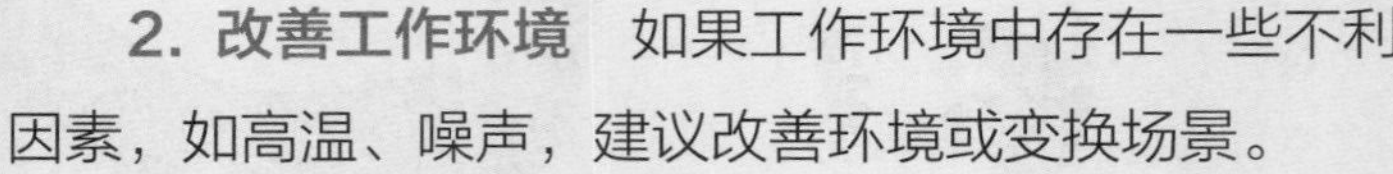

3. 保持良好的生活习惯　规律作息，饮食均衡，劳逸结合。业余时间坚持锻炼有助于维持身体的健康状态，保证工作能够继续。

4. 工作期间也要按时服药，密切关注病情变化　如果出现症状恶化、疲劳等情况，应及时休息。定期进行复诊，调整治疗方案。

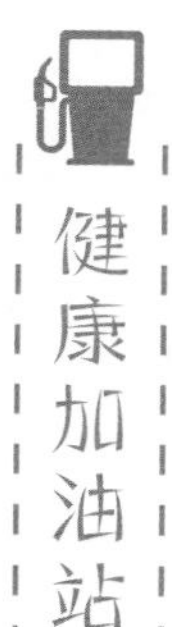

健康加油站

帕金森病老年患者可以根据自身的病情和工作情况，选择适合自己的工作方式，同时积极进行药物治疗和康复训练，以尽可能地维持自身的工作能力。如果病情较重，需要停止工作或减少工作时间，也需要得到家庭与社会的支持和帮助。

（赖丽琼）

四

居家和社区康复注意事项

26. 帕金森病老年患者如何**进行居家康复训练**

关键词

帕金森病　居家康复训练

帕金森病通常在数年内缓慢进展，老年人及其家人面临的身体和精神压力会不断增加，所以帕金森病的康复治疗是一个“持久战”。

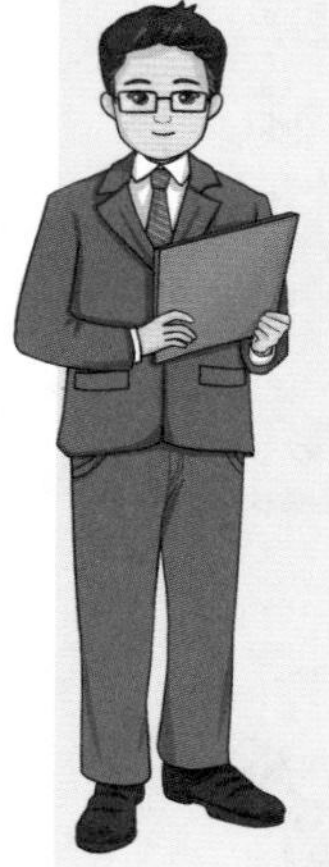

帕金森病老年患者在病情稳定期，可以根据康复医师、治疗师设定的个性化康复训练计划及定期康复指导，进行居家康复训练。

正确的居家康复训练包括以下几方面：①医师或康复师评估后制订个性化的康复计划；②运动和体力活动，定期进行适度的有氧训练和力量训练，如游泳、打太极拳；③平衡和协调训练，改善步态，减少跌倒风险，如单腿站立、平衡球训练等；④灵活性训练，如使用各种餐具、系纽扣等；⑤认知训练，如数学题、记忆游戏等综合康复计划。

居家康复期间遇到问题可以在互联网线上就诊，咨询康复医师或者治疗师调整康复治疗方案，或者通过电话或微信联系康复医师，如果线上无法解决，需到线下门诊进一步诊治。

健康加油站

帕金森病老年患者应该尽早开始全周期康复

目前对于帕金森病的治疗，有药物、手术、康复、中医等多种方法，可以改善老年人的症状，但是仍然难以阻止病情的自然进展，老年人的整个病程发展呈现“下坡”趋势。康复治疗的目的就是将老年人本身的运动功能和耐力提高到一个相对较高的平台并延缓其下降的速度，从而使老年人维持更久的工作时间和生活自理时间。

帕金森病全周期康复是指针对帕金森病老年患者所处的不同疾病阶段，进行相应的康复评定，提供康复治疗方案，使其在疾病的整个阶段都能接受科学、全面的康复管理。早期、科学的帕金森病康复治疗可以延缓病情发展，维持更久的生活自理时限。帕金森病老年患者一旦确诊，最好尽早开始康复训练，以获得更高的生活质量！

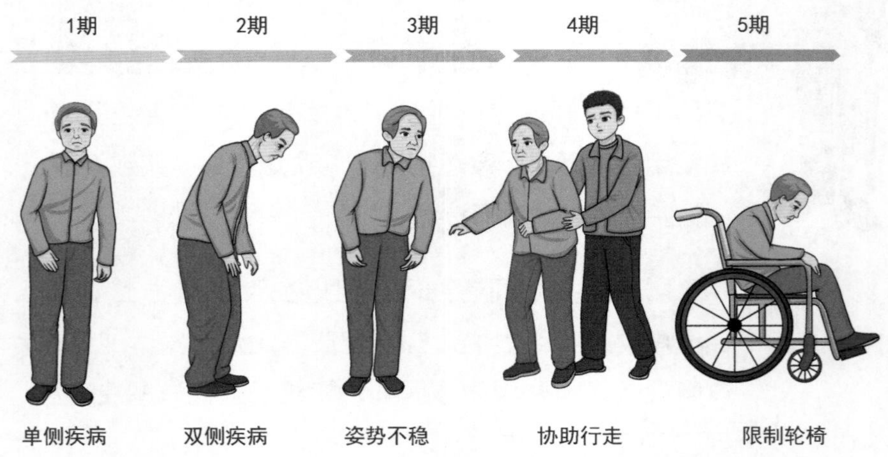

（高亚南）

27. 为什么帕金森病老年患者居家时应**注意安全问题**

关键词

帕金森病　安全问题

帕金森病老年患者因存在静止性震颤、运动迟缓、肌强直等症状，站立及步行时会出现上半身前探，重心前移，行走时出现小碎步、转弯困难和走路不稳的表现，严重时可以出现冻结步态，这些会导致老年人平衡功能障碍，易跌倒。静止性震颤会导致老年人上肢精细功能变差，表现为不能完成目标性持物、抓取等动作。这些不便都可能会导致帕金森病老年患者在居家环境的日常生活中出现安全问题。

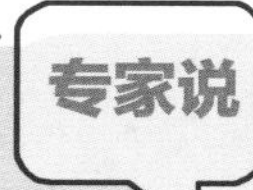

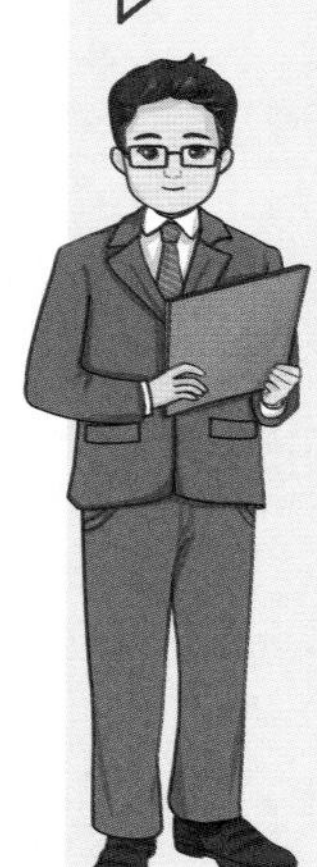

帕金森病老年患者居家时应注意哪些安全问题

1. 室内物品摆放、照明等注意事项　家中地面要防滑，并穿防滑平底鞋，最好无需系鞋带；室内安装把手和扶杆，便于行走时扶靠，也方便起卧，可以安装在室内常用的位置，如床头、墙壁等处；使用宽大、低矮的床铺；起居室需要足够的照明度，夜间起床必须保证光线充足；可在床边放置尿壶和大便椅。

2. 卫生间注意事项　有帕金森病老年患者的家庭建议使用坐便器，浴室的浴缸、花洒附近建议安装把手，放置洗澡专用的带扶手的洗澡椅，浴缸底部放防

滑垫，最好使用挤压式液体皂，洗澡时要有家人或者陪护者陪同，以防跌倒，保证安全。如果一人单独洗浴，建议不要锁浴室门。

3. 帕金森病老年患者使用物品注意事项 如果老年人静止性震颤没有完全控制，需要注意尽量避免自行倒热水、使用刀叉等利器，防止烫伤及外伤；建议选用不易打碎的不锈钢碗、杯子和勺子，避免使用玻璃和陶瓷制品。

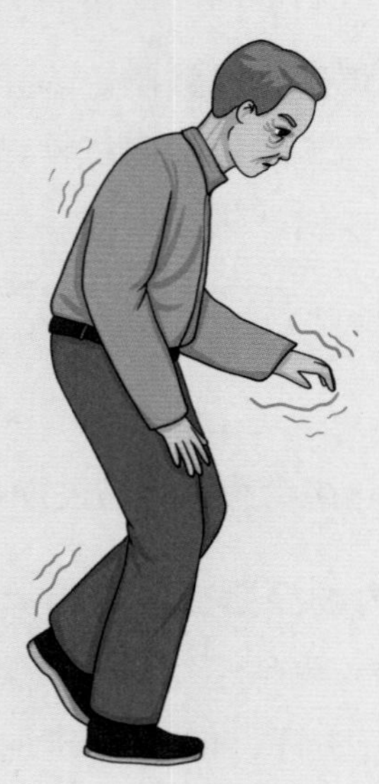

（高亚南）

28. 帕金森病老年患者**居家康复训练**时需要注意哪些问题

关键词

帕金森病 居家康复训练

患有帕金森病的老年人在病情稳定时可以进行居家康复训练。但是在居家康复时为保证帕金森病老年患者的安全，在训练环境、运动方式、运动量等方面都要咨询医师，做好注意事项防控。

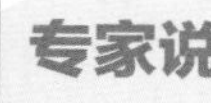

居家康复训练注意事项

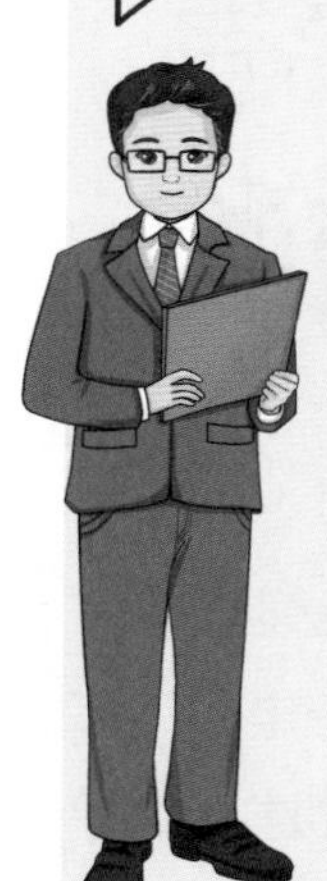

- 首先要确保居家康复环境的安全，选择合适的场地。地面要防滑，无杂物、无线路，有足够的安全活动空间。家属或者陪护人员要不断向老年人科普宣教——康复要想取得效果是需要反复训练的，每日坚持康复与运动疗法，有助于提高生活自理能力，改善运动功能，并能延长药物的作用时间。

- 家属或者陪护人员要了解老年人状态的波动规律，可以设置记录表，掌握老年人的状态变化规律。根据记录表的情况，将康复训练安排在老年人状态好时进行。适当安排运动量，运动强度以老年人在运动时能正常说话且不气喘为宜，避免因过度疲劳使症状加重。

- 运动过程中涉及翻身、起坐、坐位平衡、站立平衡、转移、步行等训练时，要特别注意保护，以防跌倒。

- 肌力训练时因帕金森病老年患者的肢体震颤和强直，能量消耗会比较多，容易产生疲劳，在训练中要经常间断休息，以防止发生过度疲劳和肌力下降。

- 有些老年人还伴有自主神经控制障碍，容易出现直立性低血压，因此，在变换体位时要注意保护，避免跌倒。

（高亚南）

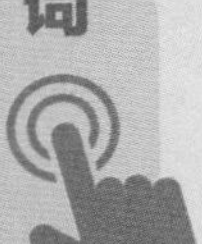

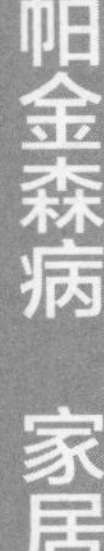

29. 为什么帕金森病老年患者要**选择合适的家居衣物**

帕金森病老年患者因存在静止性震颤、运动迟缓、肌强直等表现，会影响老年人的运动功能，包括持物、起坐、站立、行走、转移等活动。如果衣物不合适，容易出现跌倒等危险，所以家属或者陪护人员要根据老年人的具体情况选取或定做合适的衣物、鞋，方便老年人日常生活，保证安全。

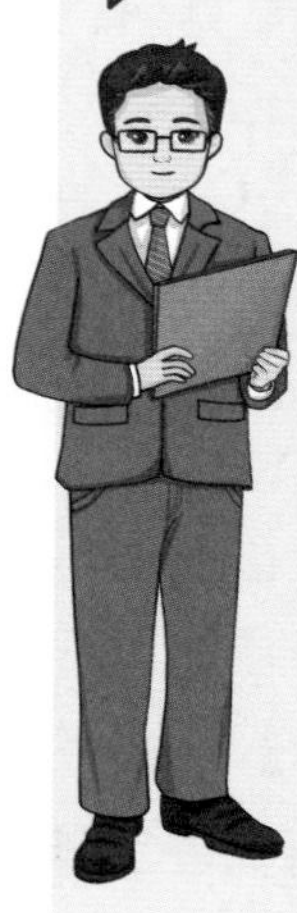

1. 帕金森病老年患者如何选择合适的衣物 帕金森病对于运动功能的影响，如老年人手抖、精细功能差、肌张力高等，可能会导致老年人穿脱衣物有困难，建议选择宽松轻质的衣物，如开前襟或拉链款衣物，用魔术贴代替扣子或鞋带，布料最好选用纯棉，便于吸汗，保持皮肤干爽舒适。裤子长度要适宜，不宜过长，以免走路踩到裤脚而摔倒。外出时建议穿颜色醒目的衣物。

2. 帕金森病老年患者如何选择合适的鞋 应选择平底、软硬适度、有一定支撑性的运动鞋，防滑性能好，不要穿胶底鞋、拖鞋和系带鞋。鞋头部分不要过尖，最好是宽头的，使脚趾有足够的活动空间。鞋垫需选择有足弓支撑的，如果条件允许，最好到专业机构定制鞋垫。帕金森病老年患者选择鞋时，可以用手捏鞋的后部和前部，看这两个部位有没有足够的硬度。帕金森病老年患者步态不稳，呈小碎步或者前冲步态，踝关节脆弱，鞋的后部有一定的硬度能够防止踝关节扭伤，前部够硬，则能防止前冲步态时踢伤脚趾。

（高亚南）

30. 家属或者陪护人员照顾帕金森病老年患者居家康复需要注意哪些问题

关键词

居家康复　注意事项

帕金森病是一种从前驱期到晚期历经数十年，累及多系统，具有复杂性和异质性的神经退行性疾病。帕金森病老年患者往往同时存在认知功能、运动功能、心理问题等多方面障碍，所以陪护人员照顾帕金森病老年患者居家康复时需要考虑多方面的因素，才能既保证老年人安全，又保证居家康复效果。

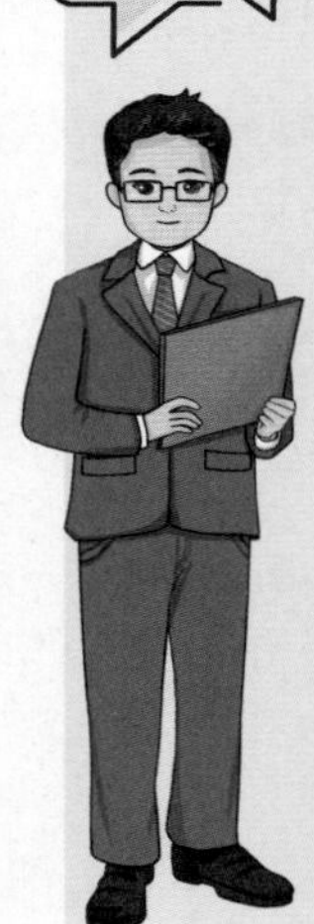

居家照护的注意事项

1. 心理照护　照料者要理解与尊重老年人，尽量多关心、体贴老年人，使老年人保持良好的心态，鼓励老年人用勇敢的态度面对各种困难，帮助老年人树立信心。

2. 注意按时服药及服药的注意事项　多巴胺类药物如多巴丝肼或卡左双多巴，应注意在饭前 1 小时或饭后 1.5 小时服用；卡左双多巴应半片或整片服用，避免与高蛋白食物（如肉、蛋、奶、海鲜和豆奶制品等）同时服用；禁忌与氯氮䓬、地西泮、利血平等对抗左旋多巴药物同时服用。如空腹服多巴丝肼或卡左双多巴引起恶心、呕吐，可在服药时给与一些低蛋白饮食，如饼干、水果或果汁等，减少胃肠道反应。金刚烷胺和司来吉兰应在上午或中午（下午 4 点前）服用，避免引起失眠等不良反应。吡贝地尔最好在饭后立即服用，减少胃肠道不良反应。

3. 居家环境要安全、舒适 起居室需要足够的照明度，夜间起床必须保证光线充足，可在床边放置尿壶和大便椅。家里地面要防滑，并穿防滑平底鞋，最好不用系鞋带。室内（尤其洗手间）安装把手和扶杆，便于行走时扶靠，也方便起卧。

4. 加强居家康复训练，持之以恒 帕金森病康复是一个漫长的过程，因此坚持居家康复训练有助于维持和改善身体的运动功能，延缓肌肉僵直、运动迟缓等症状的进展，尽量保持一定的活动能力和灵活性，增强身体平衡能力和协调能力，降低跌倒等意外发生的风险。适当的训练能促进血液循环和新陈代谢，对整体健康有益，也有助于改善心理状态，增强老人的自信心和积极性。

5. 注意营养摄入科学合理 需要均衡饮食，尤其要增加优质蛋白的摄入，如适当增加鱼、蛋、奶、瘦肉等富含优质蛋白的食品，但需注意与服用药物时间错开，以免影响药效。多吃新鲜蔬菜、水果、全谷物等富含膳食纤维的食物，以预防便秘。保证充足的饮水。避免过多食用油腻、高脂肪食物。

6. 预防并发症 帕金森病常见并发症包括认知障碍、精神症状、吞咽困难、平衡障碍与跌倒、感染、便秘及睡眠障碍等。老年人常有免疫功能低下，且对环境适应能力差，应注意居室温

暖、适度通风及采光等，根据季节、气候等情况增减衣物及决定室外活动方式、强度。陪护人员还要密切关注常见并发症的情况，并及时就医。

（高亚南）

关键词

轮椅　助行器

31. 帕金森病老年患者如何正确使用轮椅与助行器

帕金森病老年患者时常因为运动迟缓、身体僵硬导致冻结步态和慌张步态，使自主行走困难，需要轮椅与助行器辅助转移和移动。轮椅与助行器建议在专业康复医师、治疗师测量老年人身体参数后，按照测量参数购买。

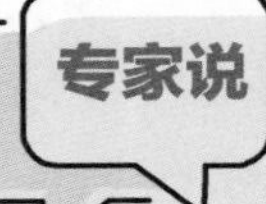

专家说

如何正确使用轮椅

扳动刹车，刹住左、右后轮；将脚踏板收起，移近轮椅，扶住左、右扶手，慢慢坐到坐垫上；坐好后，

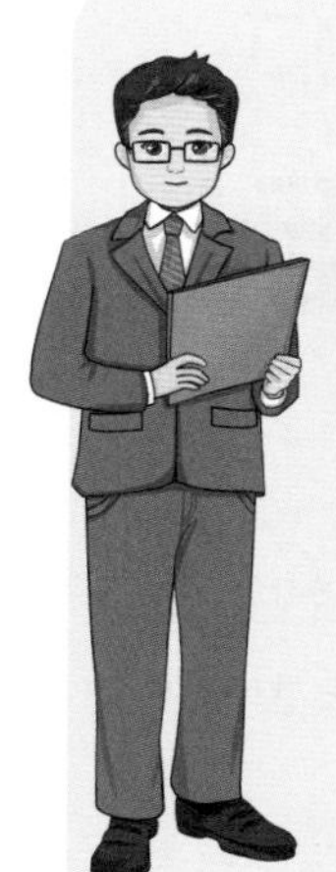

展开脚踏板，将脚放到脚踏板上，系好安全带；松开刹车即可推行。要注意经常检查轮椅的刹车和脚踏内的弹簧，如有失效或老化，应立即调校或更换；轮椅脚踏内的弹簧若折断或老化，必须立刻更换。可在轮椅上放置减压坐垫，预防压疮发生。

如何正确使用助行器

使用前注意事项：助行器的高度一般调整到手肘微屈位置；扶手选择防滑、抓握舒适的，可以缓冲手臂压力；助行器四个支撑架需要处于同样高度，使用前注意观察脚底衬垫有无磨损老化、固定螺丝位置有无松动。助行器上不应悬挂物品，以免增加负荷后影响平衡。

使用时注意事项：应有人扶持或陪伴，防止跌倒。第一步，老年人坐位，将助行器放置于老年人双脚前方，身体前倾由坐位变站立位，双手扶住助行器。第二步，双手将助行器向前移动一步，一侧腿向前移动半步至助行器中线，双手臂伸直支撑身体，迈出另一侧腿与前腿平行；第三步，坐下时，身体靠床边，双膝微屈，慢慢坐下。

（高亚南）

32. 帕金森病老年患者进行社区活动时如何**预防跌倒**

关键词

社区活动 预防跌倒

社区环境较帕金森病老年患者的居家环境更加复杂和陌生，这会大大增加帕金森病老年患者外出活动跌倒的风险，所以帕金森病老年患者在社区活动时需更加注意，预防跌倒。

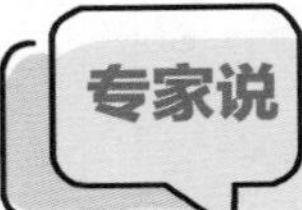

社区活动时如何预防跌倒

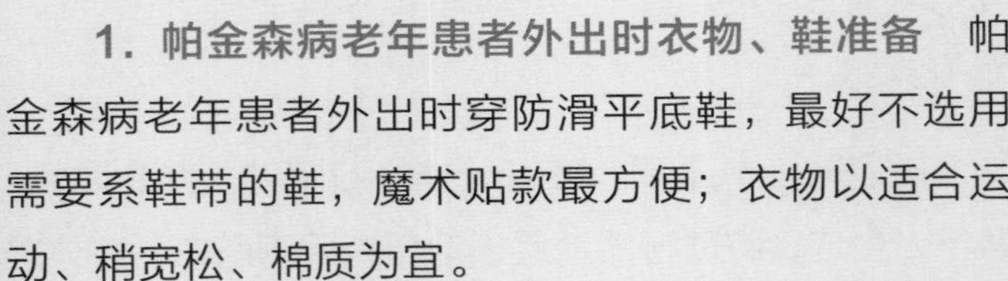

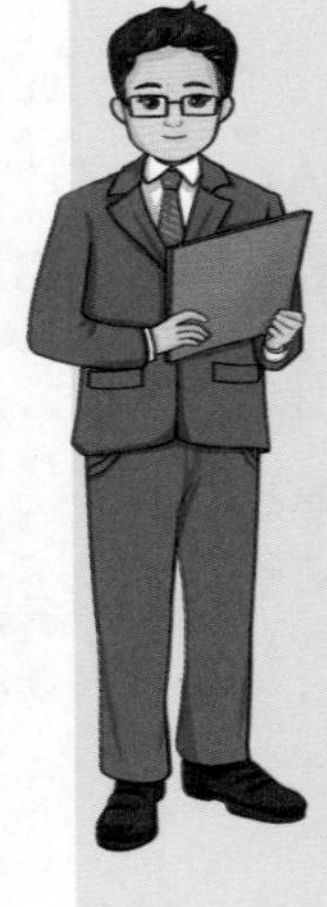

1. 帕金森病老年患者外出时衣物、鞋准备 帕金森病老年患者外出时穿防滑平底鞋，最好不选用需要系鞋带的鞋，魔术贴款最方便；衣物以适合运动、稍宽松、棉质为宜。

2. 帕金森病老年患者社区活动注意事项 尽量提前观察地面环境，选择平缓、防滑路段行走。步行时要缓慢，重心稍低，走路时将脚尽量抬高，脚跟着地后再迈出另一步，双臂自然摆动，转身移动时不要用碎步，以免不能保持平衡。变换体位时既要慢，又要稳，行走困难时可用拐杖、助行器等辅助步行。建议外出时有家人或陪护人员陪同，尽量避免去人员拥挤的场所。

3. 帕金森病老年患者需加强平衡训练 坚持平衡训练可以减少老年人跌倒的风险，每周3次，每次40~60分钟，可以从坐位锻炼开始，逐步过渡到直立、无支撑的体位。在训练中可以使用语言指导、音乐、拍手、镜子、地上做记号等手段辅助进行有节奏的相互交替运动，如喊口号的同时进行原地踏步及摆臂训练、喊口号的同时进行拍手高抬腿练习、跟随音乐练习太极拳等。

（高亚南）

五

医疗机构康复就医指导

33. 帕金森病老年患者应该到哪里进行**康复治疗**

关键词

帕金森病 老年人 康复

帕金森病是一种神经退行性疾病，康复治疗对于帕金森病老年患者十分重要。如何选择合适的康复地点和方法，是很多老年人和家属关心的问题。

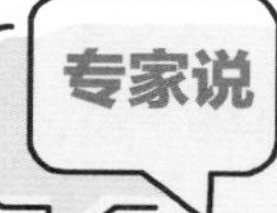

选择康复地点和方法需要综合考虑患者的具体病情、健康状况、经济状况和家庭支持等因素。

1. 专业的康复医院或中心 对于中重度帕金森病老年患者，选择专业的神经康复中心是最佳的。在这里，可以得到医师、护士、理疗师、康复治疗师和其他专业人员的全方面综合治疗。

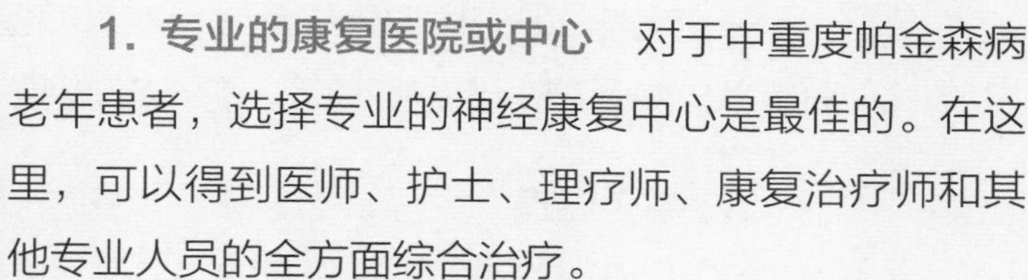

2. 社区康复中心 这类中心适用于患轻度帕金森病或者经济条件有限的老年人。他们在这里不仅可以得到一定的治疗指导，还能与其他老年人交流经验，形成互助支持的社群。

3. 中医医院或中医康复中心 对于轻中度帕金森病老年患者，也可以选择中医医院进行系统调养。中医治疗重视调和身体的阴阳平衡，通过中药、针灸、推拿等方法达到康复的目的。

4. 家庭康复 在一些情况下，老年人可能选择在家康复。此时，家人的支持和参与变得尤为重要，同时也可以请教专业康复人员制订适合的居家康复方案。

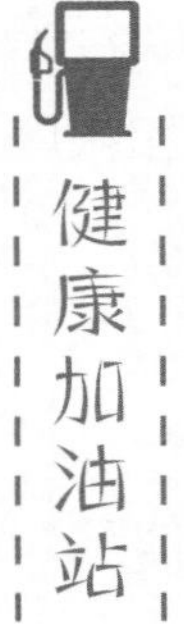

健康加油站

日常生活中的一些康复方法有助于帕金森病患者病情稳定和改善。

1. 太极拳 对于帕金森病老年患者，不仅可以增强肌肉的力量和平衡协调能力，还能帮助调整呼吸，放松身心。

2. 针灸 是中医的传统疗法，对于帕金森病的部分症状，如手抖、步态不稳等，有一定改善作用。

3. 中药调理 中医认为，帕金森病与肝肾阴虚有关，可以适当服用一些补肝肾的中药，如枸杞子、桑椹、当归等。

4. 日常锻炼 感兴趣的日常锻炼可以帮助帕金森病老年患者增强肌肉力量，提高平衡性，还能够增强心肺功能，对情绪也有积极的促进作用。

总之，帕金森病老年患者选择康复地点和方法应该根据自己的具体情况，结合专家建议而定，选择最适合、感兴趣、能够长期坚持下去的形式。

（方伯言）

34. 帕金森病老年患者**康复治疗前**需要做哪些**准备**

关键词

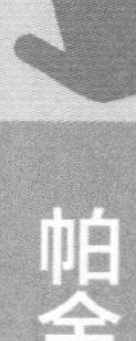

帕金森病　康复治疗准备

除了神经系统，帕金森病还可伴随其他多个系统功能紊乱，每位老年人面临的问题不同，与之相对应的康复目标及方法需要个体化的方案。在开始康复治疗之前，老年人及其家属需要做好充分的准备。

针对帕金森病老年患者进行康复治疗前的准备，是确保治疗效果最佳化、个体化和安全性的关键。

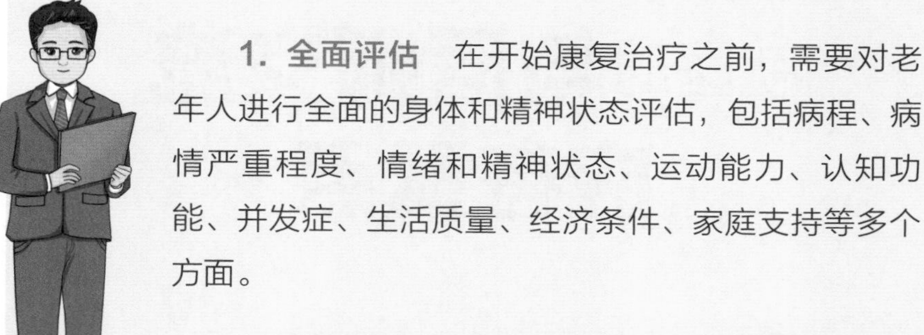

1. 全面评估　在开始康复治疗之前，需要对老年人进行全面的身体和精神状态评估，包括病程、病情严重程度、情绪和精神状态、运动能力、认知功能、并发症、生活质量、经济条件、家庭支持等多个方面。

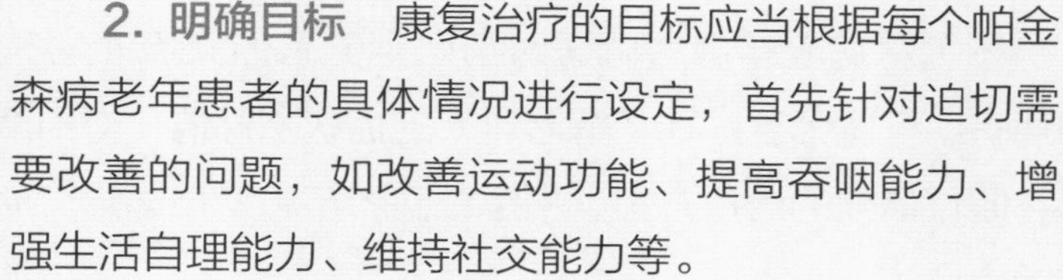

2. 明确目标　康复治疗的目标应当根据每个帕金森病老年患者的具体情况进行设定，首先针对迫切需要改善的问题，如改善运动功能、提高吞咽能力、增强生活自理能力、维持社交能力等。

3. 家属教育与培训 由于帕金森病老年患者可能存在认知、语言和情绪问题，家属的支持和参与在治疗过程中起至关重要的作用。因此，需要对家属进行相关教育和培训，使其了解疾病相关常识和康复的重要性，确保他们能够在家庭中有效地支持老年人的康复治疗。

4. 资源整合 帕金森病的康复疗法可能需要多种资源，如物理治疗、作业治疗、言语治疗、吞咽治疗、心理支持等，需要提前了解哪里能进行上述治疗，并整合利用这些资源。

（方伯言）

35. 为什么帕金森病老年患者就医时**与医师交流应有重点**

帕金森病老年患者就医时与医师的有效交流尤为关键。良好的沟通有助于医师更好地了解老年人的症状和病情，得到充分准确的信息，制订最佳的治疗方案。帕金森病老年患者与医师交流时应全面而有重点。

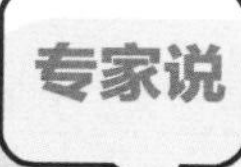

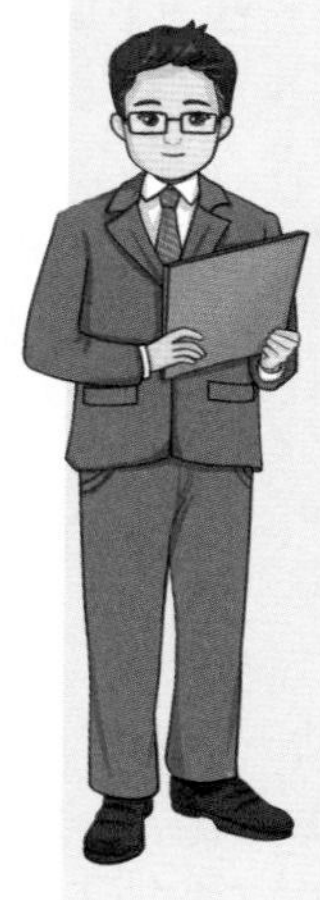

为帮助帕金森病老年患者更有效地与医师交流，以下几点建议值得参考。

1. 提前预约 确保老年人有足够的时间完成所有必要的检查。

2. 带上既往医疗记录 既往医疗记录可能包含重要的健康信息，有助于医师进行评估。

3. 列出问题清单 在就诊前，老年人或家属可以列出想要询问的问题，确保每个问题都被明确提出。

4. 家属陪诊 如果老年人的记忆力或沟通能力下降，家属可以更全面地向医师反映情况。

5. 诚实回答医师的问题 无论问题是否与老年人的康复需求直接相关，都要诚实回答。

6. 与医疗团队沟通 如果老年人对即将进行的检查或康复治疗有任何疑虑或问题，及时与医疗团队沟通。

7. 定期复查 有助于及时反馈治疗效果和调整治疗方案。病情稳定的情况下，1~3 个月复查一次；如果不稳定，随时就诊。

8. 保持开放态度 医师可能会提供一些新的治疗建议或方案，老年人应保持开放的心态，积极探讨和尝试。

9. 健康日记 建议老年人本人或家属帮助其建立一个健康日记，记录服药时间、服药剂量及症状变化等，这可以为医师提供宝贵的治疗反馈。

服药记录表

<table>
<tr><th>日期</th><th>服药时间</th><th>药物名称</th><th>剂量</th><th>“开关”期时间及症状</th><th>有无异动</th></tr>
<tr><td rowspan="7">2023 年 7 月 17 日</td><td>06:00</td><td>多巴丝肼</td><td>0.5 片</td><td rowspan="7">06:30 起效，腿开始有力，手开始灵活，说话正常，手、腿麻木，疼痛逐步减轻；07:00 吃早饭；10:00 出现麻木、僵硬（轻度）；11:00 麻木、僵硬好转；11:30 吃午饭；14:30 出现麻木、僵硬、疼痛等不适症状；15:30 好转；21:00 开始出现不适</td><td>无</td></tr>
<tr><td>07:30</td><td>普拉克索</td><td>1 片</td><td>无</td></tr>
<tr><td>10:30</td><td>多巴丝肼</td><td>0.5 片</td><td>无</td></tr>
<tr><td>11:30</td><td>普拉克索</td><td>1 片</td><td>无</td></tr>
<tr><td>15:00</td><td>多巴丝肼</td><td>0.5 片</td><td>无</td></tr>
<tr><td>19:30</td><td>多巴丝肼</td><td>0.5 片</td><td>无</td></tr>
<tr><td>21:30</td><td>卡左双多巴</td><td>0.5 片</td><td>无</td></tr>
</table>

帕金森病老年患者及其家属与医师有重点地交流，不仅有助于医师更好地理解和管理老年人的疾病，还可以确保得到更为准确和个性化的治疗。

（方伯言）

36. 为什么医疗机构为帕金森病老年患者进行康复前需要做检查

关键词

医疗机构 康复 检查

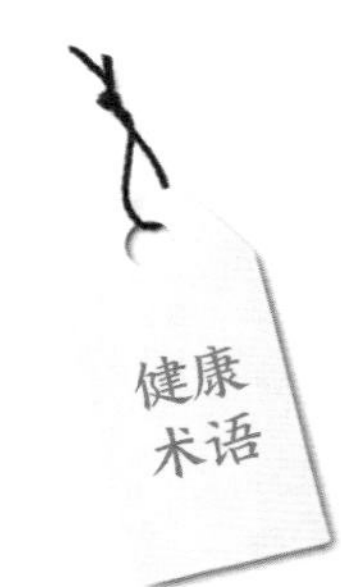

为了更好地为老年人提供治疗和康复服务，医疗机构通常会在进行康复治疗前要求老年人做一些相关检查。

个体化康复计划：基于每个老年人独特的需要和情况，为其定制康复治疗计划。

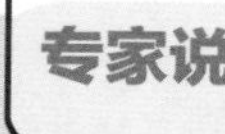

康复治疗前做相关检查的意义

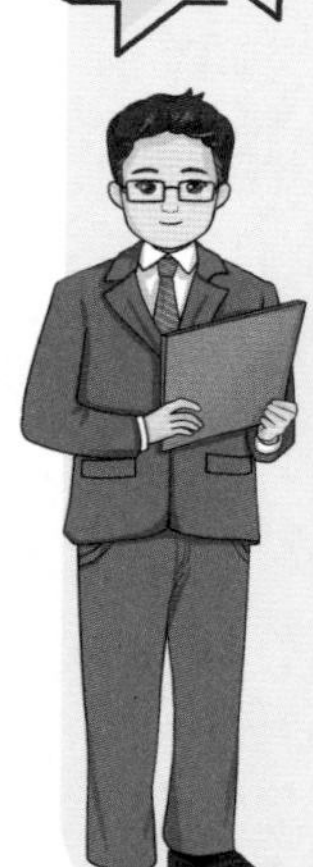

1. 明确功能诊断 虽然许多老年人到康复机构时已经有疾病的诊断，但进行完善的体检和功能评估可以明确相关的功能诊断，明确疾病对生活产生的不良影响，确保康复治疗的针对性。

2. 个体化康复计划 每个人的身体状况和康复需求都是独特的。通过检查及系统评估，医疗机构可以根据老年人的具体状况制订个体化的康复计划。

3. 风险评估　某些康复治疗可能不适合所有老年人。例如，某些老年人可能存在心血管问题，这可能会限制他们进行高强度的康复训练。进行全面检查可以评估和避免潜在风险。

4. 跟踪进度　在康复治疗开始前进行的检查为后续治疗提供了基线数据，这有助于医师和治疗师跟踪老年人的进步和治疗效果。

5. 药物与其他治疗的互动　通过检查可以了解老年人正在使用的药物或其他治疗，这些可能会与康复治疗产生交互作用。了解这些信息可以帮助医疗团队做出适当的治疗决策。

6. 评估心理状态　康复不仅仅是身体上的。检查可以评估老年人的情绪和心理状态，帮助医疗团队理解老年人可能面临的挑战，并为其提供适当的心理支持。

总之，检查是康复治疗前的关键步骤，可以帮助医疗团队为老年人提供更为精确的治疗方案。

（方伯言）

六

帕金森病手术治疗

37. 帕金森病手术治疗的时机有哪些

关键词

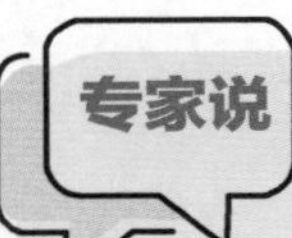

帕金森病 手术时机 异动症

帕金森病一旦确诊需要终身治疗，药物治疗是首选，也是整个治疗过程中的主要治疗手段。帕金森病早期阶段药物治疗效果显著，但随着病情进展，药物疗效会明显减弱，或并发严重的症状波动及异动症，这时可以考虑手术治疗。

专家说

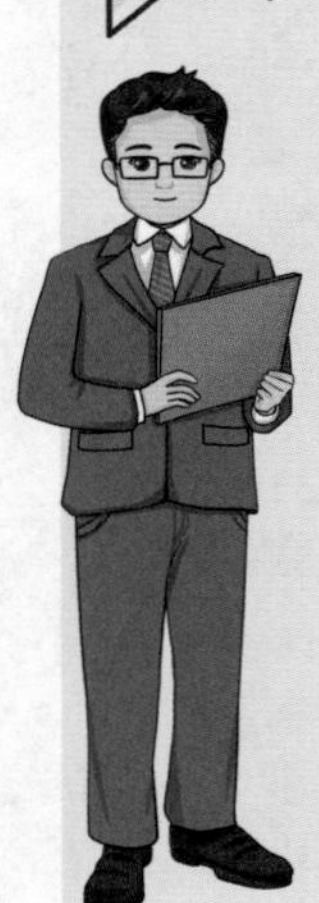

帕金森病手术治疗的时机

1. 病程 原则上病程≥5年的帕金森病老年患者建议行脑深部电刺激术治疗。病程＜5年，但符合原发性帕金森病临床诊断标准的老年人，手术适应证明确，建议病程放宽至4年。以震颤为主的帕金森病老年患者，经规范的药物治疗后震颤改善不理想且震颤严重，影响生命质量，经过评估后建议放宽至3年。

2. 病情严重程度 有“开关现象”的症状波动老年人，“关”期的霍雅分期（Hoehn-Yahr分期）为2.5~4.0期的老年人，可以考虑手术治疗。

3. 年龄 采取手术治疗的老年人年龄通常<75岁，若老年人身体状态良好，建议适当放宽年龄限制。

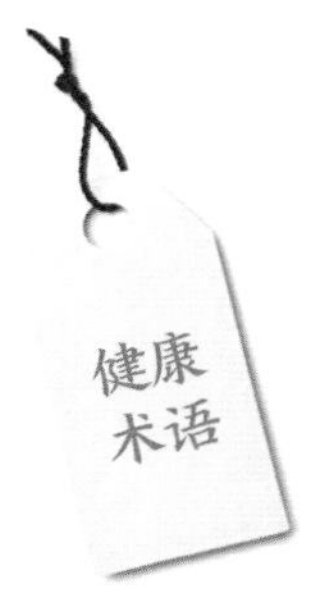

异动症：是中晚期帕金森病老年患者的常见症状，常与用药过量或体内多巴胺受体对药物超敏相关，且该症状往往通过调整药物也很难完全控制，是帕金森病中晚期治疗最棘手的状况，常表现为不自主的舞蹈样、肌张力障碍样动作，可累及头面部、四肢及躯干。

脑深部电刺激（deep brain stimulation，DBS）：是一种基于立体定向技术，在脑内特定的神经核和神经组织中植入电极，通过释放一定频率的脉冲电信号，刺激电极附近的神经元或神经核，调控靶点核团神经元，并对其功能产生一定影响，从而缓解疾病症状的一种手术方法。

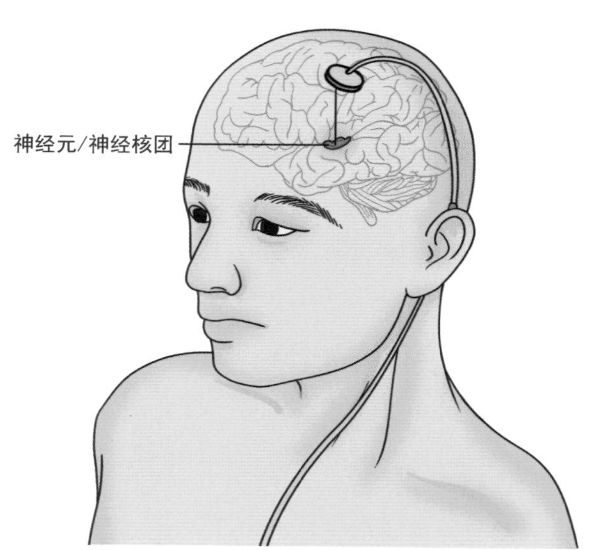

（张志勇　张艳丽）

38. 帕金森病**手术治疗的方式**有哪些

关键词

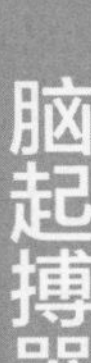

神经核毁损术　脑起搏器

当长期服药治疗效果不再显著的帕金森病老年患者出现异动症时，可考虑手术治疗。手术治疗的目的是改善症状，术后仍然需要应用药物治疗，但可以适当减少药物剂量。

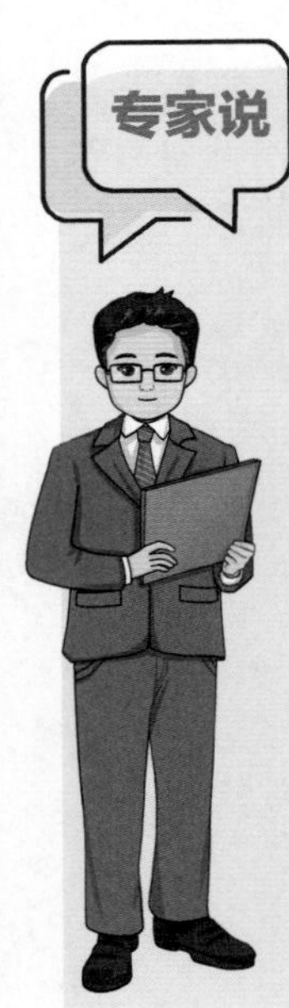

帕金森病的手术治疗方法主要有神经核毁损术和脑深部电刺激术，由医师决定哪些帕金森病老年患者适合手术治疗。手术治疗对于肢体震颤与肌强直有较好的疗效，但对于躯体性中轴症状（如步态障碍等）疗效欠佳。

1. 神经核毁损术　通过破坏脑内神经核，达到控制老年人症状的目的。目前常见的破坏脑内神经核的方法有射频热凝术（最常见，曾经被称为细胞刀）、聚焦超声疗法（磁波刀）、放射治疗（伽马刀、赛博刀、X 刀）等。神经核毁损术因其对大脑神经核具有不可逆的破坏性，且治疗效果有限，临床应用逐渐减少。

2. 脑深部电刺激术　又称为脑起搏器，具有可逆、可调、安全、微创的特点，可以明显改善帕金森病老年患者运动迟缓、动作失调、肌肉僵直、震颤等症状，也可以减少药物剂量，同时减少药物不良反应，使生活质量提高。因其相对无创、安全及可调控性而成为目前的主要手术方式。

健康加油站

帕金森病脑深部电刺激术的简要过程

1. 安装立体定向头架 通过头颅CT或磁共振确定定向头架位置，目的是术前精准定位放入电极的位置。

2. 植入电极 根据定位找准刺激部位后，将电极放入大脑中。此过程的损伤很小，而且由于大脑本身没有痛觉，因而老年人不会感到疼痛。

3. 效果初测 植入电极后先让老年人做一些简单的动作，如拿杯子、画螺旋线等，然后根据老年人的感受和症状改善程度，进一步调整电极的位置和刺激强度，以取得最佳效果。

4. 植入整个系统 如果测试中症状得到控制，医师可进一步植入整个脑起搏器系统。具体的操作是在胸部的皮肤下植入脉冲发生器，再经皮下通过导线将脉冲发生器与电极相连。

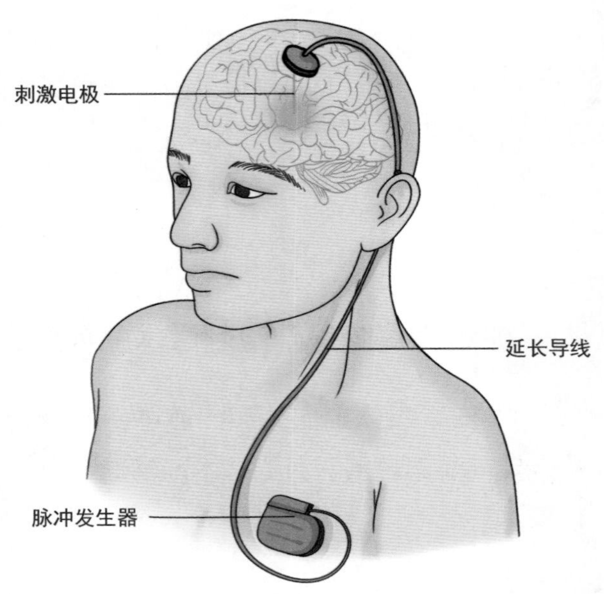

（张志勇　张艳丽）

39. 帕金森病**脑深部电刺激术**有哪些**注意事项**

帕金森病脑深部电刺激术是在老年人颅内植入一种调控靶点核团神经元的电极。从手术技术层面属于微创脑功能神经外科手术，手术切口不大，但存在与其他外科手术相同的术后注意事项，如预防感染、切口管理等。另外，由于该手术是植入性耗材手术，相比无植入的手术，还有一些其他注意事项。

专家说

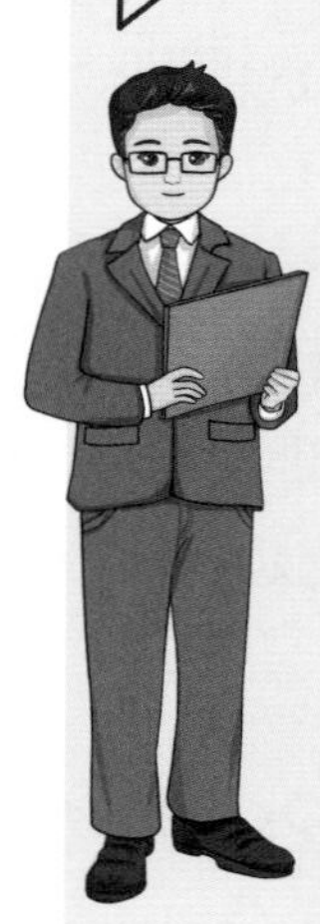

帕金森病脑深部电刺激术后注意事项

1. 术后预防感染 头部切口拆线后 15 日内不建议洗头，应保持手术切口清洁，严禁抓挠手术切口。如果手术切口出现局部红、肿、热、痛等症状，需立即就医。

2. 术后注意防磁 老年人进行脑深部电刺激术后，其日常生活一般不会受到很大影响。电视、冰箱、电磁炉、手机、收音机等日常家用电器设备可正常使用，超市、地铁、飞机等安检设备一般可正常通过，差旅不受影响。术后只需避免靠近产生强电磁场的设备，如高压变电站等。

3. 术后临床检查注意事项 X 线、B 超、CT 等检查一般不受影响，脑起搏器在开机状态下可以正常进行检查。做心电图检查时需要关机，根管治疗时需要关机。如需做磁共振检查，先咨询医师，确认老年人要进入的磁场强度符合脑深部电刺激设备的磁场要求，进入磁共振检查室前，需要先关闭脑起搏器，待检查完毕后再打开。

4. 术后活动注意事项 建议在手术后 1 个月内不要剧烈运动，待手术刀口完全愈合且电极稳定后可以适当运动锻炼。通常情况下，日常活动及非剧烈运动不影响植入设备。适当的运动，比如散步、打太极拳，可以在一定程度上帮助老年人活动躯体，改善步态。

关键词

预防感染　术后防磁

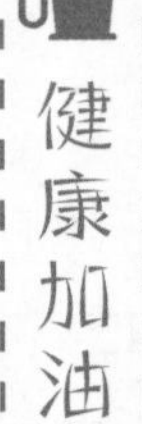

健康加油站

脑深部电刺激术后电池何时更换

目前脑深部电刺激脉冲发生器包括充电型和非充电型。非充电型脑起搏器一般可使用 5 年左右，电量耗竭时，仅更换皮下的脉冲发生器即可，电极和导线无需更换，可以通过简单的外科手术更换。充电型脑起搏器，使用时间更长（15 年以上），只要合理使用，许多帕金森病老年患者可以最大程度地提高脑起搏器的电池使用年限。

（张志勇　张艳丽）

关键词　手术治疗　药物治疗　长期服药

40. 为什么帕金森病手术治疗后仍需服药

帕金森病老年患者手术治疗后最常犯的错误就是自行停药。他们认为手术治疗可以根治帕金森病，所以术后就不用再服药了，但这是一种错误的想法。帕金森病老年患者的手术治疗仅仅作为药物治疗不理想、无法完全控制症状或出现药物相关并发症后的一种补充性治疗手段，并不是根治手术。所以，帕金森病老年患者术后仍需长期服药。

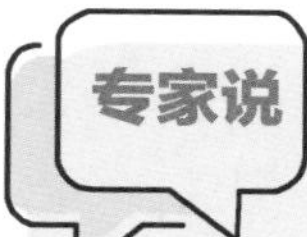

帕金森病老年患者术后仍需长期服药

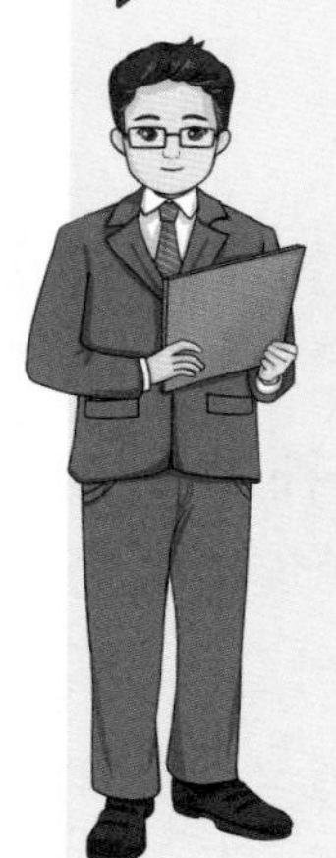

帕金森病的手术治疗，是药物治疗的一种辅助手段。手术虽然可以明显改善运动症状，但并不能根治疾病，术后仍需应用药物治疗，因为药物是直接将多巴胺补充到大脑中。手术治疗可以控制大脑的异常放电冲动，但不能补充患者缺失的多巴胺。大脑内的多巴胺就像天平的两端，翘起来的一端用手术的方式压下去，而不足的一端还需要用药物补充。

帕金森病从开始发病到最终控制，全程都需要用药物治疗。一般手术后药物的用量、药物的种类、用药次数等，可能会根据术后的实际情况调整。老年人需要遵医嘱进行治疗，不能自行停药，需继续服药。不管药物治疗还是手术治疗，都是希望老年人能够达到最佳的治疗状态和生活状态。因此，帕金森病药物治疗是基础性治疗，也是全程性治疗，无论手术治疗或非手术治疗，均需要终身服药控制或改善症状。

（张志勇　张艳丽）

41. 帕金森病如何进行术后护理与康复

关键词

术后护理　术后康复　认知行为疗法

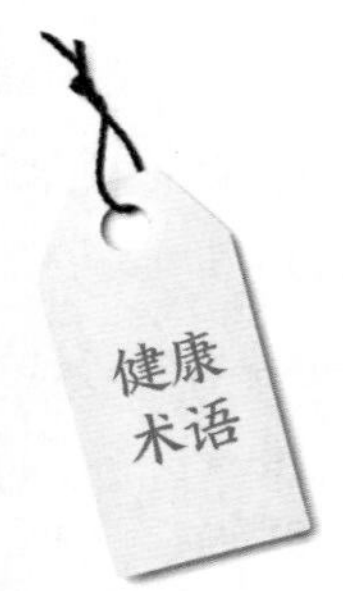

认知行为疗法： 是目前循证支持研究最多的心理干预方法之一，主要包括心理教育、放松训练、认知疗法、问题解决和行为活化。这是一种以问题为导向的短期治疗模式，在治疗过程中既可以使用认知矫正技术，也可以使用行为治疗技术，该疗法旨在帮助老年人认识并调整自己的不良情绪和想法，改正自己的心理问题，在治疗抑郁、焦虑、强迫症等方面已被大量证据证实取得良好效果。

帕金森病是一种慢性进行性疾病，无论是否进行手术治疗，疾病发展到一定阶段都需要进行适宜的护理及康复运动以改善老年人症状。在康复治疗方面，除了常规的物理运动性康复训练以改善语言、进食、运动等日常活动，还需要进行认知心理康复训练以改善因疾病所致的焦虑、抑郁等非运动症状。

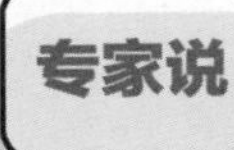

帕金森病术后护理与康复的主要内容

术后康复治疗是帕金森病术后管理的重要部分。脑深部电刺激术后康复治疗重点关注的是脑深部电刺激或药物难以解决的临床症状，如步行障碍、平衡障

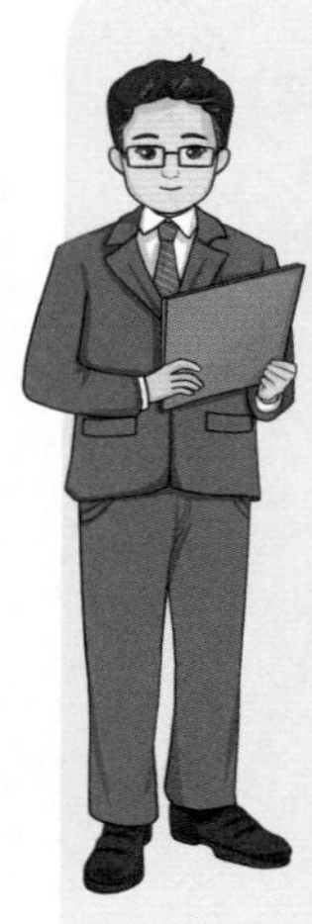

碍、语言障碍及吞咽障碍等。有条件时建议采用物理治疗、作业治疗、言语及吞咽治疗、认知行为疗法等，最大程度地改善老年人的运动与非运动功能障碍，从而提高生存质量。

脑深部电刺激术后老年人护理首先是安全护理，包括预防跌倒和加强看护，比如穿防滑鞋、使用安全的辅助设备（助行器、轮椅等）、环境整洁无障碍物、外出活动需专人陪护（尤其在手术后一开机前期间）等。合理的营养搭配和饮食习惯应贯穿于帕金森病老年患者的全程照护中。保持心情愉悦，适当参与社会活动，全方位的居家照护，可提高老年人的生存质量。

（张志勇　张艳丽）

七

帕金森病用药指导

42. 如何把握帕金森病用药的时机

关键词

用药时机　长程管理　联合治疗

帕金森病初期症状往往不典型，容易被误诊，就诊率和确诊率普遍偏低。而在确诊老年人中，很多人出于对运动并发症的担心，对于用药问题往往有“尽量晚用、尽量少用”的观点。神经病学专家呼吁老年人及其家属提升对帕金森病的认知，提倡早诊早治，对于运动并发症目前已经有较好的预防和处理方法，如果因为担心运动并发症而刻意推迟用药，很可能错过治疗的“蜜月期”。

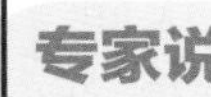

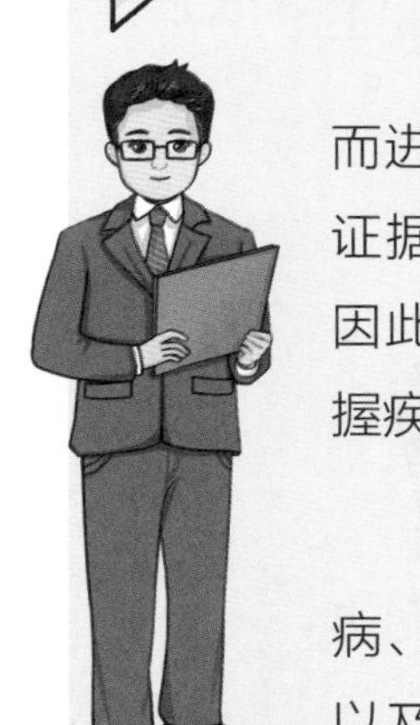

帕金森病用药的时机

帕金森病是进展性疾病，一旦发生将随时间推移而进行性加重，而这个进展过程不是一成不变的，有证据提示，疾病早期阶段较后期阶段病程进展更快。因此，一旦早期诊断，应立即开始早期治疗，争取掌握疾病修饰时机，利于疾病治疗的长程管理。

早期治疗可以分为非药物治疗（包括认识和了解疾病、补充营养、加强运动康复、坚定战胜疾病的信心，以及社会和家人对老年人的理解、关心与支持）和药物治疗。一般多以单药治疗开始，但也可采用两种不同作用机制（针对多靶点）的药物小剂量联合应用，力求达到最佳疗效，维持时间更长，使急性不良反应和运动并发症发生率更低。

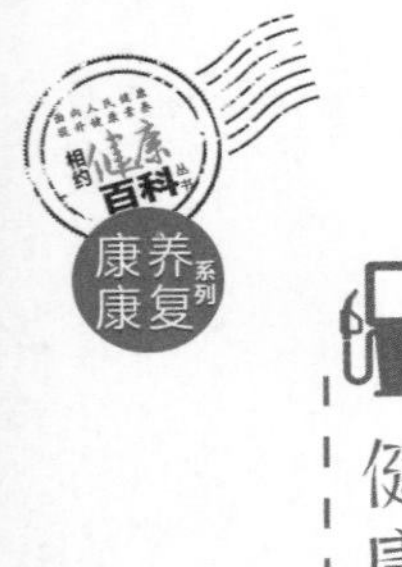

健康加油站

帕金森病药物治疗的“蜜月期”

新婚“蜜月期”往往指新婚的第一个月，是新婚夫妇充满柔情蜜意的一段时间，让人倍感甜蜜。帕金森病的发病机制是脑部分泌的多巴胺减少，脑内多巴胺浓度降低，当补充左旋多巴制剂后，会在脑部转换成多巴胺，药物治疗主要是通过外源的方式补充脑部多巴胺的不足，老年人症状会得到明显改善，因为这个时期药物治疗效果非常好，所以被喻为帕金森病药物治疗的“蜜月期”。

一般药物治疗的“蜜月期”为3~5年，但每个人情况不同，药物治疗效果也不同。疾病早期老年人通过较少的药物种类、较小的剂量，就能很好地控制症状。老年人症状控制良好，就可以正常地生活和工作。

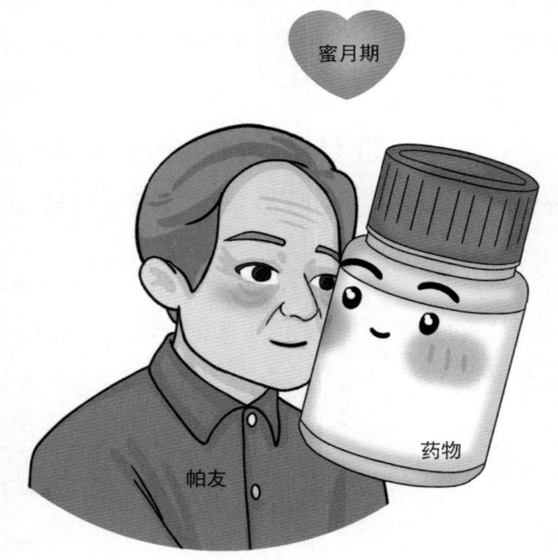

（张志勇　张艳丽）

43. 帕金森病有**特效药**吗

帕金森病没有特效药，老年人患帕金森病后，需要采用科学合理的治疗方案控制病情，还要坚持治疗才能达到减缓疾病发展的目的。对于帕金森病，最有效的治疗方法是药物治疗，也可以选择手术治疗。另外，还可以进行康复治疗及心理治疗，它们都有助于改善症状。

关键词

特效药物　多巴胺制剂　非多巴胺能药物

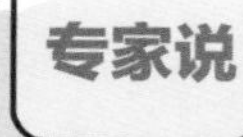

帕金森病的常用药物

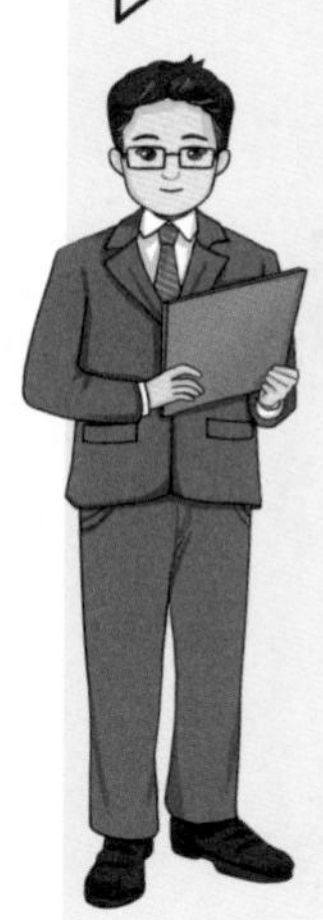

药物治疗是帕金森病最重要的治疗方式。治疗帕金森病的常用药物有六类，最常用的一类药物是多巴胺制剂，包括左旋多巴和复方左旋多巴；第二类是儿茶酚-O-甲基转移酶抑制剂，如恩他卡朋；第三类是单胺氧化酶B型抑制剂，常用的如司来吉兰和雷沙吉兰；第四类是多巴胺受体激动剂，如吡贝地尔、普拉克索、罗匹尼罗；第五类是抗胆碱药，如盐酸苯海索片；第六类是金刚烷胺。其中，前四类属于多巴胺能药物，后两类属于非多巴胺能药物。帕金森病的症状主要是由于脑内多巴胺神经元减少引起的，因此，治疗帕金森病，最常选择或首选的一般是多巴胺制剂和多巴胺受体激动剂。

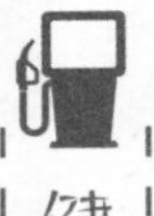

健康加油站

帕金森病用药原则

帕金森病的用药原则是早诊断、早治疗；要坚持缓慢调整剂量，避免药物的急性不良反应，力求尽可能少用药物而达到满意临床疗效；避免突然停药，应缓慢停药、逐渐减量至停药，尽量避免或减少药物不良反应和并发症。在遵循一般原则的同时，也要强调个性化，根据老年人的病情、年龄、职业和经济条件，采用最佳治疗方案，尽量使老年人的临床症状得到较长期控制。

（张志勇　张艳丽）

关键词：剂量滴定　单药治疗　小剂量联合应用

44. 为什么帕金森病老年患者服药不是越多越好

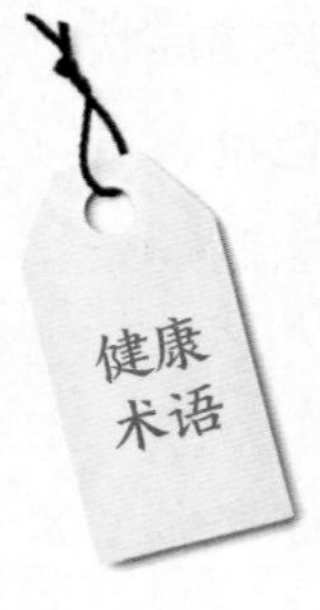

剂量滴定法：即缓慢增加或减少剂量法，是指为了减少或避免治疗帕金森病药物所引起的急性不良反应，确保其正向作用，往往在帕金森病用药上力求实现“尽可能以小剂量达到满意临床效果”的治疗原则。

帕金森病和大多数“疑难杂症”一样，目前属于无法治愈的疾病。确诊帕金森病以后，老年人需要接受药物治疗，“无药生存”当前还不能实现。对于如此慢性又复杂的疾病，在与疾病作抗争的过程中，老年人必然要面对药物的选择和应用问题，除了要关注药物治疗效果，还应该注意药物不良反应。

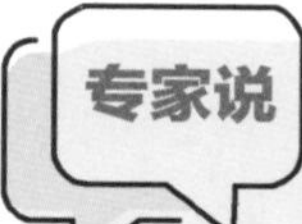

帕金森病服药不是越多越好

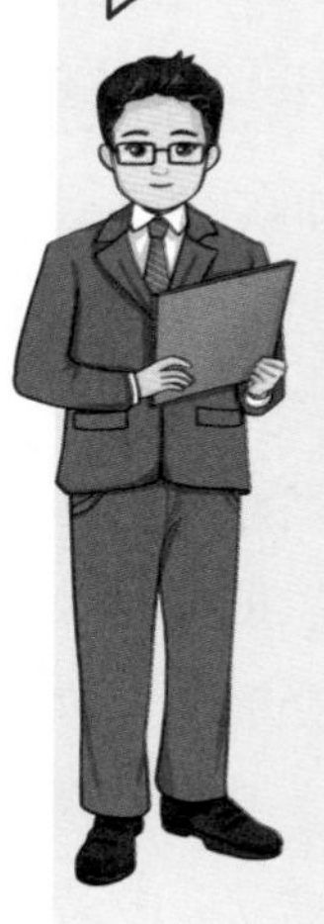

帕金森病老年患者一定要做好终身服药的心理准备，遵循“细水长流，不求全效”的用药原则，争取用最小剂量的药物使症状基本得到控制，使老年人可以维持正常的生活和工作能力，以求少出现或晚出现药物相关的不良反应，不要为了强求完全像正常人一样而盲目加大用药剂量。

帕金森病早期的药物治疗多以单药治疗开始，但也可采用两种不同作用机制（针对多靶点）的药物小剂量联合应用，力求疗效更佳、维持时间更长、急性不良反应和运动并发症发生率更低。目前临床上有多种可以有效改善帕金森病症状的药物。每一类药物都有各自的优势和劣势，在临床选择药物时应充分考虑以老年人为中心，根据个人情况，如年龄、症状表现、疾病严重程度、共患病、工作和生活环境等，选择和调整药物。

（张志勇　张艳丽）

康养康复系列

45. 哪些情况下帕金森病老年患者需要**调整用药**

关键词

帕金森病　调整用药　个体化治疗

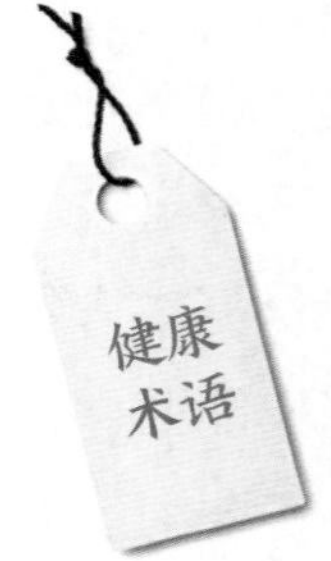

剂末现象：又称疗效减退或剂末恶化，是指帕金森病老年患者每次用药的有效作用时间缩短，症状随血液药物浓度发生规律性波动，表现为震颤、动作缓慢、发僵感、肌肉痉挛、全身无力、平衡障碍、难以从椅子上起坐、动作的灵活性降低、吞咽和语言困难等。解决方法为增加每日服药次数、增加每次服药剂量、改用缓释剂或加用其他类型的药物。

随着疾病的进展，中晚期帕金森病老年患者症状加重。同时，药物不良反应或运动并发症的出现使其临床表现极其复杂。对中晚期帕金森病的治疗，既要力求改善运动症状，又要妥善处理运动并发症和非运动症状。

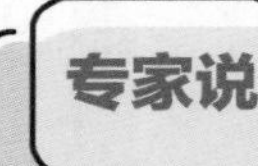

帕金森病老年患者调整用药常用的方法

中晚期帕金森病老年患者往往出现姿势平衡障碍，可增加复方左旋多巴剂量或添加单胺氧化酶 B 型抑制剂和金刚烷胺。

对于运动并发症，如“剂末现象”，可以通过以下方式解决：①适当增加每日服药次数，减少每次服药剂量；②复方左旋多巴由常释剂换用缓释片；③加用

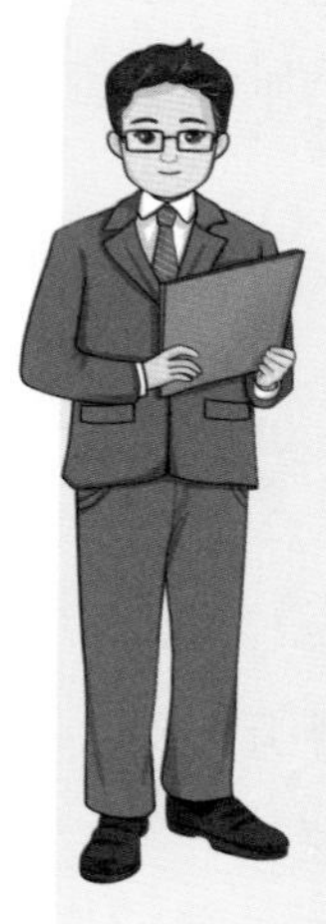

多巴胺受体激动剂；④加用单胺氧化酶 B 型抑制剂；⑤加用儿茶酚 -O- 甲基转移酶抑制剂等。

帕金森病的药物治疗强调个体化原则，力求实现“尽可能以最小剂量达到满意临床效果”的用药原则，而不要求完全消除症状，只要基本能够满足生活的需求就可以。老年人在长期服药过程中可能需要根据具体症状的变化调整药量，这时需要医师根据老年人的综合情况调整药物的种类和剂量。老年人不能自行调整药物，否则不仅可能会加快疾病的进展，还会影响治疗效果。

（张志勇　张艳丽）

46. 为什么要预防帕金森病药物治疗常见不良反应

关键词

帕金森病　药物不良反应

药物治疗是帕金森病的主要治疗方法。长期服用或者不正确服用治疗帕金森病的药物会出现一些不良反应，包括外周不良反应，如胃肠道反应、心律失常、直立性低血压、口干、便秘、腹泻、血管性水肿，以及中枢不良反应，如头晕、记忆力下降、精神症状（幻觉、妄想）等。大部分不良反应是药物剂量依赖性的，如果发生不良反应，首先考虑减少药量，其次要更缓慢地加量，这样可以减轻和避免不良反应。如果采取这些措施后还是不能耐受，则需要考虑停药或换药。

帕金森病药物治疗常见不良反应与注意事项

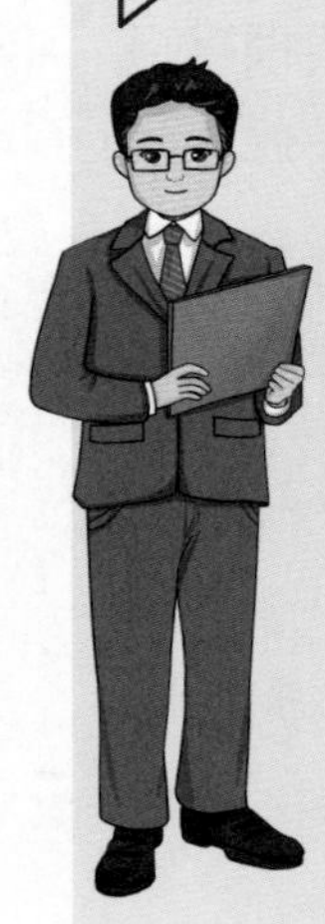

1. 多巴胺制剂　左旋多巴治疗帕金森病疗效较好，最好空腹服用。老年人应在饭前 60 分钟服用，避免食物中的蛋白质影响左旋多巴的吸收。左旋多巴常见不良反应有恶心、呕吐，如果出现不良反应，建议在服药前 30 分钟服用莫沙必利，或者饭后 90 分钟服用左旋多巴。

2. 儿茶酚 -O- 甲基转移酶抑制剂　此类药物必须与左旋多巴类药物联合使用。服药后，老年人的尿液会变为黄色或橙红色，这属于正常的药物代谢现象。

3. 单胺氧化酶 B 型抑制剂　此类药物可以延缓运动障碍的进展，有助于改善冻结步态。需要注意的是，此类药物不能与某些抗抑郁药物联合使用，如西酞普兰、舍曲林、帕罗西汀。

4. 多巴胺受体激动剂　可以很好地控制震颤，常见的不良反应与左旋多巴类似，如恶心、呕吐、直立性低血压和精神症状。胃肠症状多在刚开始用药时出现，数天至数周后逐渐消失。

5. 抗胆碱药　盐酸苯海索治疗震颤的效果较好，多用于低龄老年人，不能用于患青光眼、前列腺增生的老年人，大量应用可能影响认知功能，产生幻觉等精神症状。

6. 金刚烷胺　对少动和强直的作用比抗胆碱药强，对震颤的作用比抗胆碱药弱。单药治疗或与多巴胺制剂合用均有疗效，可以改善异动症及冻结步态等症状，常见的不良反应有精神障碍、下肢水肿。

（张志勇　张艳丽）

八

中医助力
帕金森病康复

47. 帕金森病在**中医学**中属于什么病

关键词

颤证　辨证论治　四时养生

中医对于帕金森病的诊断主要依据其症状表现和体征。在古代中医文献中，帕金森病属于“颤证”“振掉”“眩晕”“震颤”等范畴，常见的证型包括肝肾阴虚型、气血亏虚型、风阳内动型、痰瘀阻滞型等。中医认为，帕金森病的病因主要包括肝肾阴虚、气血不足及风、火、痰、瘀阻滞经络。此外，环境污染、饮食不节、情志不畅等因素也可能导致本病的发生。

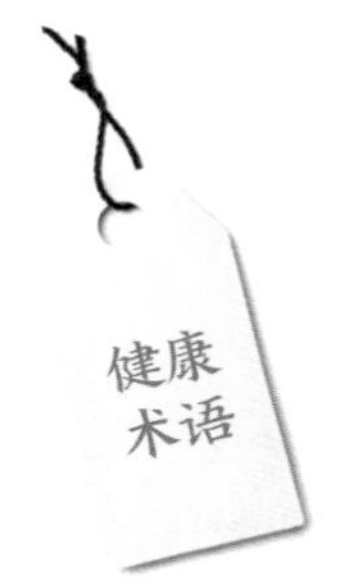

四时养生： 是中医“天人相应”理论指导下的养生方法，是指按照四季的变化调整饮食和起居，以达到养生的目的。四时养生主要包括顺应季节变化调整饮食、起居及运动等方面。

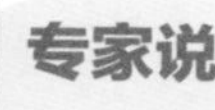

帕金森病的四时养生

春季气温适宜，阳光明媚，适合外出散步、骑自行车等温和的户外活动，可以帮助帕金森病老年患者增强身体力量、提高身体协调能力，并改善老年人的心态。

夏季是冬病夏治的大好时机，帕金森病老年患者若阳气虚弱明显、寒湿较重，如冬天怕冷明显、身体沉重乏力等，可借助夏至气候条件充当自然医药并配

合汤药、食疗或穴位敷贴等治疗方法培补阳气，符合中医“天人相应”的道理。

秋季气候干爽，燥气为主，帕金森病老年患者在此时进行饮食调养也要顺应收敛的特性。秋属肺金，气候干燥，此时宜酸味收敛补肺，应多喝水，吃清润、温润的食物，应尽量少食辛散之品，适当多食蜂蜜、乳品、梨等味酸甘润的果蔬。

帕金森病老年患者往往在冬季运动障碍会加重，对药物的依赖也会加重，这符合“天人相应”，在寒冷的冬季如果能够为老年人提供温暖舒适的环境，对于其僵硬的运动障碍也是一种治疗。另外，居住的环境、房屋的色彩、家人的陪伴均可以对帕金森病老年患者的病情起到积极的调节作用。

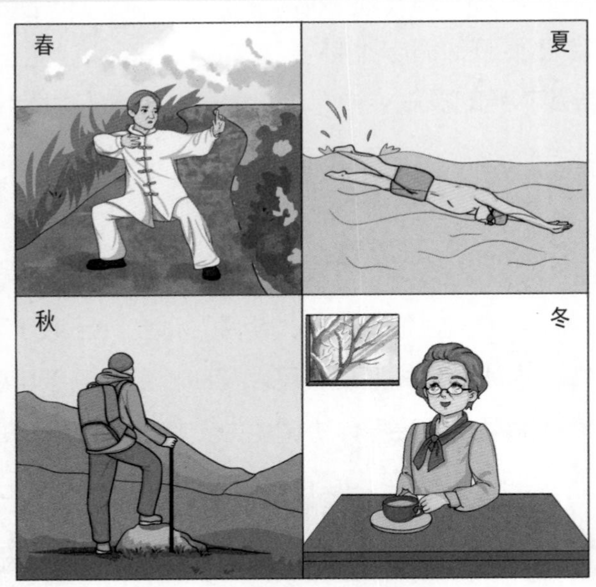

（李同达）

48. 为什么**针灸疗法**可以减轻帕金森病症状

关键词

帕金森病 中医 针灸

针灸疗法是一种中国特有的治疗疾病的手段，可以通过刺激特定的穴位达到疏通经络、扶正祛邪、调和阴阳的目的。针灸疗法减轻帕金森症状主要是通过刺激特定的穴位，如百会、四神聪、风池、太冲、太溪、三阴交，以达到调节神经系统、促进局部血液循环、缓解肌肉僵硬的目的。

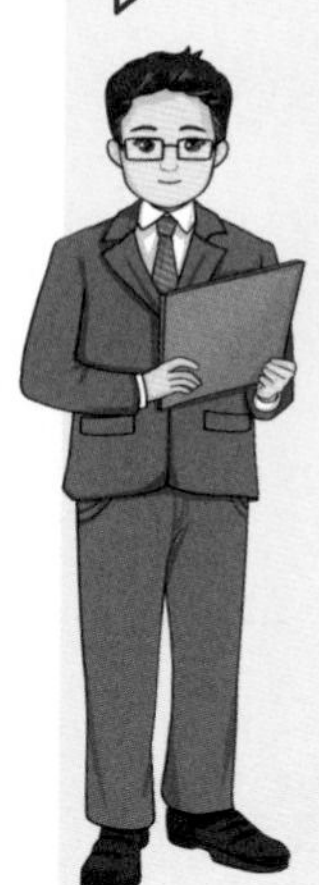

1. 针灸疗法整体调节 针灸疗法可有效缓解帕金森病的运动及非运动症状，具有整体调节的优势，可有效调动老年人身体功能，对震颤、行走、书写、便秘、失眠、抑郁、焦虑、乏力等症状均有较好的治疗作用。特别是艾灸对改善肌强直有明显作用，并且无创、安全，更易被老年人接受。

2. 针灸疗法配合西药减毒增效 帕金森病老年患者随着病情进展常需不断加大药物剂量或增加药物种类，针灸疗法可以延长药物作用的时间，延迟“开关现象”“剂末现象”的出现，从而有效降低西药的用量。同时，针灸疗法可以减轻西药产生的不良反应，如头晕、失眠、嗜睡、运动障碍、便秘、恶心呕吐、直立性低血压等，从而增强体质，提高抗病能力，提高生存质量。

健康加油站

神阙隔姜灸

神阙又名脐中，属任脉，具有温补元阳、健运脾胃、复苏固脱的功效。在此穴施灸可益气延年，一向受到古今中外养生学家的重视。在临床实践中，许多帕金森病老年患者都存在易疲劳、自汗出、气息短等气虚表现。通过神阙隔姜灸，可以顾护正气，减轻疲劳感，强健肌肉，减少症状反复的情况。

方法：取一块 0.2~0.4 厘米厚的鲜姜，用针穿刺数孔，盖于脐上，然后置小艾炷或中艾炷于姜片上点燃施灸。每次 3~5 壮，隔日 1 次，每月灸 10 次，最好于每晚 21:00 施灸。每次以灸至局部温热舒适、灸处稍有红晕为度。

（李同达）

49. 为什么患帕金森病也可以练习“八段锦”“太极拳”

八段锦和太极拳具有柔和缓慢、圆活连贯、松紧结合、动静相同、神与形合、气寓其中的特点，熔武术与养生于一炉，对提高生理功能、全身感知，调节心理状态及情绪，有明显的效果，是我国中老年人通常采用的锻炼方式。长时间科学练习八段锦和太极拳可以对锥体外系起到良好的刺激作用，增强锥体外系功能，增强平衡能力，改善帕金森病老年患者的震颤症状。

关键词

八段锦　太极拳　养生

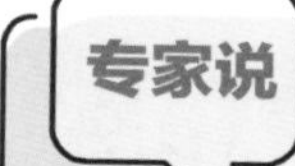

养生功法可以预防与治疗帕金森病

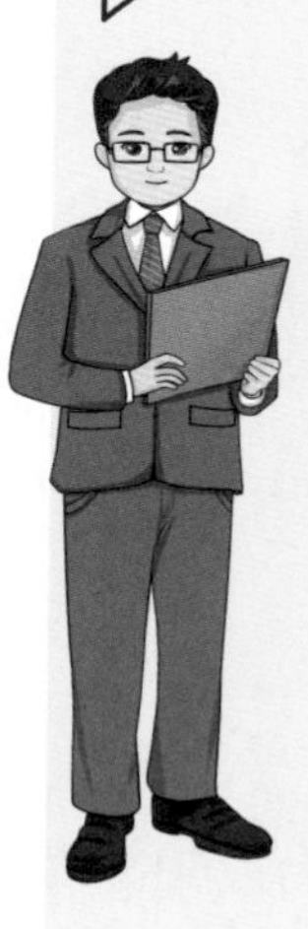

太极拳和八段锦是中国传统健身术，集意识、呼吸、运动于一体，强调“以意领气、以气运身”，用意念引领身体活动。因其具有减轻压力、调整情绪、增强运动能力和改善平衡、调节免疫功能、改善心脏疾病及代谢疾病的益处，非常有利于帕金森病的预防与早期干预。在太极拳和八段锦的锻炼过程中，由于躯体不断进行空间位置的转移、姿势的变换（这些动作的变换均需手脚并用），可以对大脑皮质功能区神经元细胞进行一定程度的塑造，延缓帕金森病老年患者的大脑皮质损害，增强神经肌肉的反应速度，降低肌张力，改善认知，减少运动的冻结，增加运动的灵活性。

练太极拳或八段锦的最佳时间及注意事项

练太极拳最好在每日清晨或傍晚，根据季节调整晨练时间，不宜太早。晨起空气清新，可以使人体从睡眠的抑制状态迅速进入到积极的活动状态，激活身体各个器官功能，使身体活跃起来；到傍晚，配合柔和的动作，精神深度放松，则可以通过打拳调剂或化解一天的疲劳，对于帕金森病的防治最为有益。此外，

康养康复系列

早中期帕金森病老年患者建议适当锻炼，尽力就好，不强求动作到位，循序渐进，达到舒展身体的目的即可。对于卧床不起的老年人，可以坐在床上打“坐式太极”，能显著改善老年人的体能，协调能力也显著提高。

（李同达）

关键词

中成药 十八反 十九畏

50. 为什么要合理使用中成药

通常使用活血化瘀、化痰、益气养血通络的中成药治疗帕金森病，如由川芎、红花、赤芍、当归等组成的中成药。上述中成药可有效改善动脉硬化，增加对黑质和纹状体的供血，促进多巴胺分泌，减轻帕金森病症状。但盲目多重用药存在潜在不合理用药风险，如“十八反”“十九畏”，应在医师指导下合理使用中成药。

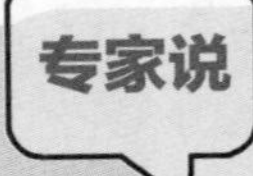

1. 对症用药　应根据疾病类型及证候选择用药。风阳内动证型宜选用育阴潜阳药物，如六味地黄丸；痰热动风证型宜选用清热化痰、息风止颤药物，如全天麻胶囊；气血不足证型宜选用益气养血、息风通络药物，

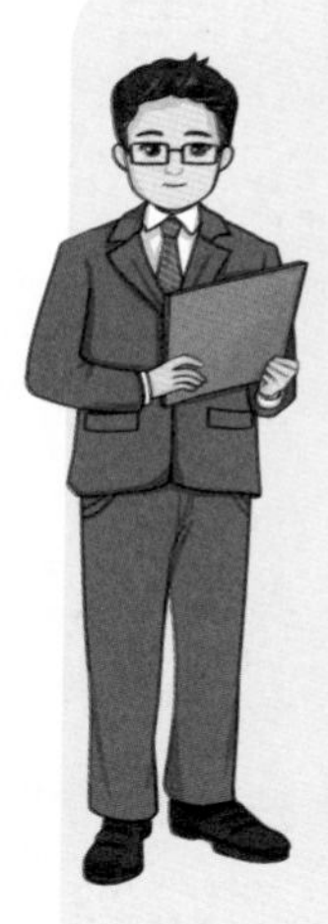

如人参养荣丸；肝肾阴虚证型宜选用补益肝肾、滋阴息风药物，如杞菊地黄丸或健步壮骨丸；脾肾阳虚证型宜选用补肾助阳、温煦筋脉药物，如金匮肾气丸；气虚血瘀证型宜选用健脾益气、活血化瘀药物，如参芎颗粒。

2. 用药注意 帕金森病老年患者存在长期用药且基础代谢慢的特点，中成药通常含有多种成分，容易出现药物蓄积，有可能对肝、肾等器官产生损害，因此应在医师指导下辨证用药。此外，需注意一些常用中成药的使用注意事项：六味地黄丸，不宜与感冒药同时服用，服药期间忌辛辣、油腻食物；人参养荣丸，身体壮实者慎用，服药期间不宜食用大量萝卜，宜饭前服用；杞菊地黄丸，过敏体质者及脾胃虚寒、大便稀溏者慎用；金匮肾气丸，服药期间忌食生冷食物。

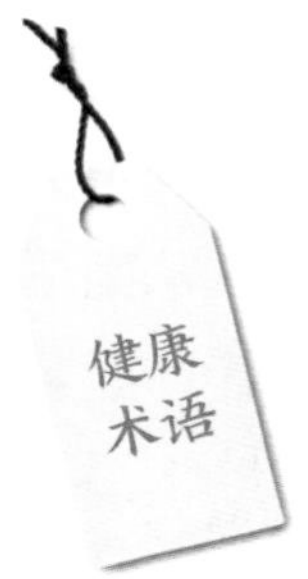

十八反：是指中药配伍应用后，可能发生毒性反应或副作用，具体是指：甘草反大戟、芫花、甘遂、海藻；乌头反贝母、瓜蒌、半夏、白蔹、白及；藜芦反人参、沙参、丹参、玄参、苦参、细辛、芍药。

十九畏：是指某些中药合用会产生剧烈的毒性反应，或者降低和破坏药效，在同一个方剂中要避免一起使用，具体是指：硫黄畏朴硝，水银畏砒霜，狼毒畏密陀僧，巴豆畏牵牛，丁香畏郁金，川乌、草乌畏犀角，牙硝畏三棱，官桂畏赤石脂，人参畏五灵脂。

（李同达）

51. 为什么说中医药可以为康复插上腾飞的“翅膀”

关键词

康复　中医适宜技术　治疗

中医从整体出发，辨证施治，通过多途径、多靶点、多环节综合干预，调节机体整体功能状态。在帕金森病等许多复杂的多因素疾病、衰老性疾病及功能性疾病治疗方面，中医越来越显示出独特的优势。中医药学一方面可以补充西药某些治疗上的不足，起到减毒增效的作用；另一方面通过针刺、艾灸、推拿等传统中医综合疗法，可以达到事半功倍的效果，为帕金森病康复插上腾飞的“翅膀”。

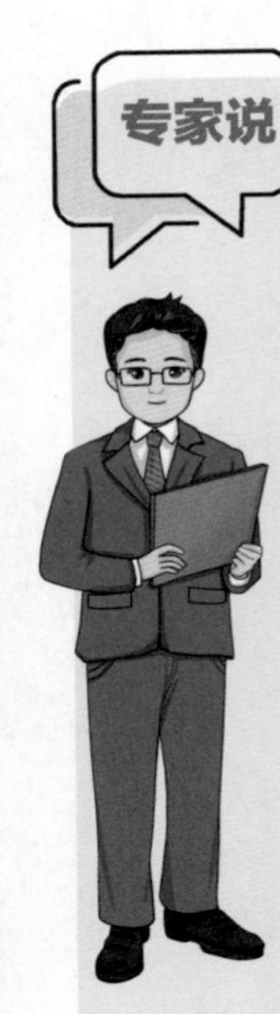

1. 中医适宜技术　针刺、艾灸、拔罐、推拿、按摩、耳穴压丸、手指点穴等中医适宜技术，很多具有简便、有效、安全、经济的特点，可作为日常保健与预防的基本方法。这些适宜技术在中医传统理论的指导下，通过对穴位、经脉施加一定的刺激，从而达到调和脏腑阴阳、疏通经络、运行气血的作用，起到治疗帕金森病的效果。

2. 中医导引学助力康复疗效　中医导引学通过调身、调息、调心，以达“正气存内，邪不可干”的目的。帕金森病导引康复法特别强调通过对人体经筋的调摄，由经筋影响经络、脏腑，从而逐渐恢复和提高人体的自组织能力和自康复能力。因此，导引是巩固疗效、缓减甚至消除不良症状以及改善身心健康状态的重要手段，可以在保证安全的情况下尝试。

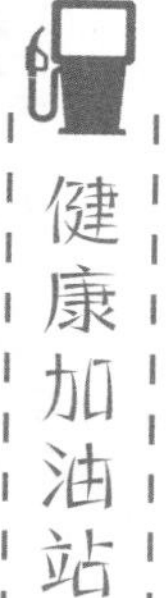

耳穴压丸

耳穴压丸是通过刺激耳朵上的穴位调节身体功能、缓解疼痛和改善亚健康的方法。对于帕金森病，耳穴治疗主要选取的穴位包括肝、脾、胃、心、肾、肺、交感、皮质下、三焦等，通过刺激这些穴位，可以调节身体的神经和内分泌系统，从而改善帕金森病症状。

具体操作方法：每次选取 2~3 个穴位，进行轻刺激，或使用王不留行子敷贴在耳穴上，每天按 4~6 次，以有酸胀感为度。

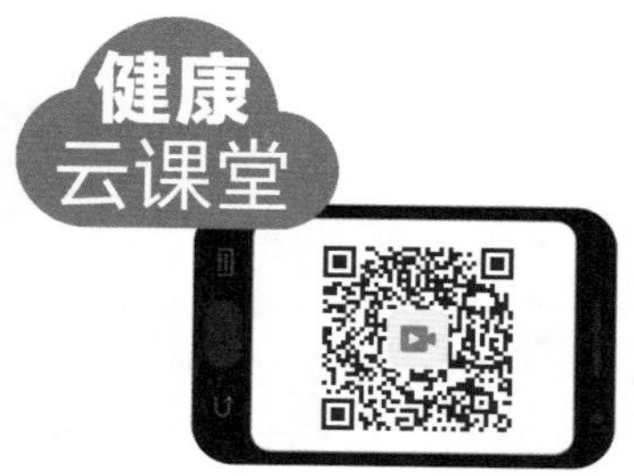

如何应对老年神经退行性疾病的挑战

（李同达）

第四章

失智失能阶段照护问题

安全问题

1. 为什么要预防骨折

关键词

跌倒　骨质疏松　骨折

老年人骨钙流失严重，跌倒后极易出现骨质疏松性骨折，而失智失能老年人发生跌倒的概率是正常老年人的数倍。跌倒后骨折可造成疼痛和重度伤残，其中髋部和椎体骨折可降低老年人预期寿命。

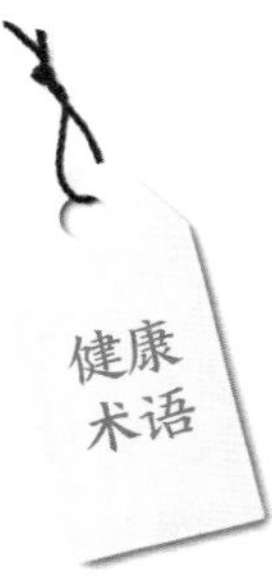

骨质疏松症：是一种以骨量减少、骨组织微结构破坏导致骨脆性增加、易发生骨折为特征的全身性骨骼疾病。

跌倒：是指不自主的、非故意的体位改变，包括倒在地上或更低的平面上，不包括靠在家具或墙壁上的情况。反复跌倒是衰弱的前兆，也是开始失能的一种表现，说明老年人丧失了自主活动的能力。

专家说

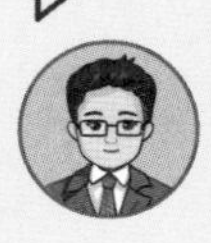

1. 跌倒预防措施　失智失能老年人进行合理锻炼可以促进骨的合成代谢，减少跌倒风险和骨折发生率。居住环境要遵循防滑和无障碍的原则，光线明亮适中，家具不宜经常搬动。一些药物可导致直立性低血压，要注意剂量。服用抗精神病药物和镇静药物要适量，因为这些药物可导致肌肉松弛。

2. 骨质疏松预防措施　足量钙和维生素 D 的摄入可以降低骨折风险，也是抗骨质疏松药物治疗的基础。

脆性骨折术后抗骨质疏松治疗可以优先考虑抑制骨吸收药物，口服双膦酸盐类药物是脆性骨折术后抗骨质疏松治疗的首选药物。对不能耐受口服双膦酸盐类药物的老年人，可使用静脉双膦酸盐或地舒单抗、促骨形成药物。

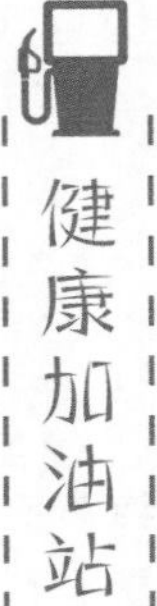

老年人补钙与骨质疏松

正常情况下，人体内血钙与骨钙始终保持着动态平衡。血钙高时，可促进钙磷沉积，增加骨钙量；血钙不足时，会促发溶骨效应，代偿性地溶解骨钙，以此释放钙元素返回血液中。由于骨钙的补给，可让血钙值处于正常范围，但却诱发了骨质疏松症。老年人因为饮食中钙摄入少，且不容易吸收，缺钙现象普遍，平时要注意增加体内总钙量。老年人需要多加关注血钙、骨密度值两项指标，综合判断是否有骨质疏松现象，以免被迷惑。

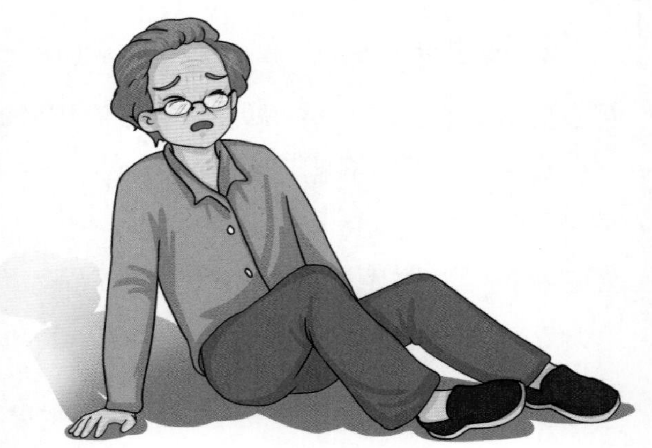

（张守字）

2. 为什么要预防和应对
噎食与误吸

关键词
吞咽困难　进食障碍

患有神经退行性疾病的老年人到终末期经常会有进食障碍和吞咽困难，还可能出现误吸。合并脑血管病的认知障碍老年人常常会出现假性延髓麻痹，帕金森病会导致咽喉肌协调能力差，均会出现饮水呛咳和吞咽困难，最终导致进食障碍，增加吸入性肺炎的风险，肺炎反复发作是失智失能老年人去世的主要原因。一些失智老年人因为不能正确识别食物和药物，还会出现误食、误吸甚至窒息的意外事件，所以对失智失能老年人进食的安全管理十分重要。

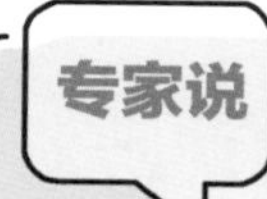

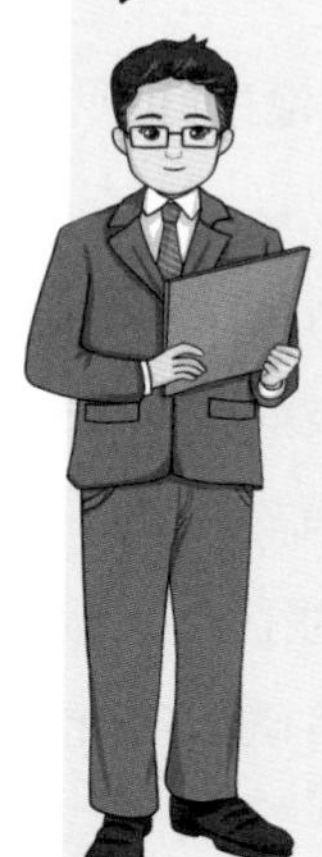

进食障碍应对方法

长期进食障碍的失智失能老年人可以考虑经口营养摄入和管路喂食。

1. 经口营养摄入　确保老年人在安静和轻松的环境中集中精力吃饭。如果老年人尚存一定的进食能力，可以把食物制成糊状，少量多次喂食，有饮水呛咳表现的可以在水中添加增稠剂。这样做的好处是能够保持老年人进食的乐趣，缺点是增加家属和照料者的照料负担，有时会增加呛咳和噎食的风险。

2. 管路喂食　如果经口营养摄入不能保障以往正

常进食量的 60%，需要考虑管路喂食的办法。管路喂食有鼻胃管和胃造瘘两种方法。管路喂食的优点是能够保障老年人身体需要的热量供应，缺点是照料者由于担心失智老年人会自己拔管而约束老年人双手或给其戴手套，老年人会有不适感。胃造瘘管会有局部感染等风险，管路喂食还会导致经济负担加重。

（张守字）

3. 失智失能老年人面临哪些社会伦理问题和困境

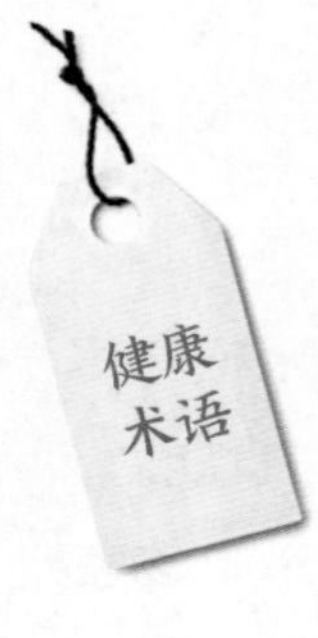

生前预嘱： 是指人们在意识清醒、具有决定及表达能力时，预先对失去表达能力时想要进行的医疗救治手段的一种提前指示。生前预嘱的内容应包括临终时是否需要呼吸辅助、补充营养、药物和治疗、安宁疗护及遗体捐献与身后事物处理等。

舒缓医疗： 是指以终末期患者和家属为中心，以多学科协作模式为患者提供身体、心理、精神等方面的照料和人文关怀等服务。目的是控制患者的痛苦和不适症状，提高生命质量，帮助患者舒适、安详、有尊严地离世。

失智失能老年人面临很多安全和伦理问题，包括决策能力、驾驶、理财、走失和跌倒等。失智老年人发病后会丧失判断和决策能力，应当在尚有行为能力时做好决策，或者确立将来的医疗监护人。在失智失能终末期，老年人经常会有肺部感染、卧床、吞咽困难等并发症，舒缓医疗可以改善老年人的症状、减少老年人的痛苦和减轻照料者的负担。

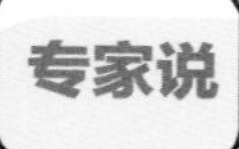

及早订立遗嘱和预嘱

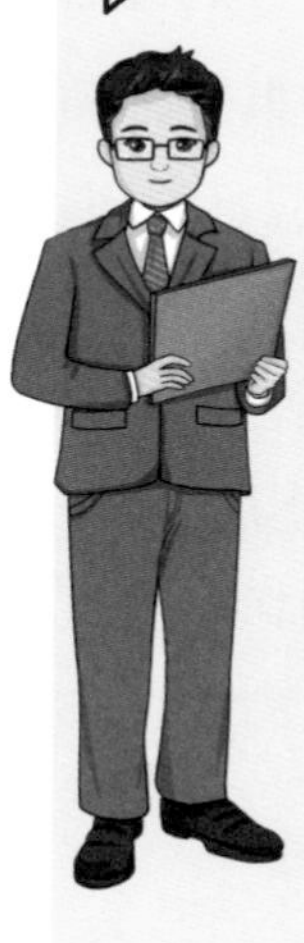

判断力受损是失智老年人的早期临床症状之一，包括理财能力，也包括在关键时刻选择医疗方案的能力。一些不法分子利用老年人判断能力下降，让老年人经济蒙受巨大损失。曾有失智老年人被骗婚损失千万财产，有的失智老年人在住院前一天到银行办理了大额存款，还有的失智老年人病重时不能表达自己的意愿，家人对治疗方案的选择不能达成一致，十分纠结。所以，建议老年人有决策能力时，订立合法有效的遗嘱和医疗预嘱。在老年人失智失能阶段，家人做好守护，尽量尊重老年人的心愿，避免矛盾和遗憾。

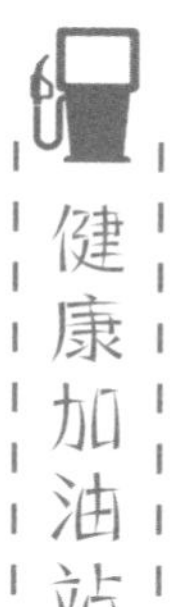

失智老年人的全程管理有哪些方面

失智老年人全程管理包括预防、安全管理、营养管理、合理用药、生活照料、认知康复和养老机构选择等，这个过程涉及社会、家庭及个人的方方面面。失智老年人的照料者需要更多的支持和关爱。全社会应该对失智老年人和他们的家人给予理解，国家倡导的失智症友好社区可以给他们提供友好尊重的环境。

（张守字）

4. 如何预防失智老年人走失

关键词

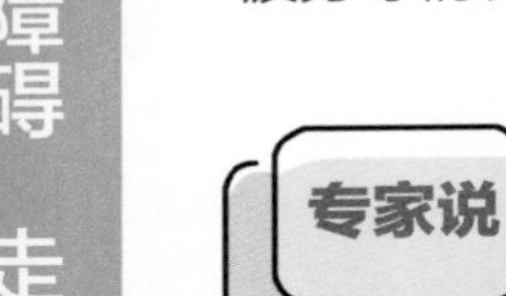

定向力障碍　走失

经常在媒体或者日常生活中听到有失智老年人走失的事件，随着我国人口老龄化加速，这个问题发生的概率也在不断增加。有报道称，每年约有 50 万名老年人走失，其中 25% 为失智老年人，且走失的老年人死亡率达到 2.7%。由于老年人的认知功能受损，在记忆力、判断力、定向能力等方面都存在障碍，很容易导致外出后迷路，甚至走失。在走失期间，老年人有可能发生受伤、脱水、饥饿、过度疲劳等情况，夏天会中暑，冬天会冻伤，严重的可能会有生命危险。

专家说

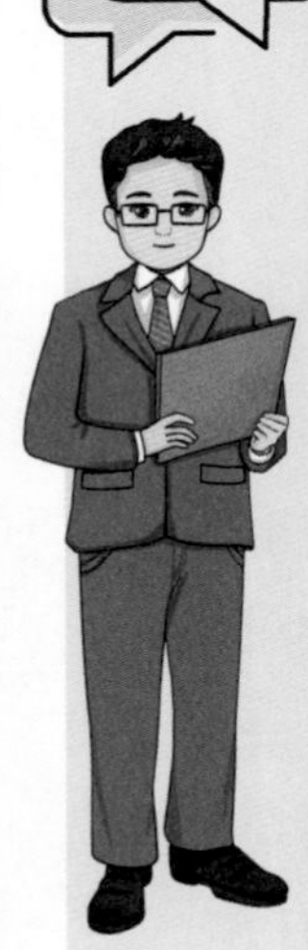

预防走失不是限制老年人自由活动

失智老年人因为认知障碍和游走等行为，在家人看管不到时老年人外出到室外环境中，独自在外游荡而迷路，因而发生走失，这种现象是很常见的。预防失智老年人走失首先要加强照护管理，尽量不让失智老年人独自外出，如果外出，衣服口袋里一定要有联系地址和电话，或者给老年人安装定位装置。日常生活中要为失智老年人安排喜欢的活动，避免失智老年人整日无所事事。要确保满足失智老年人的基本生理需求，比如吃饭、喝水、上厕所；让失智老年人参与简单的家务活动，比如叠衣物或整理杂志。外出晒太阳、散步、锻炼身体等都是很有益处的活动，如果老年人想外出，家人可以陪老年人一起。轻度失智老年人是可以外出甚至旅游的，不能限制老年人活动，积极参加社交活动会延缓疾病进展。

（张守字）

关键词 长期卧床 压疮

5. 如何预防和处理失智失能老年人**皮肤压力性损伤**

失智失能发展到严重阶段，会有一些老年人因为长期卧床而发生皮肤压力性损伤，也就是压疮，这是因为局部皮肤长时间受压而导致的皮肤或皮下软组织局限性损伤。当出现剧烈和/或长期的压力或压力联合剪切力时，老年人局部血液循环减少，营养供给不足，就会导致局部组织损伤、溃疡、坏死。如果处理不当，发生感染，会给老年人带来很大痛苦。失智失能老年人会发生跌倒、压疮、肺部感染、营养不良、下肢静脉血栓形成等并发症，其中压疮是较为严重的情形。

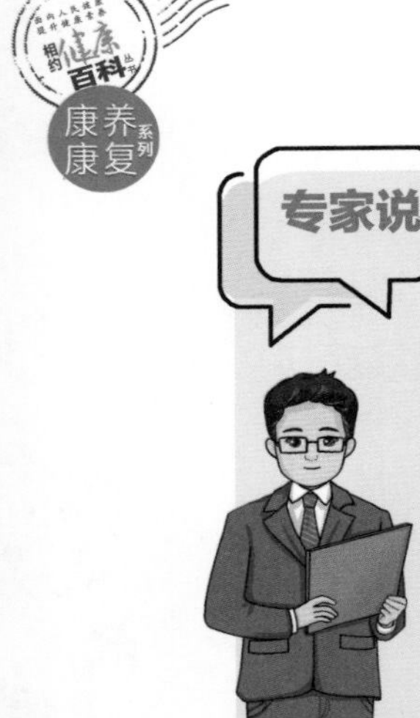

1. 皮肤压疮预防 预防皮肤压力性损伤，合理措施是为卧床老年人正确地翻身，一般每 2 小时更换一次体位。避免长时间床头抬高超过 30°，因为这样会把压力集中到身体的下端。对于压力性损伤高危人群，考虑使用气垫床或在高发部位使用泡沫敷料，以加强对压力性损伤的预防。在翻身时，最好两人配合抬起老年人身体，尽量减少摩擦力和剪切力，避免拖、拉、拽。还要注重避免发生营养不良，因为营养不良是发生皮肤压力性损伤的高危因素。消瘦的老年人需摄入高蛋白饮食，进食困难的老年人可选用鼻饲或静脉营养合理补给，由营养师、专科护士、医师共同制订合理的个性化营养方案。

2. 皮肤压疮处理 当发现卧床老年人皮肤不明原因发红，疑似为皮肤损伤时，要及时带老年人就诊，就诊时给老年人穿宽松衣物，切勿在局部按摩或用灯烤，这样会使局部症状加重；如果有皮肤破损，要配合医师定期到医院换药。患糖尿病的老年人还需到内分泌科调理血糖，营养不良的老年人还需摄入足量优质蛋白，使用高能营养制剂。

（张守宇）

三

饮食问题

6. 为什么失智失能老年人容易发生**营养不良**

关键词

营养不良　预防

随着人口老龄化趋势的加剧，失智失能老年人的数量也在逐渐增加。这些老年人往往因为疾病、身体功能下降、认知和环境等多方面因素而容易发生营养不良。家人该如何找到原因及如何处理呢？

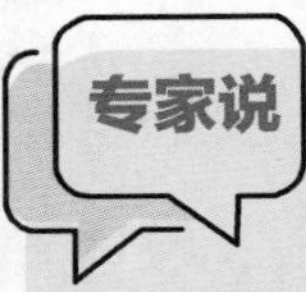

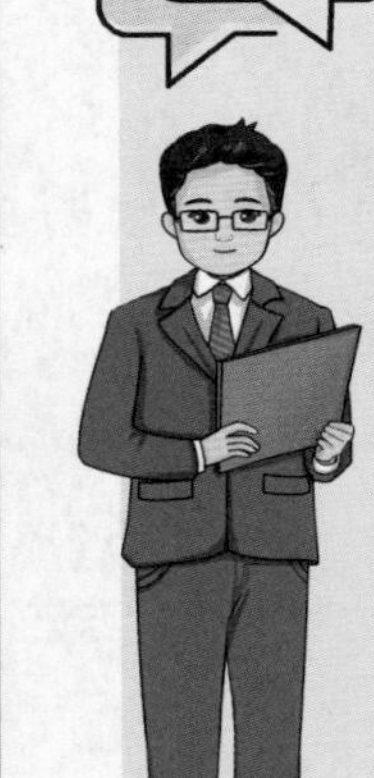

失智失能老年人容易发生营养不良的原因

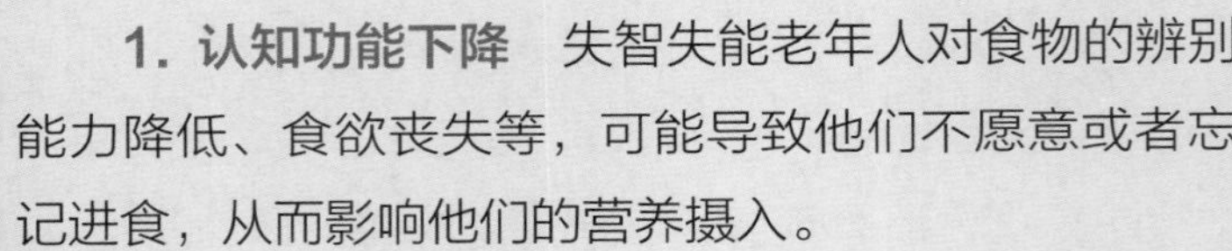

1. 认知功能下降　失智失能老年人对食物的辨别能力降低、食欲丧失等，可能导致他们不愿意或者忘记进食，从而影响他们的营养摄入。

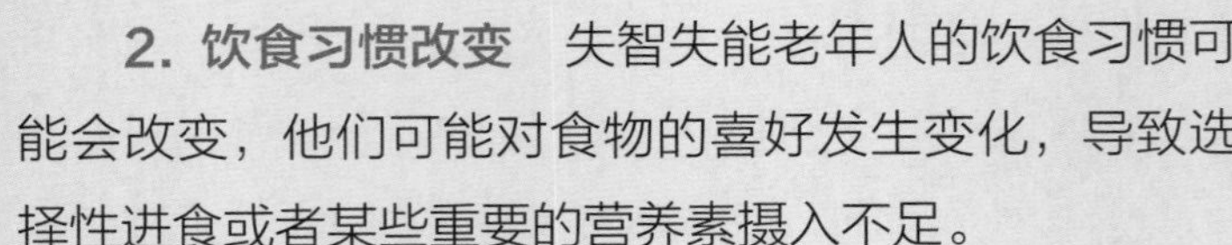

2. 饮食习惯改变　失智失能老年人的饮食习惯可能会改变，他们可能对食物的喜好发生变化，导致选择性进食或者某些重要的营养素摄入不足。

3. 身体功能下降　失智失能老年人可能面临咀嚼和吞咽困难，这可能是由于牙齿问题、消化功能减弱或肌肉控制能力下降等引起的。这些因素都会影响老年人的食欲和营养吸收。

4. 药物影响　失智失能老年人常常需要服用多种药物管理慢性病或症状，一些药物可能影响食欲、消化吸收或者代谢，从而导致营养不良。

5. 社交及心理因素 失智失能老年人可能因为生活中的社交活动减少，导致进食变得孤独，影响食欲。另外，可能会出现焦虑、抑郁等心理问题，这些问题会影响他们的食欲和营养摄入。

6. 环境因素 家庭或养老院可能不能满足失智失能老年人的饮食需求，例如，食物的制备和呈现形式可能不符合他们的口味或进食能力，进而影响他们的营养状况。

健康加油站

如何预防失智失能老年人发生营养不良

1. 定期评估 定期对失智失能老年人的营养状况进行评估，及时发现并解决营养不良问题。

2. 合理饮食 根据老年人的身体状况和营养需求，制订合理的饮食计划，保证老年人摄入足够的营养。

3. 增加营养摄入 针对老年人的营养需求，增加蛋白质、维生素和矿物质的摄入，如鱼、肉、蛋、奶、豆类等。

4. 改善饮食环境 为失智失能老年人提供舒适、安静的饮食环境，良好的环境、新鲜的空气、食物颜色的多样性和良好的氛围，都可以提高他们的食欲，增加营养摄入。

5. 了解药物与营养的交互作用 及时调整目前可能影响食欲、消化吸收或者代谢的药物，避免药物影响老年人的营养状况。

（彭继海）

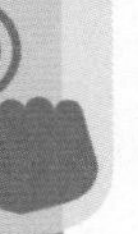

7. 失智失能老年人**日常膳食**有哪些**常见误区**

随着人口老龄化的加剧，失智失能老年人已经成为社会关注的焦点之一。失智失能老年人在生活上需要特别的照顾和关心，其中日常膳食是至关重要的一部分。

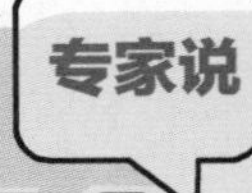

日常膳食的常见误区

• 不考虑食物种类和营养价值，一概而论地认为“清淡”就是好的

一些人认为，对于失智失能老年人，饮食应该以清淡为主，避免过多的油脂和盐分，然而，这种观点过于简单。对于老年人，尤其是失智失能老年人，他们需要更多的能量和营养维持身体健康，因此，在饮食安排上，应该根据老年人的身体状况和营养需求，合理搭配食物种类。

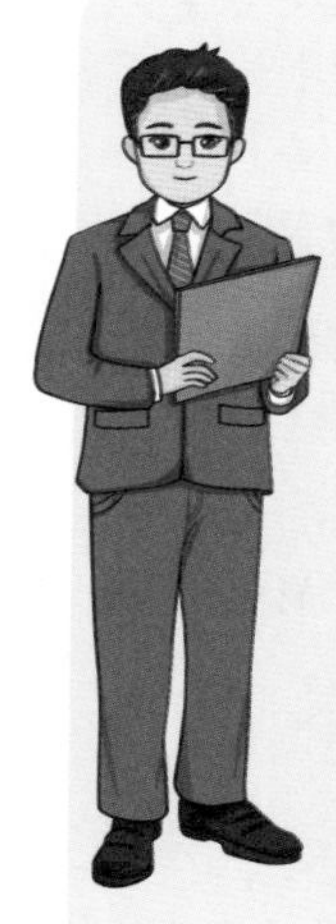

- 过分强调某种食物或营养成分的价值

有些老年人或家属认为，某些食物或保健品对老年人的健康特别有益，于是过度强调这些食物或营养成分的价值。然而，任何一种食物或营养成分都不能单独满足老年人的全部营养需求。在饮食安排上，应该注重食物的多样性和平衡性，确保老年人摄入全面的营养物质。

- 只关注饮食质量，忽视饮食环境及社交需求

只要为老年人提供高质量的食物，就能满足他们的饮食需求吗？当然不是，饮食环境同样重要。对于失智失能老年人，他们更需要一个舒适、安静、愉悦的用餐及社交环境，以增强他们的食欲及享受美食的乐趣。

- 忽视药物与营养的交互作用

有些人认为药物与膳食之间没有关联。事实上，一些药物可能影响食欲、消化吸收或者代谢，从而影响老年人的营养状况。

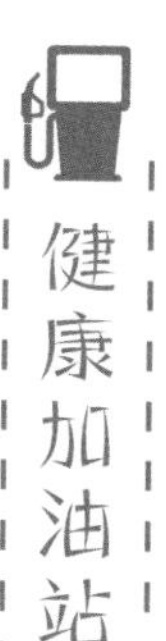

及时认识并修正误区

1. 多与医师沟通 如果发现食欲减退是由药物引起的，应与医师沟通，询问是否可以调整药物或采取其他措施，比如用中药调理、改善药物带来的影响。

2. 尝试调整饮食 在医师的建议下，尝试调整饮

食，增加营养摄入。例如，增加蛋白质、维生素和矿物质的摄入。

3. 寻求心理支持 由于食欲减退可能导致焦虑和抑郁等心理问题，因此，消除顾虑、增加进食乐趣也是必要的。

（彭继海）

8. 失智失能老年人**消食慢**怎么办

失智失能老年人由于体能和智能下降，常有消食慢的现象。这不仅影响他们的生活质量，还可能引发营养不良和消化系统疾病等健康问题。因此，找到有效的应对方法至关重要。

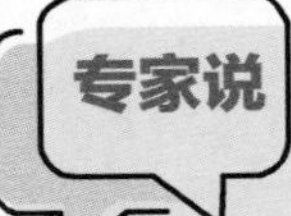

1. 提供易咀嚼和消化的食物 如软糯、小块的蔬菜、水果和瘦肉。使用搅拌机将食物打成细腻的糊状。保持饮食均衡，多吃易消化的食物，如稀饭、面条、水果和蔬菜等。避免油腻、辛辣食物，减少刺激性食物的摄入。少食多餐，避免一次进食过多。适当增加膳食纤维的摄入，促进肠蠕动。

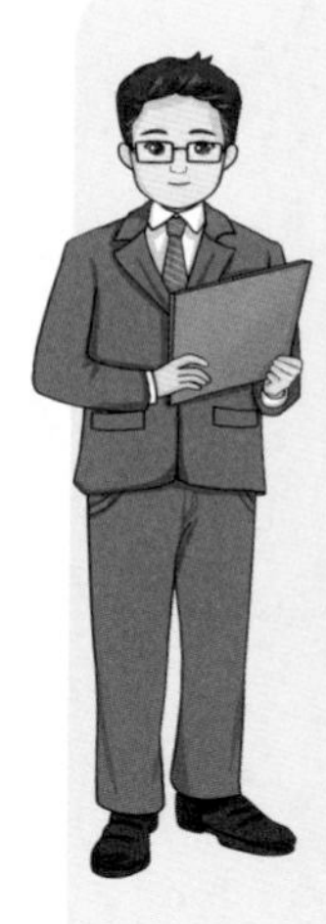

2. 改变不良饮食习惯　饮食不当，如过量进食、食物油腻、餐后立即卧床等，都会影响消化速度。

3. 专业评估和治疗　接受心理、咀嚼、吞咽及营养状况的专业评估。咨询营养师，制订适合个体需求的膳食计划。关注老年人的心理状态，给予关爱和支持。对于存在心理问题的老年人，应及时进行心理干预和治疗。

4. 合理用药　在医师指导下合理使用促进消化、改善胃肠动力的药物。尽量避免滥用药物，以免加重身体负担。

5. 改善生活习惯　保持规律的作息时间，避免餐后立即卧床休息，餐后适当散步，促进消化。

6. 家庭与社会支持　鼓励积极参与社区活动，社会应加强对失智失能老年人的关注和支持，提供必要的帮助和服务。

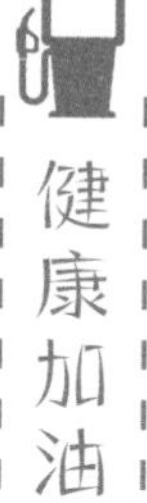

健康加油站

失智失能老年人消食慢是一个复杂的问题，需要综合考虑生理、心理、生活习惯、疾病等多个因素。在调整饮食结构、增加运动、心理支持等方面给予关注和支持的同时，也要注意合理用药和定期检查身体状况。家庭护理和社会支持也是解决老年人消食慢问题的重要方面。通过上述措施，绝大多数失智失能老年人消食慢的问题能够解决，不会引起严重后果。

（彭继海）

康养康复系列

9. 为什么失智失能老年人饮食应科学搭配

关键词

饮食 搭配

科学搭配失智失能老年人的饮食对保持良好的营养状态、维持足够的抵抗力、避免并发症的发生十分重要。

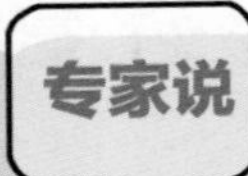

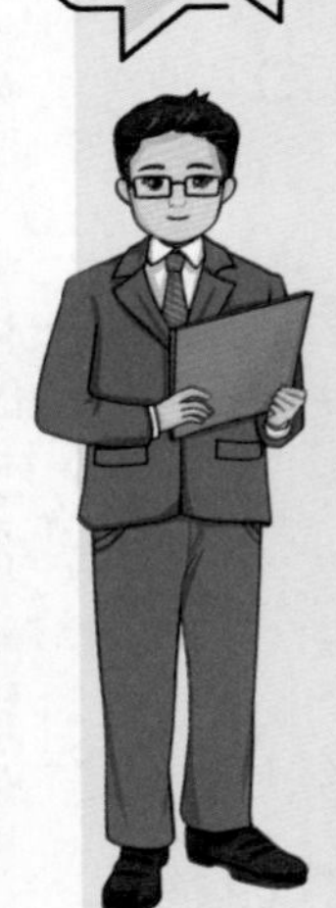

1. 满足营养需求 科学搭配的饮食可以确保失智失能老年人获得足够的能量、蛋白质、维生素和矿物质，预防营养不良，维持身体的正常功能。

2. 促进身体健康 饮食搭配有助于预防或管理慢性病，如高血压、糖尿病和心血管疾病。特定的饮食模式，如心脏健康饮食、低盐饮食，有益于老年人的整体健康。

3. 改善免疫功能 科学搭配的饮食有助于改善免疫系统功能，帮助老年人更好地抵抗感染及其他疾病。

4. 促进肠道健康 合理的饮食搭配可以促进肠道健康，预防便秘等问题，维护良好的消化系统功能。

5. 改善生活质量 美味、多样化、符合口味的饮食，可以提高老年人的生活品质，增强其对饮食的兴趣。

健康加油站

失智失能老年人膳食原则

1. 食物多样化 每种食物所含的营养素不同，因此要保证摄入多种食物，获得全面的营养，宜少食多餐。

2. 保持酸碱平衡 由于老年人代谢能力下降，容易出现体内酸碱失衡，因此应摄入适量的碱性食物，如蔬菜、水果，以调节体内的酸碱平衡。

3. 清淡、易消化 应选择清淡、易消化的食物，如蒸、煮、炖等烹调方式。

4. 适量摄入高蛋白食物 如鱼、瘦肉、豆类等，但过多摄入高蛋白食物会增加肝肾负担，因此应适量控制。

5. 适量摄入富含钙的食物 老年人容易发生骨质疏松等问题，应适量摄入富含钙的食物，如牛奶、豆腐等，同时补充维生素 D 有助于钙的吸收和利用。

6. 保持低盐饮食 老年人应保持低盐饮食。

7. 注意食物的搭配禁忌 有些食物不宜搭配在一起食用，如豆腐和菠菜等。

（彭继海）

10. 为什么失智失能老年人接受**营养风险筛查**很重要

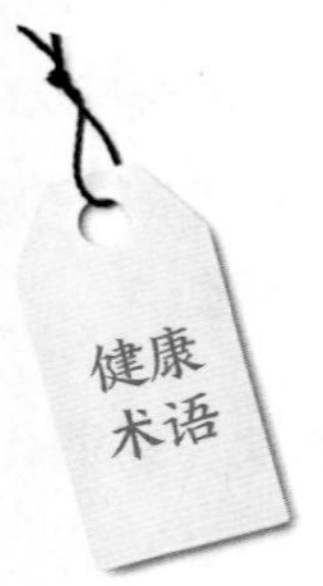

营养风险筛查：是一种评估老年人是否存在营养不足或营养不良风险的工具。营养风险筛查的结果可以指导医师制订适当的营养计划，确保老年人获得充足的营养，从而促进康复。

失智失能老年人往往面临着多种健康问题，包括身体功能衰退、认知能力下降、免疫力低下等。这些因素使他们更容易出现营养不良的风险。营养风险筛查是一种评估个体是否存在营养不良风险的工具，可以为老年人提供个性化的营养支持和护理。

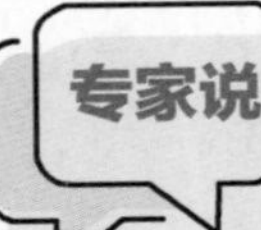

1. 失智失能老年人的营养需求特点　失智失能老年人由于身体功能和认知能力下降，常常会出现食欲减退、吞咽困难、营养不良等问题。他们的营养需求比健康老年人更高，包括更高的蛋白质、矿物质、维生素需求等。然而，他们往往无法通过普通的饮食摄入足够的营养，因此需要进行额外的营养支持和护理。

2. 营养风险筛查的重要性　营养风险筛查是一种评估个体是否存在营养不良风险的工具。通过营养

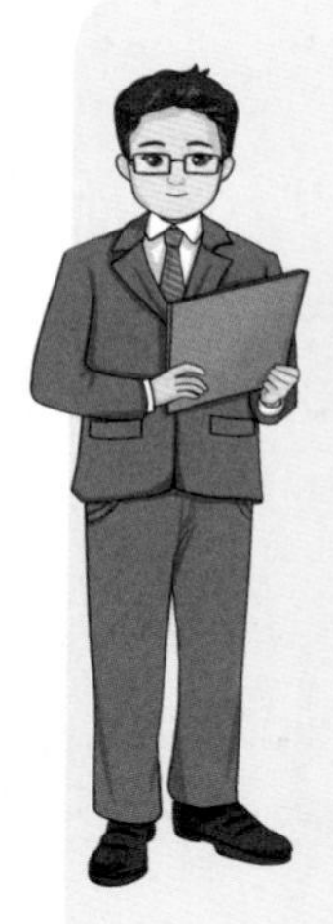

风险筛查可以及时发现老年人的营养问题，为他们提供个性化的营养支持。此外，营养风险筛查也有助于发现老年人是否存在其他潜在的健康问题，如慢性疾病、心理问题等。

3. 如何进行营养风险筛查 通常采用问卷调查和身体检查相结合的方式进行营养风险筛查。问卷调查的内容通常包括评估老年人的饮食习惯、食欲、吞咽能力、疾病状况等。身体检查包括测量老年人的体重、身高、臀围等指标。根据问卷调查和身体检查的结果，可以综合评估老年人是否存在营养不良风险，提供相应的营养支持和护理建议。

（彭继海）

11. 失智失能老年人将**食物**含在嘴里**不嚼不咽**怎么办

照料严重失智失能老年人时，喂食困难是常见的问题。很多老年人将食物含在嘴里，不咀嚼也不吞咽。

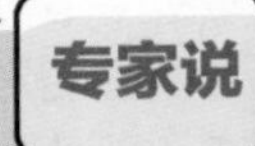

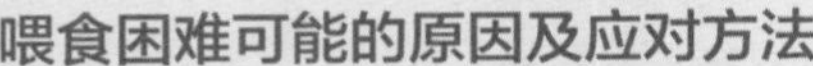

喂食困难可能的原因及应对方法

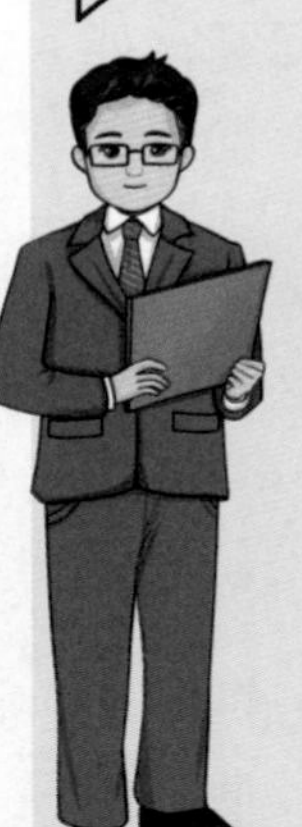

1. 口腔问题 牙齿缺失或松动、牙龈炎或口腔溃疡等口腔问题可以寻求口腔科医师的帮助，如安装义齿或进行口腔护理。

2. 吞咽困难 老年人可能因为喉老化、疾病后遗症或食管问题而出现吞咽困难。应避免食用过于黏稠或干燥的食物，呛咳严重者应及时接受吞咽评估及干预，必要时在液体中加入增稠剂减少呛咳。

3. 认知障碍 老年人可能因为认知障碍而忘记如何正确地处理食物，可以示范进食，创造进餐氛围，或寻求专业医师帮助。

4. 情绪问题 焦虑、沮丧或孤独等情绪也导致老年人难以吞咽，在这种情况下，提供情感支持和理解，可能会有所帮助。

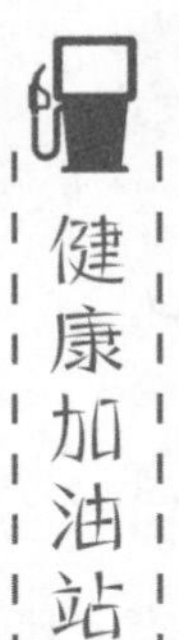

1. 定期检查 定期带老年人到医院检查，定期评估认知、心理、营养及吞咽功能。发现口腔及其他健康隐患及时处理。

2. 调整饮食 根据老年人的吞咽能力和口味偏好，调整食物的质地和口感，如软糯的蔬菜、果泥和肉糜。

3. 进行餐前活动 在进食前进行简单的口舌活动或模拟咀嚼动作，可以帮助激活口腔肌肉，增强咀嚼功能。

4. 提供心理支持 为老年人提供情感支持和理解，帮助他们解决情绪问题，以改善他们的饮食习惯和生活质量。

5. 保证安全 确保老年人在用餐过程中安全，避免因食物误入气管而导致窒息。

6. 鼓励活动 鼓励老年人进行适当的身体活动，如做体操、散步和打太极拳，有助于提升整体健康状况。

7. 记录症状 密切观察老年人的症状表现，包括口腔、咽喉和食管的问题。如果发现任何异常情况或持续的问题，及时寻求医疗帮助。

8. 与专业人士合作 与老年人的主治医师、康复技师、口腔科医师及护理团队保持紧密联系，寻求专业指导和帮助。

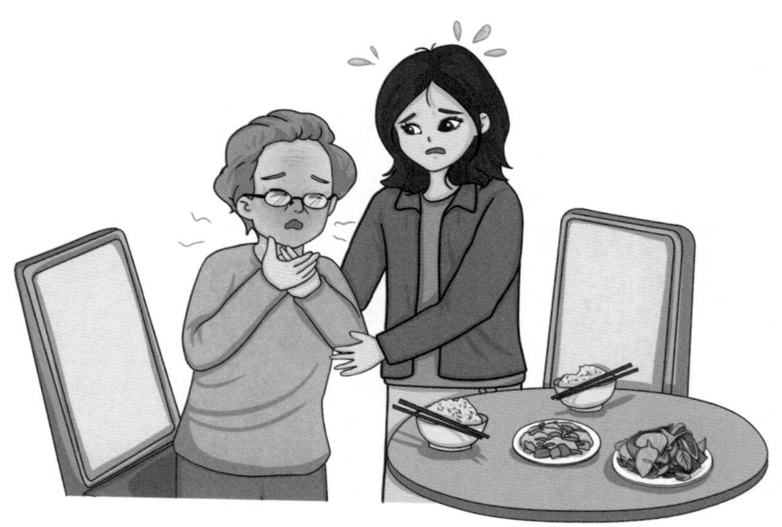

（彭继海）

三

排尿、排便问题

12. 失智失能老年人**不能控制排尿**怎么办

关键词

尿失禁　尿路感染

尿、便控制障碍是重度失智失能老年人的常见问题，不仅有损老年人的尊严，增加照护负担，还容易引发尿路感染、压疮等并发症，是护理的难题。

专家说

尿失禁老年人照护注意事项

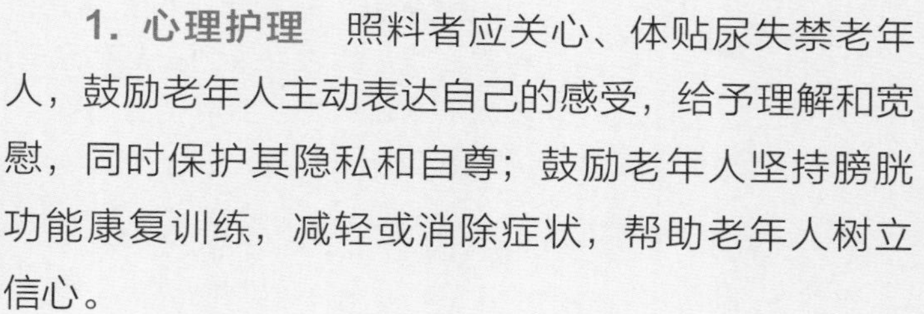

1. 心理护理　照料者应关心、体贴尿失禁老年人，鼓励老年人主动表达自己的感受，给予理解和宽慰，同时保护其隐私和自尊；鼓励老年人坚持膀胱功能康复训练，减轻或消除症状，帮助老年人树立信心。

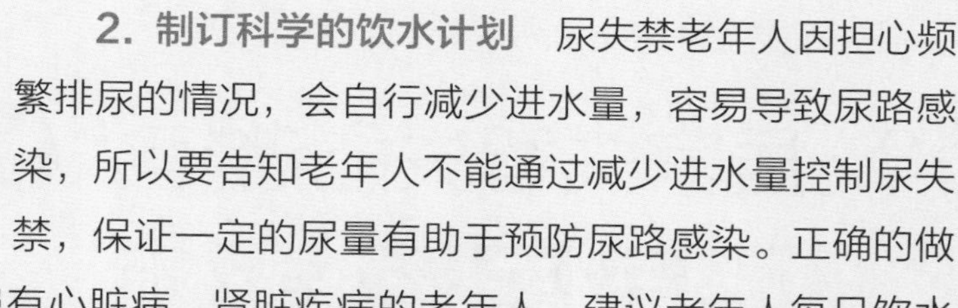

2. 制订科学的饮水计划　尿失禁老年人因担心频繁排尿的情况，会自行减少进水量，容易导致尿路感染，所以要告知老年人不能通过减少进水量控制尿失禁，保证一定的尿量有助于预防尿路感染。正确的做法是除患有心脏病、肾脏疾病的老年人，建议老年人每日饮水1.5~2 升，睡前减少饮水，以免影响睡眠。

3. 皮肤护理　照料者要保持老年人的皮肤清洁、干爽，每次排尿后都要进行会阴部皮肤清洁，防止皮肤出现溃疡、皮疹等

情况。清洁会阴时，应由前（尿道口）向后（肛门）擦洗，避免引起感染。

4. 盆底肌康复训练 鼓励及督促老年人有意舒缩盆底肌肉，如做提肛动作可以加强盆底周围筋膜及韧带对尿道的支持，增强排尿控制力。

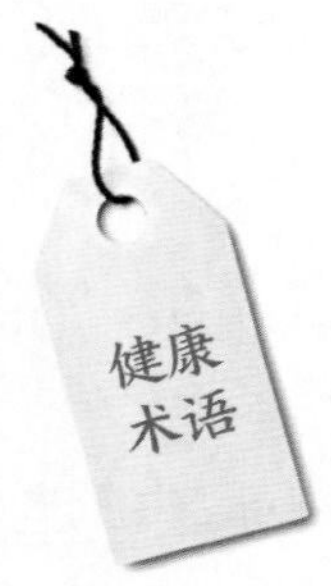

尿失禁：是指尿液失去主观控制，不自主排出的一组综合征，是排尿障碍性疾病的常见症状。

尿潴留：是指膀胱内充满尿液而不能排出，常常由排尿困难发展到一定程度引起。尿潴留和无尿有本质区别，后者是肾功能受损，每日产生的尿量少于100毫升。

（高亚南）

13. 居家失智失能老年人**保留导尿管**怎么办

有一部分失智失能老年人是需要保留导尿管的，照护人员要学习如何管理导尿管，观察老年人尿液的颜色、尿量是否正常，预防老年人出现尿路感染，促进膀胱功能恢复。

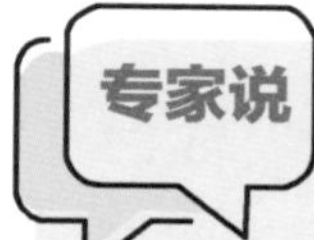

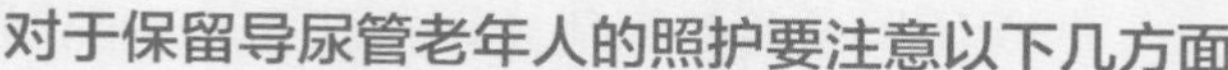

对于保留导尿管老年人的照护要注意以下几方面

1. 导尿管固定 目前临床均使用气囊导尿管，成人气囊注水 10~15 毫升，即可起到内固定点的作用。

2. 引流袋固定 引流袋的固定位置要低于膀胱的位置，以防尿液反流，造成尿路感染。

3. 保持通畅 卧床的老年人变换体位时注意观察引流袋固定位置是否有变化，避免导尿管扭曲或受压，保持通畅，防止阻塞及牵拉。

4. 养成定时、定量饮水习惯（患有心脏病及肾脏疾病的老年人需遵医嘱） 建议老年人每小时饮水 200 毫升左右，日常大部分时间注意夹闭导尿管，每 2~3 小时开放一次导尿管，促进膀胱形成一个充盈 - 排空的生理反馈，以保留老年人膀胱功能，为拔管做准备。注意睡前开放导尿管。

5. 预防尿路感染 注意保持会阴部清洁、干燥，每日使用温水对会阴部进行两次清洁。注意观察尿液的颜色、性质和量，发现尿液浑浊或沉淀物应及时就诊。

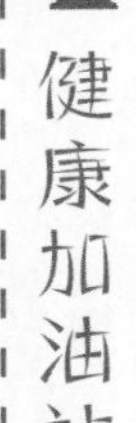
健康加油站

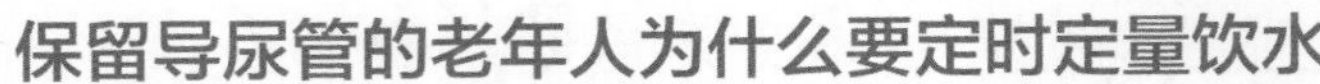

保留导尿管的老年人为什么要定时定量饮水

保留导尿管的老年人都存在膀胱功能障碍，定时定量饮水对膀胱功能恢复有积极的推动作用，定时定量饮水最大的优势是使老年人尿液的产生出现相对稳定的趋势，排尿的规律性较易掌握。有效预测两个时间点之间尿液产生的规律，可以为制订康复治疗方案提供依据。

（高亚南）

关键词 失智失能 便秘

14. 失智失能老年人**便秘**怎么办

失智失能老年人因疾病影响、活动量减少、肠蠕动减慢、不能正确或者及时表达自己的排便诉求、饮食过于精细、饮水不足、服用某些药物等原因，常出现便秘的情况，不仅自身痛苦，也给照料者带来难题。严重者影响进食，造成恶性循环，甚至发生肠梗阻危及生命。

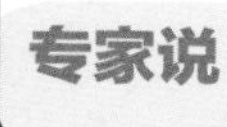

失智失能老年人便秘照护注意事项

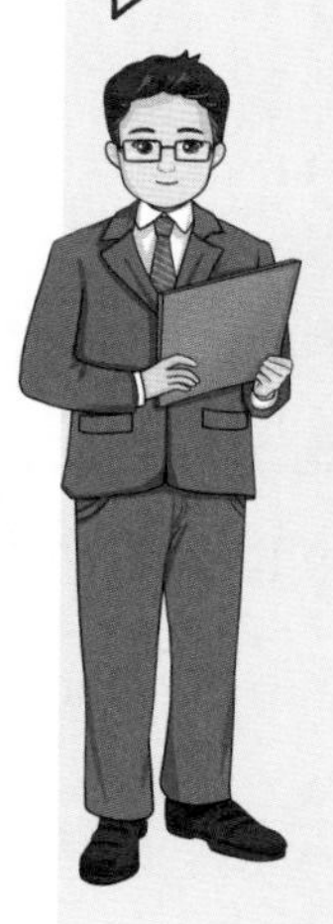

尽量让老年人养成定期排便的习惯，不必顾虑便秘而精神紧张。注意多饮水，每日至少饮水 6~8 杯（每杯 250 毫升）。多吃粗粮、薯类、蔬菜和水果（如香蕉、胡萝卜等），多喝蜂蜜（患糖尿病的老年人需遵医嘱），多吃香蕉或火龙果（红心的），可以有效改善便秘。

鼓励老年人每天做适量运动，尽量增加下肢活动，如果是卧床的老年人可每天由照护人员帮助按摩腹部促进肠蠕动——取屈膝卧位，以右手掌心贴于肚脐，顺时针环形按摩腹部，每次 10~15 分钟，在餐后半小时按摩为宜；还要进行排便训练，帮助老年人制订排便时间表，模拟正常人的排便时间、规律、顺序进行排便练习，增强排便神经反射、强化排便肌群力量，利于直肠排便功能恢复。上述方法无效者，可在医师指导下服用通便药，常用开塞露塞肛、酚酞片口服，以及番泻叶颗粒冲服，但切忌滥用泻药。上述方法无效时，必须戴手套用手指将干结的大便逐块抠出，解除老年人的痛苦。

（高亚南）

15. 失智失能老年人 **不能控制排便**怎么办

关键词

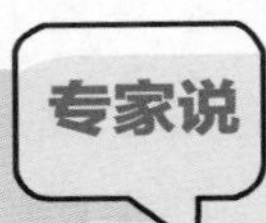

失智失能 排便失禁

失智失能老年人由于肛门括约肌松弛或认知障碍，导致不能控制粪便和气体排出。对于失智失能老年人的这种情况，照料者需要学习饮食护理、皮肤护理、心理护理等方面知识，并进行培训，以便更好地照护此类老年人，以免出现会阴区感染及压疮等情况。

专家说

不能控制排便的失智失能老年人照护要注意以下几方面

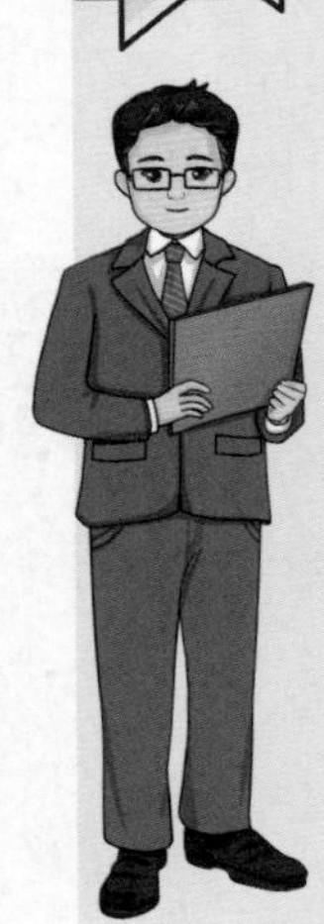

1. 心理护理　排便失禁老年人常有难以启齿、孤僻、害怕被旁人发现的心理，时间久后会出现焦虑、抑郁情绪。照料者应根据老年人的性格特征，个性化地采取技巧给予引导，原则是鼓励表达和积极应对。照料者应为老年人提供优质服务，定时开窗通风，保证居住环境整洁、空气清新。

2. 饮食照护　建议进食高蛋白、高热量、易消化、含纤维素多的食物，利于排便通畅，避免进食生冷、油腻、不易消化的食物。

3. 皮肤护理　对于长期卧床的老年人应按时变换体位（每 2 小时 1 次），发现粪便污染应立即清洁局部，保持会阴部清洁、干燥。

4. 养成定时排便的习惯 照料者要了解老年人排便的时间规律，观察老年人排便前表现，如多数老年人进食后排便，照料者应在饭后及时给老年人使用便器；对于排便无规律的老年人，酌情定时给便器试行排便，逐步帮助老年人建立排便反射。

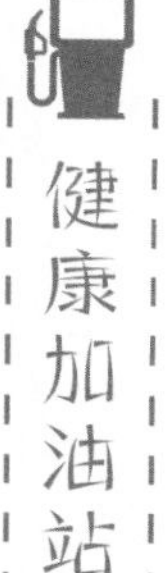

如何进行排便训练

排便训练即帮助老年人重建排便习惯。训练前可先喝一杯热饮，通过有目的、有规律的饮食控制刺激排空。要求每日排便 1 次，每日同一时间进行（建议在早餐后半小时或晚上），尽量与之前排便习惯一致，体位以蹲位、坐位为佳。取此体位时肛门直角变大，可以达到有效的排便角度，同时借助重力作用使大便易于通过，不能进行蹲位、坐位者，可采取侧卧位。

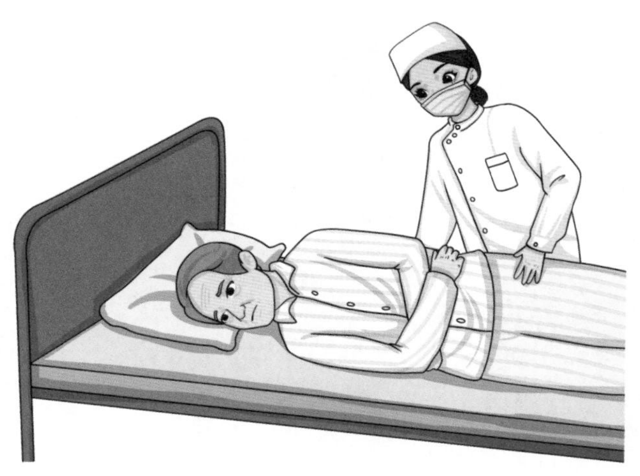

（高亚南）

四

照料者
自我身心调适

16. 为什么照料者会承受身心压力

关键词

照料者 身心压力

照料者每天面对失智失能老年人，需提供全方位的照顾，包括衣、食、住、行，稍有疏忽就会酿成离家外走、烫伤等意外的发生。这使照料者在人力、物力等方面较照顾其他疾病老年人要付出更多，而且因为需要经常处理老年人不断出现的精神行为异常而心力交瘁，长此以往甚至会出现焦虑、抑郁、躯体不适等身心问题。

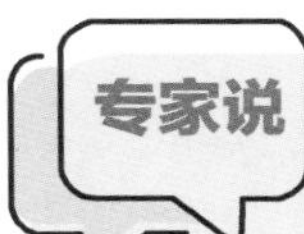

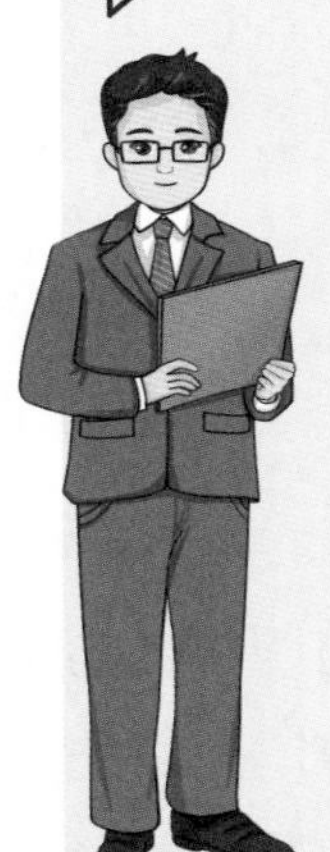

照料者压力的来源有哪些

1. 心理压力 照料者除了担心失智失能老年人会有安全方面问题，还要随时应对老年人的一些“失常”举动，如疑心、妄想、喜怒无常等，时刻都处在提心吊胆的状态之中。此外，面对毫无好转希望的老年人，在不断地付出中却看不到希望，经常会使照料者产生强烈的挫败感和失落感。

2. 生理压力 照顾失智失能老年人的工作繁重琐碎，很多老年人昼夜颠倒，行为异常，甚至大、小便不能自理，照料者也要配合老年人的起居，很多时候需 24 小时“在岗”。繁重的护理、长期不规律的生活会造成照料者睡眠不足、精疲力尽、健康状况下降。

3. 经济压力　对失智失能老年人的照护是长期的过程，老年人家庭的经济压力巨大，包括对家庭人员工作的影响及各种费用的支出，家庭人员需要请假或辞职照顾老年人，还需承担医疗住院费用、康复费用、辅具费用和护理物品费用等。

4. 社会压力　照料者每天投入于失智失能老年人的照顾工作中，准备饭食，喂药、洗澡等工作，无暇分身，没有时间参加自己感兴趣的社交活动，也没有时间与亲朋好友往来，甚至会影响夫妻生活和家庭关系。

（李　沐）

17. 为什么照料者应学会自我调节

护理失智失能老年人是一项长期且艰巨的任务，这对照料者的身心都是极大的考验，维持长时间的高压运转是极为艰难的，首先要照顾好自己，调整好自己，才能够以更好的状态照顾失智失能老年人。

专家说

照料者如何自我调节

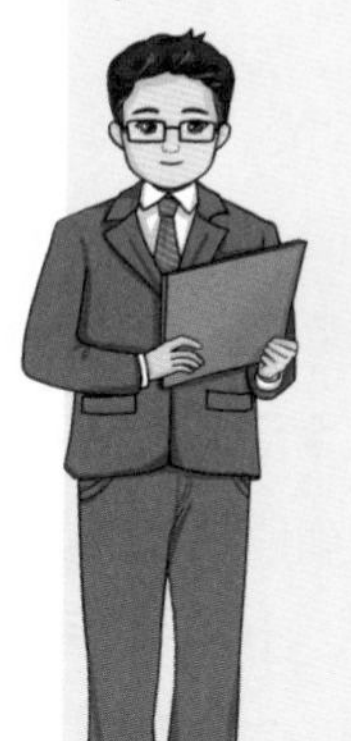

第一，以科学的态度了解失智症的常识和照料技巧；与其他照料者多些交流，分享护理经验，会缓解一些孤独感，知道自己不是孤军奋战，也就会多一些坚持的动力。

第二，尽量不让失智失能老年人的不良情绪影响自己，与其他人一起分担自己的感受、烦恼，甚至是牢骚，也有助于缓解照顾老年人带来的压力，从而保持乐观的情绪。

第三，要看到事物好的方面，多关注失智失能老年人的进步，能提高护理的热情，增强照料者的信心。

第四，合理休息，失智失能老年人可能出现日夜颠倒、四处游走等情况，照料者应留给自己一些时间，使体力和精力得到充分的调整。照料失智失能老年人是长期的任务，不应该只让一个人独自承担所有的重任，有条件的话，家属之间最好能够达成共识，一起照顾，让每个人都有休息调整的时间。

第五，善于求助，在出现经常乏力、缺乏生活动力、倍感无助等不良情况时，应及时向他人求助或请求采取针对性调整治疗。

总之，照料失智失能老年人是一项挑战，照料者应该理解疾病及其预后，并且不能忽视自己的健康，积极寻求和接受帮助，保持耐心和爱心，做出长远可行的规划。

（李　沫）

18. 照料者**晚上睡不好**怎么办

关键词 照料者 失眠 多梦

失智失能老年人认知能力下降，容易出现走失、不能辨别物品或器具等情况，甚至会发生危险，还有些老年人会在夜间活动或是游走，照料者需要长时间进行看护和陪伴，甚至不分白天、夜晚，难以有安稳的睡眠，长期如此可能会导致入睡困难、多梦等，出现失眠的现象。长时间睡眠不足容易导致大脑缺血和缺氧，使身体出现头晕、头痛等多种不适，严重时还可能会影响身体健康。所以，照料者需要注意休息，避免长时间过度劳累和熬夜，防止对身体健康造成影响。

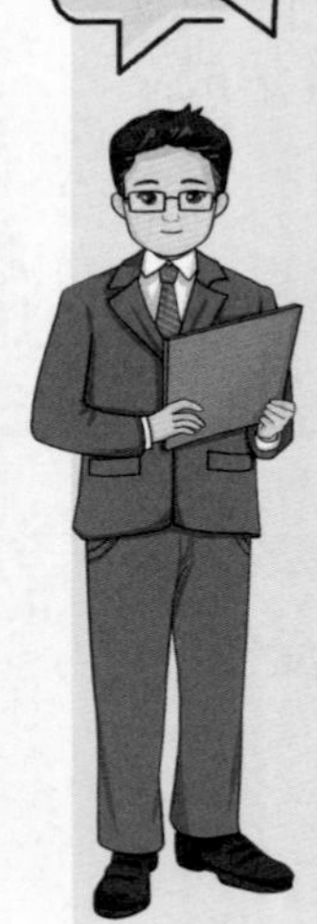

照料者睡不好怎么办

1. 调整心态　如果照料者因为各种原因引起失眠，建议先暂停工作，休息一段时间，待心情平静后再继续工作，否则可能会因为精神紧张、心理压力大等加重失眠，且不利于照护失智失能老年人。另外，最好能有其他家属轮流照顾患者，让照料者有一个缓冲休息时间。

2. 调整生活方式　如睡前饮用一杯热牛奶、热水泡脚，或听舒缓的音乐、向家人倾诉等，有助于放松心情，改善睡眠。

3. 药物治疗 如果通过上述方式无法改善失眠，需及时就医，遵医嘱使用酒石酸唑吡坦、佐匹克隆及苯二氮䓬类药物等。上述药物具有一定的镇静催眠作用，可以缩短入睡时间、增加总睡眠时间，改善失眠。

有些睡眠问题是焦虑或者抑郁伴随的症状，如果经过上述方式失眠仍未缓解，或出现加重，建议及时就医，明确是否存在焦虑症、抑郁症等疾病，可由医师进行心理指导，并联合使用抗焦虑、抗抑郁药物等治疗。

（李 沫）

关键词

焦虑 烦躁 愤怒

19. 照料者出现焦虑情绪怎么办

照顾失智失能老年人通常需要长时间陪伴在老年人身边，缺乏社交生活、娱乐活动和充分的休息，照料者承担的不仅是身体的劳累，更多的是心理压力，如果不能及时调整和

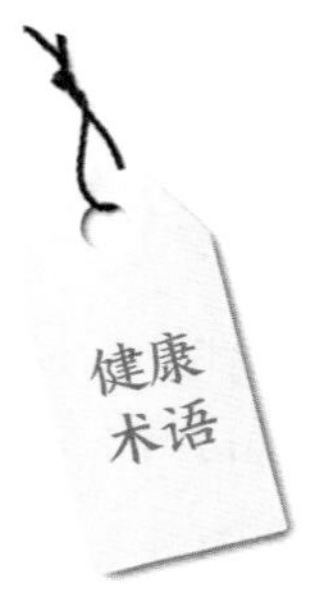

焦虑：是指个人对即将来临的、可能会造成的危险或威胁所产生的紧张、不安、忧虑、烦恼等不愉快的复杂情绪状态。焦虑本身是人类一种正常的情感反映，但是过度焦虑就会形成情感性或生理性的疾病。

宣泄，容易出现焦躁、愤怒等不良情绪。

照料者如何调整自己的焦虑情绪

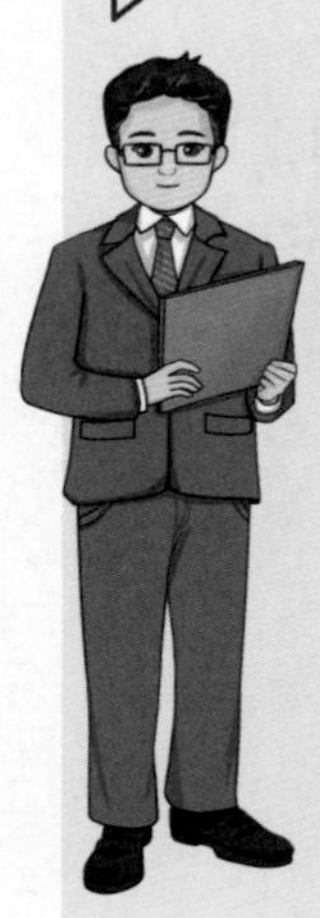

1. 及时识别焦虑情绪 在自己生气和愤怒时，避免与失智失能老年人争辩，先让自己冷静下来或离开所处的环境，避免带着不良情绪照料老年人，以免引起失智失能老年人的紧张和不信任。

2. 有效地进行自我放松 照料者应合理安排自己的作息时间，在可以的情况下每天给自己留出 1 小时的独处时间，可以外出散步、参加娱乐活动或者体育锻炼，舒缓心理压力。

3. 良性的心理暗示 要时刻提醒自己，失智失能老年人出现的喜怒无常等情绪变化是疾病本身所致，并非针对照料者本人。

4. 及时宣泄 保持与亲戚、朋友交流沟通，及时宣泄照料过程中遇到的不良情绪，获得安慰和支持，缓解在照顾失智失能老年人过程中产生的压力。

5. 保持社交 尽量保持原有的正常社交活动，哪怕只是外出买菜途中，与小区的朋友聊天，也有助于缓解照顾失智失能老年人带来的压力。有可能的话，加入社区或者失智失能老年人家属互助群，相互支持，相互帮助，减轻自己的无助感和焦虑。

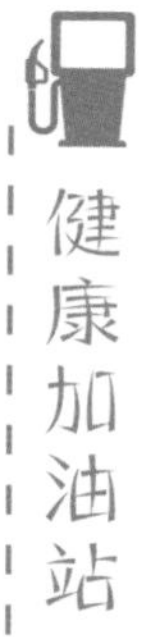

心理减压小妙招——腹式呼吸法

腹式呼吸是一种通过深且缓慢的呼吸方式缓解焦虑、减轻压力、进行放松的简单训练方法，基本步骤如下：①深深吸气 5 秒；②屏住呼吸 5 秒；③缓缓吐气 5 秒；④可以反复练习多组，让强烈的情绪跟随着呼吸慢慢平复下来。

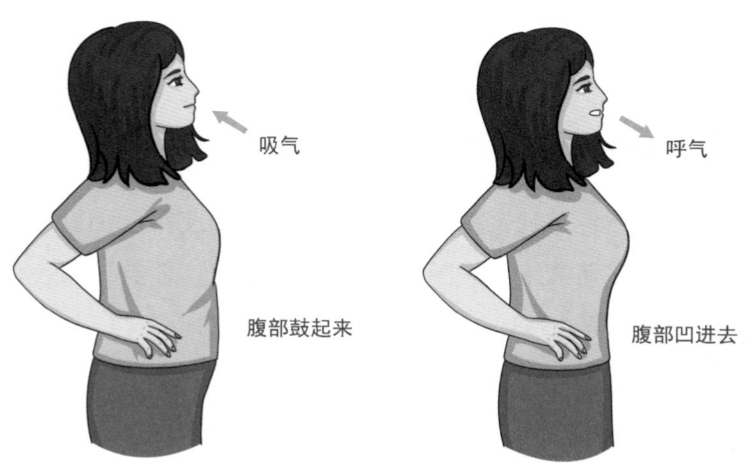

（李　沫）

康养康复系列

20. 照料者出现**抑郁情绪**怎么办

关键词

抑郁 沮丧 易疲劳

照料者在照顾失智失能老年人时会经历失落、社交孤立、失望、孤独，并遭受长期的精神、情感、社会、身体和经济等不同程度的压力，久而久之容易出现情绪沮丧、心情苦闷、悲观无助、兴趣减退等情况，这时需要警惕，照料者可能已经出现抑郁情绪。

照料者出现抑郁情绪怎么办

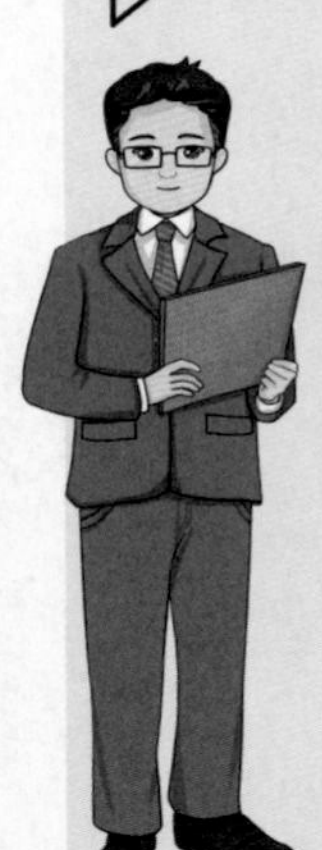

1. 善于倾诉 学会向自己的亲友倾诉和宣泄，消除负面情绪，缓解紧张，发泄怒气。必要时，向心理医师寻求帮助，以便及时调整自己的心态。

2. 注意休息 允许自己休息，寻找适合自己的放松技巧，经过放松休息后，人会更有精神，情绪会更积极，这样会成为更好的照料者。

3. 改变认知 感觉无能为力是造成倦怠和抑郁的首要原因。身为照料者，很容易陷在这种情绪中无法脱离，尤其是当照料者想要改变现况却无能为力时，也许不能改善所面临的情况，但可以转变对现实的感受，多看到事物好的方面，提醒自己，所有的努力都值得。

4. 做让自己快乐的事 把情绪专注在能带来喜悦的事物上，

比如跳舞、冥想、瑜伽、健身，花时间与朋友相处，努力保持自己的兴趣爱好。

5. 寻求互助 通过家属联谊会、心理援助机构、社会工作服务中心等的帮助，加强成员间的沟通与交流，学习照料技巧，保持乐观情绪。

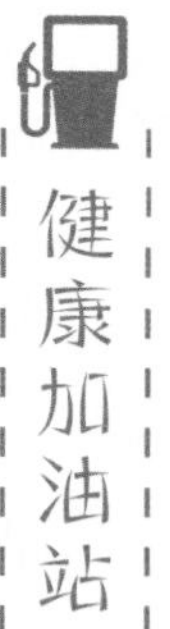

减压赋能小技巧："蝴蝶拍"带你走出情绪旋涡

"蝴蝶拍"是像蝴蝶一样拍打翅膀，好像在与自己拥抱，安慰自己，可以促进心理恢复，增加积极情绪，以下是"蝴蝶拍"的具体步骤。

◎闭上眼睛，想象一些积极词语，比如"舒适、宁静、轻松、喜悦"等，让自己慢慢进入平静的状态。

◎双手臂在胸前交叉，右手放在左上臂，左手放在右上臂，轻轻抱住两侧的肩膀。

◎双手轮流轻拍自己的肩膀（可以从左侧开始，也可以从右侧开始），左一下、右一下为 1 轮。

◎速度尽量放慢，轻柔地拍打 4~12 轮为一组，当一组结束后，停下深呼吸几次，然后进行下一组，直到情绪完全平复，身心充满积极的感受。

（李　沫）

五

失智失能老年人终末期照护

21. 为什么要预防 长期卧床带来的并发症

关键词

卧床 并发症

老年人有可能因为各种各样的原因丧失行走、站立甚至坐起的能力。长期卧床不起的老年人容易出现营养不良、肺炎、压疮、肌肉萎缩、下肢静脉血栓形成等并发症。这些并发症不仅威胁老年人的健康和寿命，也会增加照料难度。

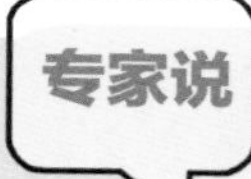

长期卧床带来的并发症如何防治

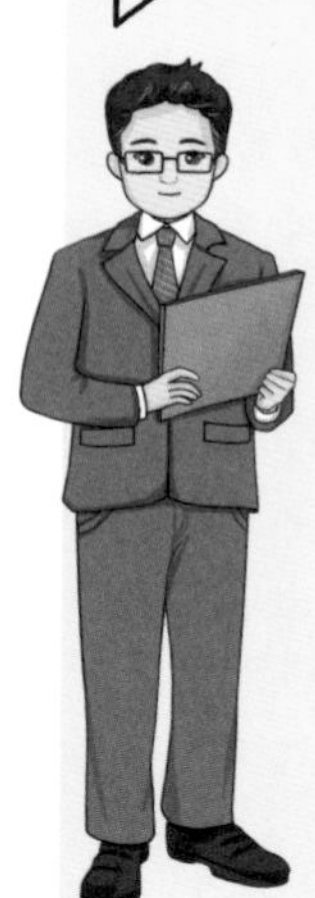

1. 营养不良 有些老年人因为卧床，活动减少，导致肥胖。有些老年人因为吞咽困难、自我照顾能力下降等原因出现进食减少、营养摄入不足，引起营养不良。建议采用增加进餐次数（少食多餐）、改变食物性状（软硬适宜）、增加食物味道（酸甜可口）、营养成分均衡健康的措施，必要时口服科学配方的营养粉和营养液补充营养。

2. 肺炎 老年人虽然卧床，仍然要坚持饭后漱口或刷牙，保持口腔清洁，避免口腔细菌增多后误吸引起的细菌性肺炎。饭后不要立即躺平，避免胃食管反流后误吸；勤翻身拍背；预防感冒。

3. 压疮 鼓励神志清醒且有一定活动能力的老年

人主动进行床上或床旁上、下肢的活动和运动。如果老年人自己不能翻身，建议每 2 小时为其翻身 1 次。必要时使用气垫床等减压装置，预防骨骼隆突部位发生压疮。

如果采取了以上防范措施，老年人仍然出现并发症，应及时就医，接受专业治疗。

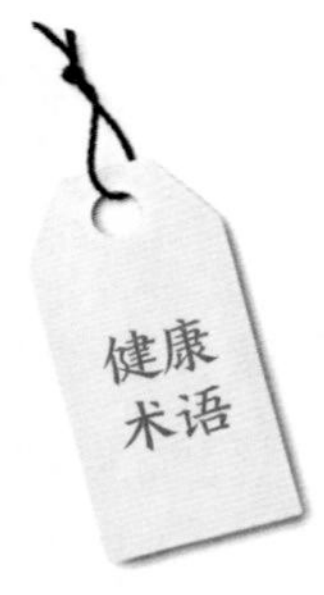

营养不良：广义的营养不良既包含营养低下，又包含超重和肥胖。狭义的营养不良与“营养低下”同义，指非故意体重减轻、低 BMI 或肌肉量减少，通常是由食物摄入或吸收减少，或由急性病 / 损伤及慢性病导致潜在炎症引起的。

吸入性肺炎和坠积性肺炎：长期卧床的老年人容易发生吸入性肺炎和坠积性肺炎。吸入性肺炎是指口咽部分泌物和胃内容物反流吸入至喉部和下呼吸道，吸入量较大时可引起急性化学性吸入性肺炎；吸入量小且将咽部定植菌带入肺内，可导致细菌性吸入性肺炎。坠积性肺炎是因为卧床老年人不能自主活动，由于重力作用，痰液容易沉积在肺的底部，形成坠积性肺炎。

（吕继辉）

22. 为什么要**缓解**失智失能老年人**生命末期的痛苦**

关键词

失能 失智 生命末期

随着年龄的增长，老年人的身体功能逐渐退化，甚至多种疾病缠身不能自理，需要他人照料，这对自信和自尊都是很大的挑战。尤其是随着健康状态每况愈下，感觉死亡越来越近，除了身体上的痛楚，内心难免产生恐惧。这种对死亡的担忧和恐惧是人的天性，但过度痛苦会给生活质量带来额外的不良影响，需要家人帮助失智失能老年人缓解生命末期的痛苦。

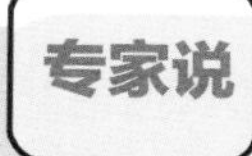

如何缓解生命末期的痛苦

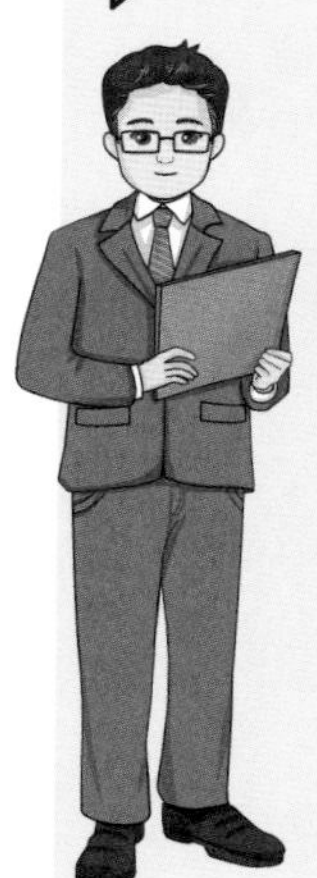

在躯体方面，我们应该积极设法减轻失智失能老年人的不适。除了基础疾病的治疗，日常照护也很重要，比如家人要在医务人员帮助下减轻老年人的疼痛、润滑干燥的口腔、缓解便秘、补充水分和营养。在心理方面，生命末期的老年人应该得到心理慰藉和疏导。死亡教育的普及是必要的，我们要清楚地认识到生老病死是人类的自然规律，任何人终会归于自然，如同人在诞生之前的漫长岁月。另外，尽量将生活内容丰富充实起来。可以把对于离世的未知恐惧转化为具体的行动，比如完成未了的心愿，向亲朋好友们道爱、道谢、道歉、道别。多与豁达的亲友交流，看到有人更坦然乐观地看待和接纳死亡，也能减少自己对死亡的恐惧感。

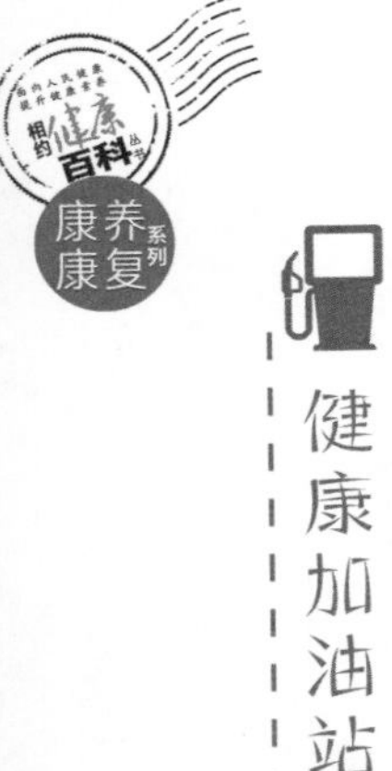

健康加油站

死亡临近时如何进行心理调适

当得知生命即将走到尽头，应该进行积极的心理调整。首先，要认识到生老病死是正常现象，与四季更替、日升月落的自然规律一样，并不是意外、失败和对自己的惩罚。其次，良好的社会关系，尤其是亲密关系，会给生命末期的人们强大的精神慰藉。有的老年人会将自己未完的事业、对未来的期盼寄托到后代和亲人身上，这种代际联系、延绵不息的子嗣传承可以提供满足感，使人在告别这个世界时仍心存希望，获取安宁。有信仰的老年人在面对死亡时，可以通过宗教信仰获得内心平静。若有条件，可以帮助老年人完成相应的告别仪式，让老年人和家属完成心理上的告别。

（吕继辉）

23. 如何权衡鼻饲的利弊

有的失智失能老年人失去经口进食的能力，为了保证营养摄入，被医师告知可以考虑鼻饲。

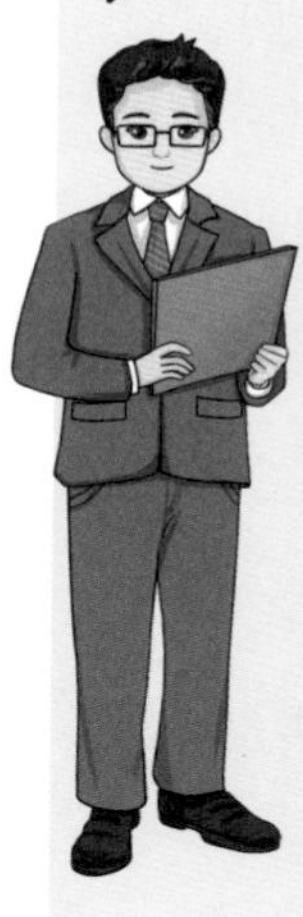

鼻饲的好处是不能经口进食的老年人能继续保证营养供应，对维持生命和疾病康复有利。鼻饲的弊端是老年人会有咽部异物感，有可能为了避免自行拔出鼻胃管而被约束，带来约束的并发症。接受鼻饲的老年人因胃食管反流发生误吸甚至吸入性肺炎的风险更高。

老年人该不该接受鼻饲应该根据精神和身体情况综合考虑，权衡利弊。如果老年人患急性、可逆的疾病，预估短期鼻饲，病情好转后有望拔除鼻胃管，恢复自主进食，最好克服短期不便，接受鼻饲补充营养，等待疾病康复。目前多数国家和地区的指南都不建议对重度失智症或生命末期老年人长期鼻饲，因为这样会增加老年人的痛苦和负担。

是否鼻饲，要结合医师的意见、老年人的健康状况和营养需求、鼻饲的预期效果和接受程度、家庭支持、个人偏好和价值观等因素做出决定。

关键词

鼻胃管　鼻饲

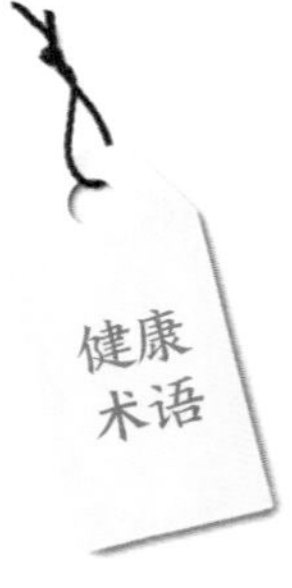

鼻饲： 用导管通过鼻腔、咽和食管向胃内输送流质，如匀浆饮食、水、口服药物，以维持必需的营养或作为达到治疗目的的措施。

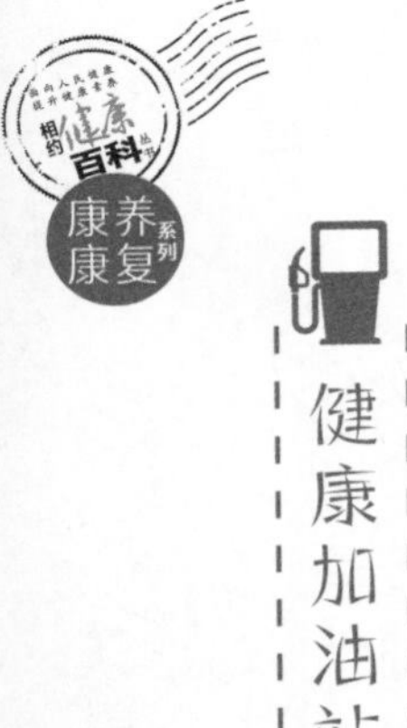

鼻饲的注意事项

1. 确认鼻胃管在胃内方可喂食。在留置鼻胃管时，护士已经确认过鼻胃管的位置，一般情况下鼻胃管不会移位，但如果喂食过程中老年人突然出现呛咳、憋气的情况，应立即停止喂食，按呛噎急救或送医。

2. 每次喂食或喂药前后均应灌注约 30 毫升 35~40℃温开水，保持管道清洁、通畅。

3. 需翻身吸痰者应先翻身或吸痰后，再喂食，以免引起呕吐或呛咳。

4. 初下鼻胃管者喂食量和速度应循序渐进，一般每次喂食量不超过 250 毫升。

5. 喂食时，患者的头部与胸部至少要抬高 30°，鼻饲后 1 小时以上才能平卧，以防胃食管反流。

6. 长期鼻饲者，应每日进行两次口、鼻腔护理。

7. 食物应温度合适，可以将饮食滴于腕关节内侧皮肤上，以不感觉烫为宜。

8. 可以将日常食物磨碎成匀浆进行鼻饲，也可以根据营养师的建议选择配方营养液或营养粉。

（吕继辉）

24. 为什么要**安抚**临终老年人的**家属**

关键词

安抚　临终　家属

失去亲人的心理打击是沉重的，特别是老年人猝死或者意外离世时，家人承受的心理冲击更大，由此带来的哀恸反应可能会更强烈，持续时间更久。尤其是夫妻之间，顿失伴侣后生活将发生重大变化，如果没有及时做好心理调整，不良情绪严重时会危害到身心健康，引发焦虑、抑郁。因此，其他亲友要学会安抚临终老年人家属。

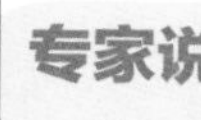

亲人离世后如何进行心理调适

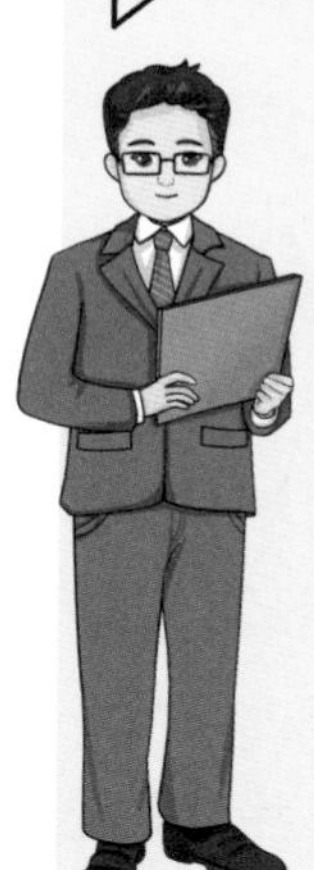

首先，要接受亲人离世的事实，不用刻意避讳谈论去世的亲人。如果感到哀痛和悲伤，或者思念亡故的亲人，可以向值得信赖的亲友倾诉或发泄出来。要知道这是正常的过程，不用感到不好意思。其次，尝试重新适应新环境和新的家庭结构。坦然接受自己需要时间和空间调整，重新找到生活的节奏和重心，甚至建立新的人际关系。如果一直不能回到现实中，建议寻找专业的心理医师进行干预。

周围的人应该给逝者家属足够的关心和照顾，必要的心理支持和陪伴能够减轻丧亲的哀伤。如果家属看到逝者的遗物后睹物思人，不断地强化思念之情，

加深精神上的痛苦，可以尝试把一些遗物暂时收起来，将注意力转移到现实和未来的生活中。试着安慰家属积极地调整生活方式，鼓励其重新投入兴趣爱好中，减少对过去生活的眷恋。当家属思念逝去的亲人时，可以陪伴其翻阅照片，抚摸亲人用过的物品，一起回忆以前相处的美好时光，在一定程度上能使心理得到慰藉。

（吕继辉）

25. 为什么做好**预嘱**能**减少遗憾**

当老年人失智失能严重到一定程度时，难以表达自己对当前治疗的意愿，家属常会犹豫不决，该不该积极抢救？要不要接受有创检查和治疗？是不顾一切延长寿命还是更在意生活质量？如果老年人在健康或是意识清醒时签署或表达过自己在不可治愈的伤病末期乃至临终时是否接受某种医疗护理干预的意愿，也就是医疗预嘱，将大大减少本人的遗憾和家属的犹豫。医疗预嘱也被称为生前预嘱，在我国尚处于推广和有待普及落实阶段。

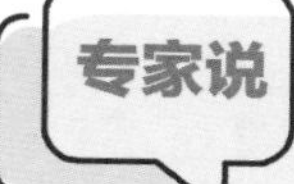

医疗预嘱包括哪些内容

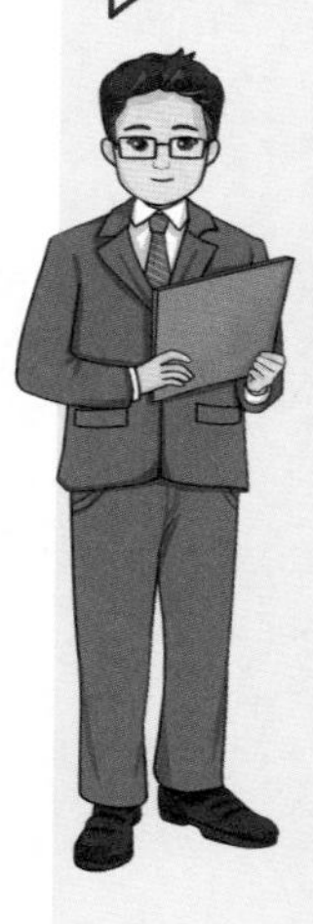

医疗预嘱的内容包括临终时是否想接受某些救护措施，通常含有“五个愿望”：①我要或不要什么医疗服务；②我希望使用或不使用生命支持治疗；③我希望别人怎样对待我；④我想让我的家人和朋友知道什么；⑤我希望谁帮助我。

医疗预嘱提倡人们尽早、全面了解缓和医疗，在无可挽回的生命末期自主选择干预方式。需要强调的是个人意愿表达，并没有对错之分，虽然人们越来越倡导缓和医疗所指向的放弃一些过度抢救、治疗，以尽量自然的方式离世，但是另外的选择也会被尊重。

生前预嘱与安乐死无关，它不会采取主动加速死亡的做法，而是让本人在有能力做出决策时对将来要面临的生命末期的医疗方式提前做出选择。建议在与亲友充分讨论的基础上制订生前预嘱，也可以咨询医务人员。如果改变想法，文件中所有已填写的内容可随时修改和撤销。北京生前预嘱推广协会等社会团体正在积极推广生前预嘱的知晓率，倡导生前预嘱文件的法律效力。

推广生前预嘱的主要目的是鼓励人们能尽早开始接受死亡教育，思考失智失能乃至生命末期可能面临的事情，能够自主地对临终做出安排，尽量按照自己的意愿离世，减少家人的矛盾和犹豫，让告别变得更加从容和有尊严。

（吕继辉）

六

家居环境改造

26. 为什么要为失智失能老年人布置舒适的卧室

关键词

卧室布置 认知障碍 生活质量

失智失能老年人身体功能下降，活动能力减退，舒适的卧室可以为他们提供良好的生活环境，获得更好的休息，提高生活质量。此外，失智失能老年人往往存在认知和行为方面的障碍，引发焦虑、抑郁等情绪问题。温馨、舒适的卧室可以缓解不良情绪，使他们感到更加平静和舒适。对于患有慢性疾病的失智失能老年人，舒适的卧室环境可以促进身体康复，有利于病情好转。因此，为失智失能老年人布置舒适的卧室是非常必要的。

专家说

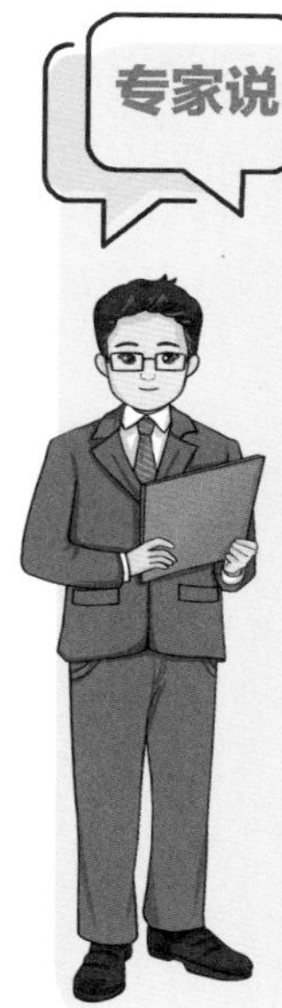

失智失能老年人多已进入中高龄，视、听、触、嗅等感觉逐渐衰退，对环境事件的反应力变弱，尤其是起夜时，极易发生跌倒等严重不良事件。舒适合理的卧室有助老年人利用现存的能力，提高自理水平，减少起夜时跌倒的风险，同时可以帮助其建立自信心，并减轻照顾者的负担与压力。此外，通过用装饰品对卧室进行布置，如摆放旧物，可以让老年人回忆过往的生活、强化原有记忆、改善情绪，并减慢记忆退化进程。

健康加油站

失智失能老年人容易对颜色与光暗对比产生错觉，影响判断能力。因此，地板最好选用不反光的材质。光线不宜过于明亮刺眼，应安装既可以照明又相对柔和的夜灯。如果室内没有卫生间，可在角落放置坐厕椅，方便起夜。装饰不宜过多，也不需常换，以免使失智失能老年人的记忆出现混乱。一般应为失智失能老年人选择床头可以抬起、双侧带护栏的床。床头应靠墙或墙角，床腿底部应采取固定装置，床旁应有充足的轮椅回转空间，床的高度应利于老年人进行床与轮椅之间转移。对于非轮椅使用者，床的高度应以老年人坐在床边时，髋、膝、踝关节保持约 90°，双足能平放在地面上为宜。如果是卧床老年人，应采用电动起立床，便于转移及预防长期卧床并发症的发生。衣柜及储物柜高度合适（使用者如果能够站立，高度以 65~185 厘米为宜，用轮椅者以 55~135 厘米为宜），深度不宜超过 60 厘米。

（方伯言）

27. 为什么要为失智失能老年人营造**安全的卫生间环境**

关键词
卫生间改造 平衡功能障碍 转移困难

失智失能老年人往往存在活动能力下降、平衡功能障碍、转移困难等问题，在进行洗漱、洗澡、如厕等日常活动时容易发生意外，如碰撞及跌倒等。这些意外不仅会给老年人造成损害，还会加重家庭的经济负担。因此，为失智失能老年人营造安全的卫生间环境具有重要意义。

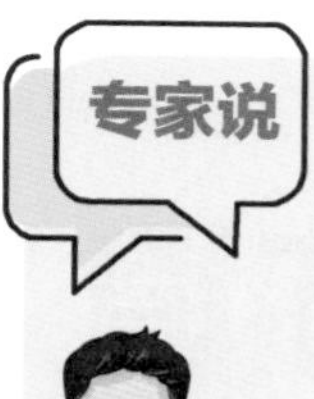

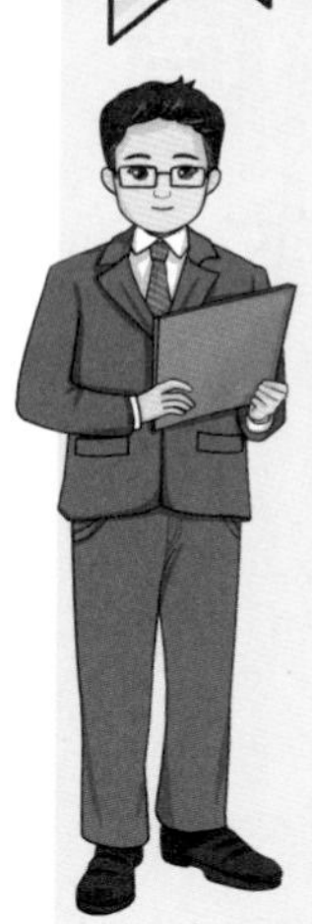

对于失智失能老年人，卫生间环境的安全性是影响他们日常生活的重要因素。由于认知功能减退和行动能力受限，他们可能会对卫生间的设施和布局感到困惑和不安，从而发生碰撞、跌倒等不良事件。这些不良事件可能会引起各种并发症，如骨折、脑损伤等，对他们的健康产生严重影响。因此，一个安全、易用的卫生间环境可以减少不良事件的发生，保障他们的安全。此外，一个安全的卫生间环境可以帮助失智失能老年人更好地进行日常生活活动，如洗漱、洗澡、如厕等。这不仅可以提高他们的生活质量，也有助于增强他们的自尊心和自信心。

良好的卫生间环境应为地面平整、无高度差、不积水，采用防滑、缓冲材料，或安装防滑垫；洗手盆

底最低处不应低于 60 厘米，可供轮椅出入；坐便器距地面高 40~45 厘米，容易在坐便器上坐下和站起，坐便器周围有可以抓握的固定扶手，坐便器前、坐便器两旁或至少一侧有足够的移动空间，坐在坐便器上可以轻松拿到纸巾；如为蹲便池，可备坐厕椅供老年人使用；淋浴空间易于进入，有折叠椅或可移动的淋浴椅，墙面应安装扶手，扶手抓杆直径为 28~32 厘米，比走廊使用的扶手细，更容易抓握，置物架伸手可及，花洒的高度可以任意调节；最好安装紧急呼叫装置并教会老年人使用。

（方伯言）

28. 为什么**改造厨房环境**才能发挥失智失能老年人的最大潜能

厨房是家庭烹饪的场所，通常空间有限，而且灶具炊具众多，水源、电源、火源兼备。在厨房里，失智失能老年人容易感到混乱，甚至引发跌倒、失火、触电等意外伤害。对于失智失能老年人，改造厨房环境可以帮助他们发挥最大潜能，提高自理能力，减少对他人的依赖。

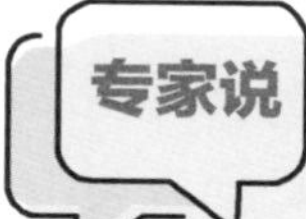

厨房改造的重要性

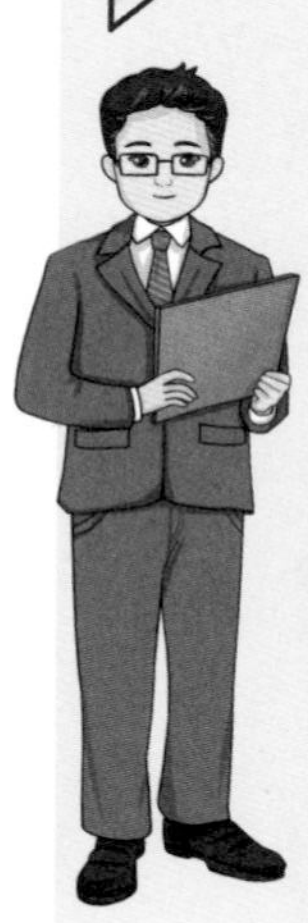

厨房是一个兼具功能和社交的场所，需要综合运用视觉、听觉、触觉等多种感官进行操作。此外，在进行烹饪等活动时，不仅需要精细动作的参与，而且要求认知活动的参与。因此，一个适宜的厨房能够让老年人安全地进行烹饪活动，能够给予老年人综合全面的刺激，发挥其最大潜能。具体而言，厨房改造的重要性体现在以下几方面。

1. 安全性 通过改造厨房，例如增加扶手、防滑地板等，可以降低老年人在厨房中发生意外的风险。

2. 自主性 通过优化厨房布局和设计，可以使老年人更轻松地使用厨房设备，更独立地完成日常烹饪任务，不仅能提高他们的营养摄入和健康水平，还可以提高他们的自尊心和自信心。

3. 社交互动 厨房往往是家庭活动的中心，改造厨房环境有助于老年人与家人和朋友保持更紧密的联系，从而促进他们的心理健康。

厨房改造建议

地板应防滑；橱柜高度适宜，且可灵活调整；灶台距离地面高度适中，下方有足够的空间可供坐位或坐轮椅使用时腿部活动；水槽或操作台面距地面 75~80 厘米，或设置可升降的操作台，操作台下容量空间净宽度及高度均应不小于 60 厘米，深度不小于 25 厘米，可为使用轮椅者提供足够的空间。操作台面表面光滑且为耐热材料，边缘无锐角，有足够的照明，水龙头为拨杆式开关。为保证用火、用水安全，可以安装智能保护装置，防止因遗忘或者操作不当引发火灾、漏水等事故。

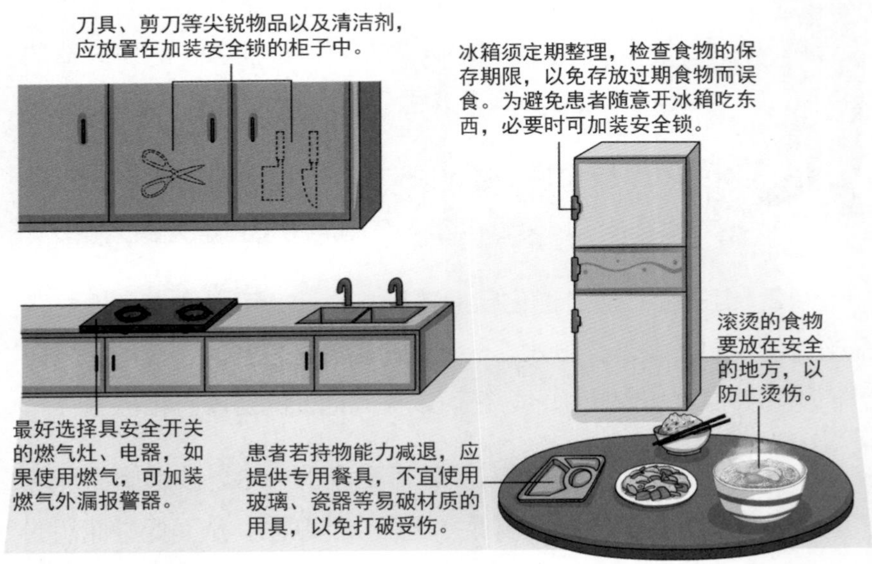

厨房：为避免患者进出厨房受伤，必要时可将厨房上锁。厨房地板应注意保持干净与防滑，以免跌伤。

（方伯言）

29. 起居室环境改造需要注意哪些事项

关键词

起居室改造 环境刺激

失智失能老年人存在活动能力下降、认知减退、事物分辨能力减退等功能障碍，在进行休闲娱乐活动时易发生跌倒、磕碰、记忆混淆等危险。起居室是失智失能老年人居家进行娱乐活动的主要场所，应对起居室环境进行改造，以适宜老年人进行休闲活动。良好的起居室环境能够保证老年人从事活动时的安全性，改善老年人的情绪和认知，增加其参与家庭活动的意愿，提高其参与的积极性，进而改善其生活质量。

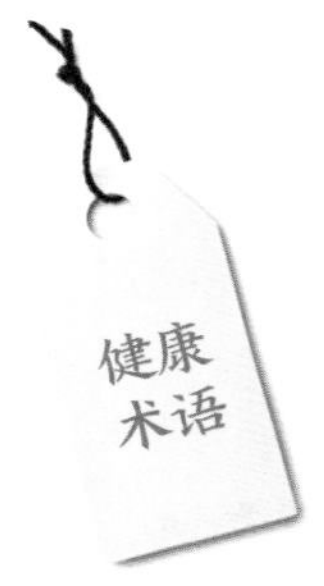

环境刺激：指来自环境的各种物理、化学、生物等因素对生物体产生的刺激。在医学中，环境刺激可以对人的生理和心理健康产生影响，良好的环境刺激可以使人心情放松，令人有更好的认知表现，如舒缓的音乐、柔和的光线等；不良的环境刺激可能会加重认知障碍，令人焦虑、抑郁，如噪声、刺鼻气味、过于闷热的环境等。

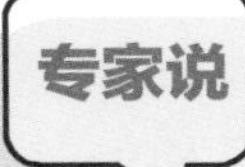

起居室环境改造注意事项

1. 简化布局 减少家具和装饰品的数量，使空间更加宽敞，方便行动。

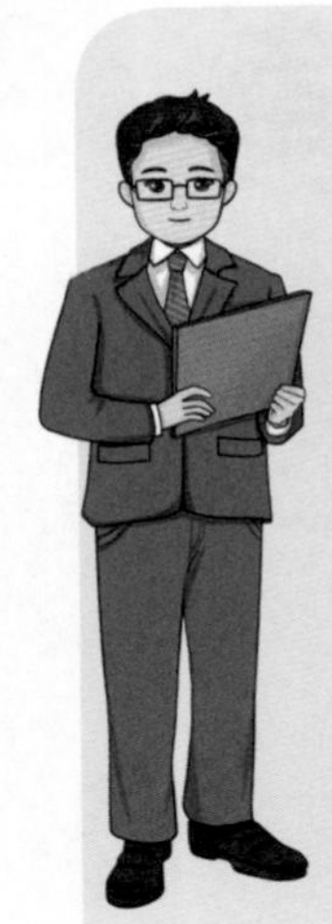

2. 坐具适宜 坐具面对门厅方向，沙发不过软、过深、过矮，方便老年人坐下和站起，保持沙发前的茶几与沙发之间的距离大于30厘米，保证进出时不会磕碰。

3. 时间现实感提示 摆放日历、时钟，且字体宜大，最好只有简单数字，不要有过于复杂的内容在日历或时钟上。室内可以依照季节气候摆放不同的盆栽或装饰。

4. 增加照明 使用明亮的灯光，避免出现昏暗的角落，预防跌倒。

5. 使用防滑材料 地板、墙壁和家具表面应使用防滑材料，地毯应尽量去除，防止滑倒。

6. 安装扶手 在楼梯、墙边等位置安装扶手，方便行动不便的老年人使用。

7. 设置安全出口 确保起居室有明显的安全出口，方便紧急情况下撤离。

8. 设置紧急呼叫按钮 在起居室设置紧急呼叫按钮，方便在老年人需要帮助时可以快速联系到家庭成员进行救助。

（方伯言）

30. 为什么房屋周围环境也需要改造

失智失能老年人由于认知、身体、视力等多种功能下降，可能面临各种安全与生活方面的挑战和危险。因此，对失智失能老年人房屋周围环境改造是提高老年人社会参与度、提高其生活质量及减少并发症的重要环节。

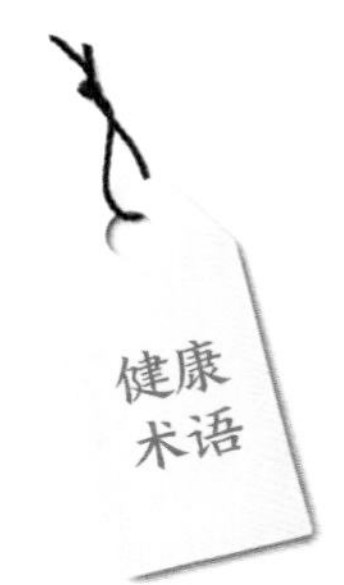

社会参与度：是指一个人或群体在社会中的参与程度，包括参与社会事务、社交活动、志愿活动、政治活动等。社会参与度可以反映一个人或群体对社会的关注程度、社会责任感和公民意识。

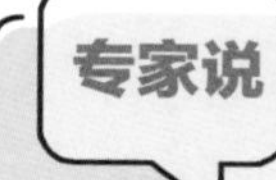

改造失智失能老年人房屋周围环境可以帮助他们更好地适应生活，提高他们的生活质量，并减轻照顾者的负担。在对房屋周围环境进行改造时，应注意以下几方面。

1. 室内和室外的无障碍设施　失智失能老年人可能需要使用轮椅或助行器，因此需要确保他们的房屋和周围区域有足够的无障碍设施，例如宽敞的门道、斜坡、扶手等。

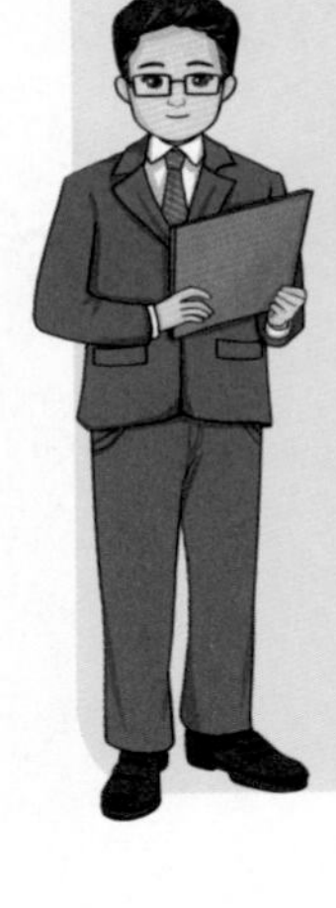

2. 安全设施 失智失能老年人可能会有迷路或走失的风险，因此需要在房屋周围安装安全设施，例如安全门、安全网、监控摄像等。

3. 环境刺激 失智失能老年人可能对环境刺激比较敏感，因此需要减少周围的噪声、光线等刺激，或者增加一些有益的环境刺激，例如花园、宠物等。

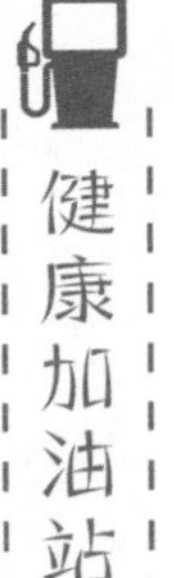

健康加油站

房屋周围出入口的改造

房屋周围出入口应有良好的照明。在住宅楼首层出入口修建无障碍坡道，加装走廊、楼道扶手，安装语音对讲门铃、闪光铃或可视门铃（高度不超过 1.1 米）。带院落的家庭院内至户外通道地面平整、硬化。出入口上部应设置有排水结构的雨棚，深度不宜小于 1.2 米。消除从门周围道路到玄关的高度差，由缓步台阶或坡道过渡。房门应便于轮椅通过，无高度差或门内、外高度差不大于 1.5 厘米，并以斜面过渡，门前后均留有不低于 1.5 平方米的空间供轮椅回转。

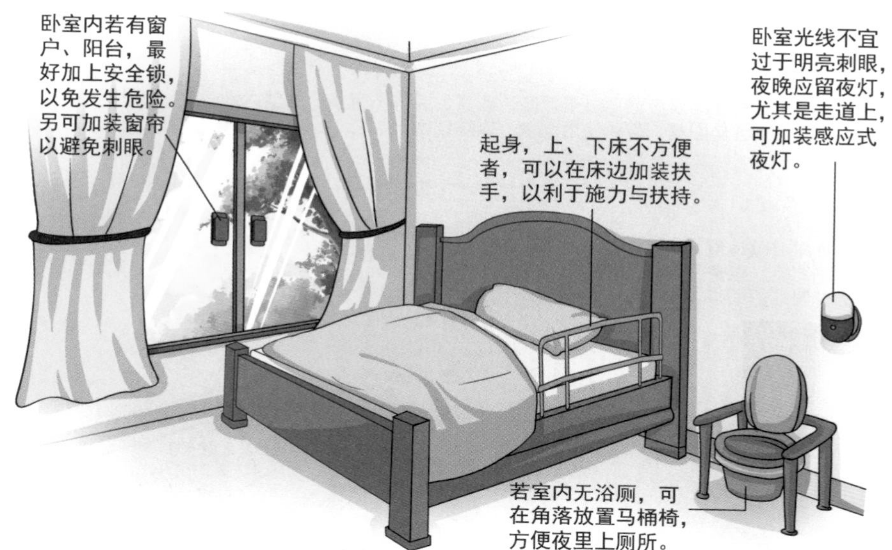

卧室：墙壁的颜色与装潢不宜复杂，色系不宜过于鲜艳，布置与摆设应简单。

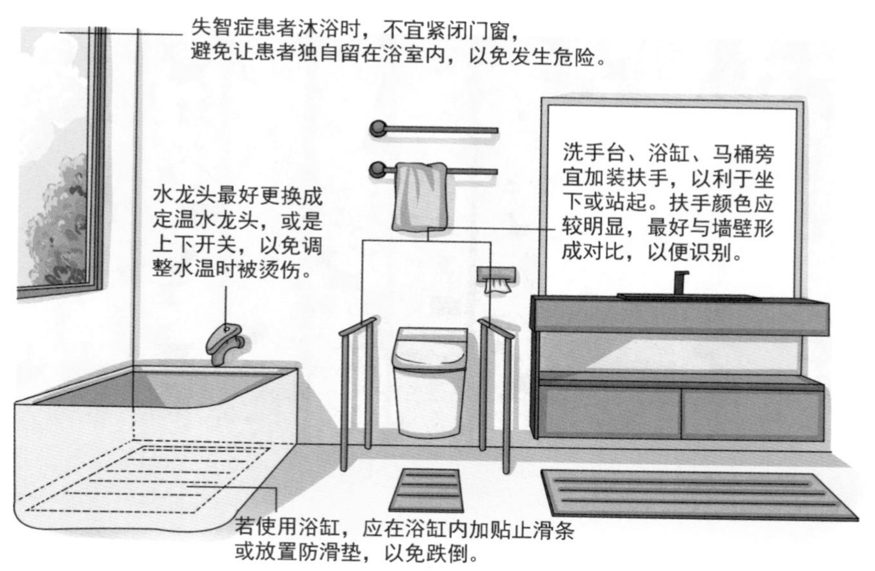

卫生间：保持浴室地板干燥，或贴上止滑条以免滑倒。

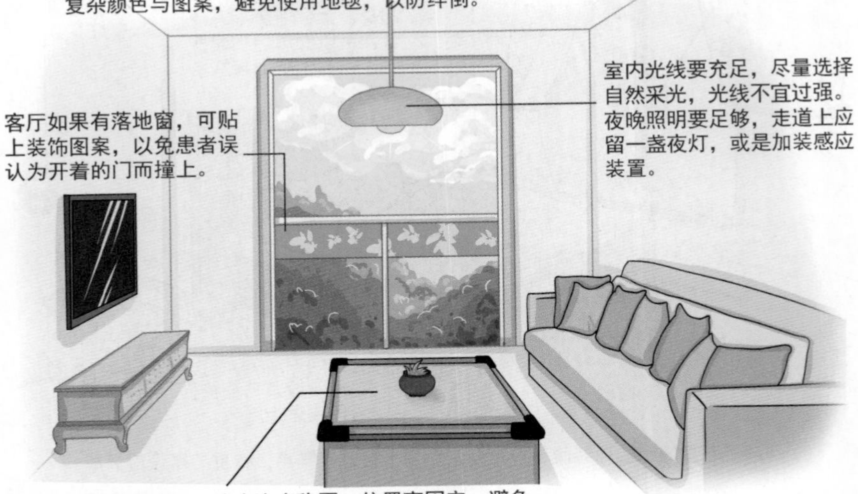
客厅：客厅装潢应避免过于复杂，家具、装饰不宜多，墙壁、地板不宜使用复杂颜色与图案，避免使用地毯，以防绊倒。
室内光线要充足，尽量选择自然采光，光线不宜过强。夜晚照明要足够，走道上应留一盏夜灯，或是加装感应装置。
客厅如果有落地窗，可贴上装饰图案，以免患者误认为开着的门而撞上。
家具、装饰物品的摆放应注意稳固，位置宜固定，避免经常变换位置。家具若有尖锐角，应加上防撞保护条，以防撞踢。桌上不宜放置易碎物品，如玻璃或水晶制品。

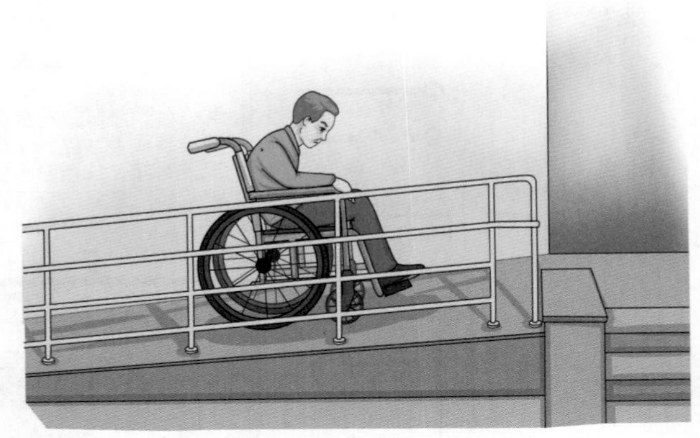

（方伯言）

七

如何选择
长期照护机构

31. 为什么居家照护与机构养护各有利弊

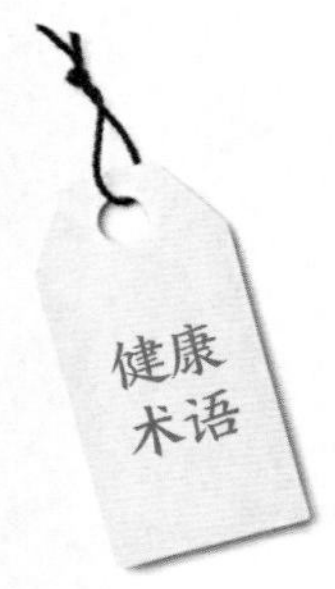

机构养老：是利用养老机构开展养老服务的商业形态。养老机构是指建设床位在10张以上，且经过民政部门备案的各类养老服务设施，包括敬老院、养老院和养护院等。

老年人失智或失能后，生活能力下降，不能自理，需要他人照顾才能保证安全和生存。那么，居家照护和入住长照机构接受养护各有什么优缺点呢？老年人及其家人最好了解居家照护和长照机构的利弊，才能做出最适合自己的选择。

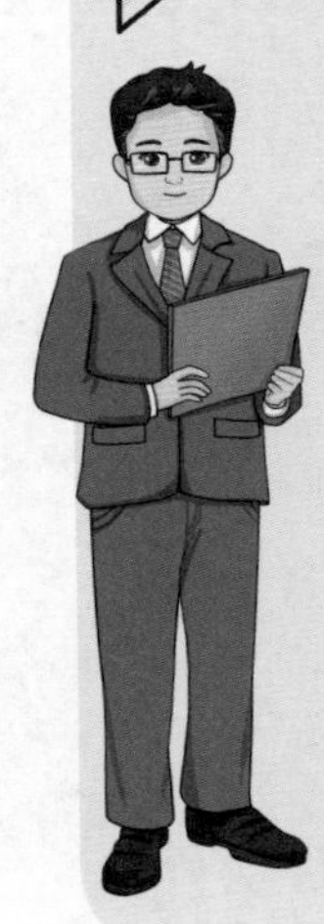

目前，我国老年人养老主要包括两种场所——居家养老和机构养老。

1. 居家养老 家庭是老年人最熟悉和依恋的环境，与亲人朝夕相伴也能最大程度地享受亲情，相对也是最节约的方式。居家的同时，也可以接受上门洗浴、备餐和择时照护服务。有的社区还有老年人助餐服务站点和日间照料中心，作为居家养老的补充。居家养老是大多数中国老年人的首选，以上海为例，居家养老的老年人大约占97%。但是家庭照护会给家庭成员带来照护负担，特别是当老年人需要长时间和复杂护理时，居家照护无法提供某些专业、复杂的护理服务，独居、空巢老年人居家更容易出现孤独和缺乏照料的情况。所以，家庭不能满足所有老年人的需求。

2. 机构养老 集中为老年人提供生活起居、医疗保健、文化娱乐等综合服务。机构养老的优点是老年人身边都是同龄人，容易结交朋友；有受过专业培训的照护人员，一旦身体发生异常状况更容易被发现和送医；饮食比家庭多样和规律；组织的集体活动较多，选择多，也更方便参加。机构养老的缺点是需要适应新环境、适应新邻居或室友，绝大多数机构需要缴纳费用。

所以，居家养老和机构养老的选择可以根据老年人的自身情况和家庭条件综合考虑，必要时可以试住养老机构进行比较。

（吕继辉）

32. 为什么医疗机构**不是**失智失能老年人的**“保险箱”**

很多老年人患有慢性病，时而加重，会反复到医院就医。所以，有的老年人希望一直住院，但老年人并非住院时间越长越好，医院不

是防病保命的“保险箱”。

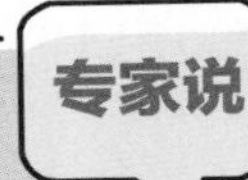

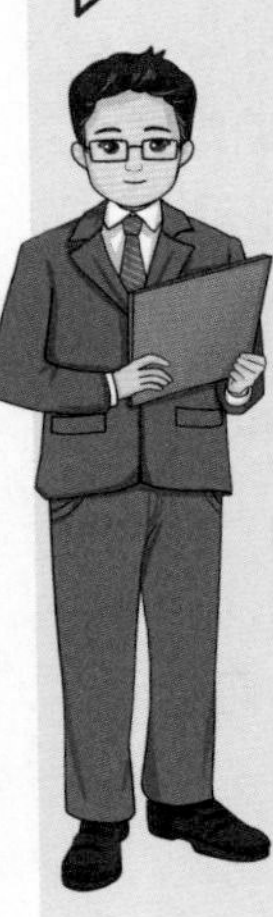

老年慢性疾病分为急性发作期和相对稳定期。医院是着重处理急性疾病与慢性疾病急性发作期的场所。短期住院治疗可以进行系统全面的检查，制订专业的治疗方案，对老年人和家属进行疾病教育，为出院后的长期控制和照护提供指导。一旦老年人病情稳定，达到出院标准时，就应转归社区卫生机构或家庭继续康复。熟悉、舒适的家庭环境和家人的亲情照料，更有助于老年人功能恢复。住在自然人群的社区比住在老年人集中的医院更能增强生活信心，保持独立生活能力。

医院局促的空间和密集的医疗活动往往使老年人活动减少、卧床时间增多，促使其器官衰竭、肌肉萎缩和骨量减少。医院的生活和饮食条件很难满足不同人的个体化需求，住院更容易使老年人睡眠不足和食欲下降。长期住院远离家人，老年人会感到孤独、落寞，甚至产生被遗弃感，不利于疾病恢复。老年人抵抗力弱，医院内交叉感染发生率比社区高。

因此，医院不是“保险箱”，住院期间经过治疗病情稳定后应该适时出院，定期复诊，才有利于巩固治疗成果。

关键词

医疗机构　长期住院

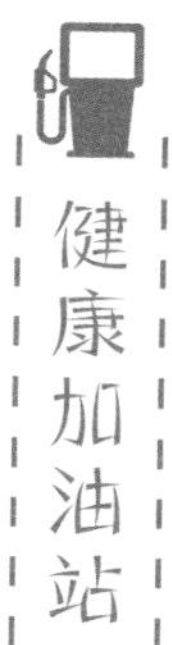

怎样对住院抱有合理的期待

住院老年人都希望病房环境好，医务人员水平高、态度好、随叫随到，最好花最少的钱尽快治愈疾病。但老年人一般患多种疾病，许多疾病（如高血压、糖尿病、冠心病等）不能完全治愈，需要长期控制，也可能在住院过程中检查发现了新的疾病，或者原有疾病因治疗效果不好而加重，甚至危及生命。医学的局限性永远都是客观存在的，医院的角色只是帮助，而不是承诺。老年人和家属要在与医师积极沟通的基础上，做到对住院抱有合理期待，相信医务人员会尽最大努力帮助自己，又要有接受客观规律的勇气，与医师携手共渡难关才能达到最好的效果。

（吕继辉）

33. 如何选择**最适合**老年人的**长照机构**

很多老年人因为孤独或者失能，需要入住长期照护机构。家属和老年人在考虑长照机构时，既要了解自己的需求，包括饮食需求、独

居或群居偏好、活动喜好、护理需求，又要了解机构的功能，包括环境、服务理念和探访政策，才能选择满意的长照机构。

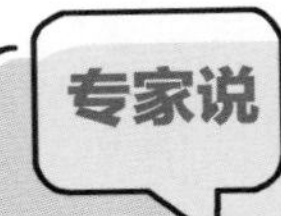

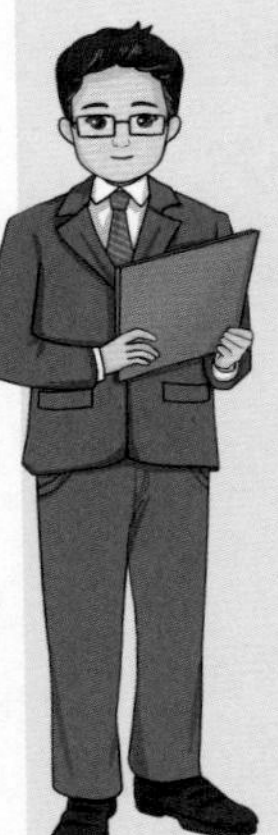

在为老年人选择长期照护机构时，应该注意以下条件。

1. 环境方面 房间设置简洁，光线充足，物品少，地面有防护处理，以免跘倒。厕所配有坐便器和扶手。床不宜过高，便于上、下，同时设有床档，防止老年人坠床。房间要设有标识，尽可能帮助老年人准确、方便地识别方向，具备一定活动空间，可以进行功能训练和必要的娱乐活动。

2. 管理方面 照护机构可以对入住的老年人进行全面细致地了解和评估；根据老年人的具体情况进行分区管理，如设立痴呆照护专区；照料者接受过专门的培训，具备一定的护理知识和应对技巧。与医院有双向转诊联系或是周边具有较好的医疗资源，保证老年人病情变化时能得到及时救治。

3. 结合老年人的具体情况进行选择 照护机构最好能够提供适合老年人参加的文体活动，餐饮条件能满足老年人的需求。最好离家不太远，方便家人探望。

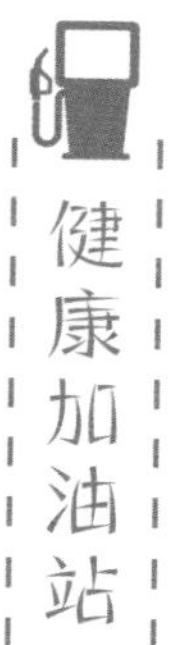

在长期照护机构中怎样与邻里建立良好关系

养老机构中的老年人虽然年龄近似，但拥有着不同背景、工作经历和人生阅历，性格、爱好和习惯不同。晚年生活在同一环境中，难免需要互相了解和适应的过程。在相处中要平等互助，取长补短，学会欣赏别人的优点并包容别人的缺点。在集体活动时尝试结交新朋友，分享养生、保健和生活技巧。对于看不惯、不欣赏的人和事不必较真和在意，切忌私下议论他人。只要敞开心扉、勇于接纳、求同存异，相信老年人很快就能适应新环境，与其他老年人和谐、快乐相处。

（吕继辉）

34. 为什么送老年人到长照机构前应**做好准备**

将长辈送往长照机构，某种程度上和送幼儿入托一样，需要提前做好物品准备和心理准备。充分的准备能够帮助老年人尽快适应新环境下的新生活，如果准备不足则容易发生意外，导致不愉快甚至威胁健康。

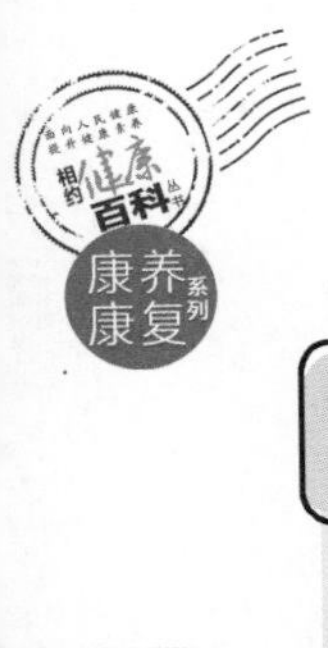

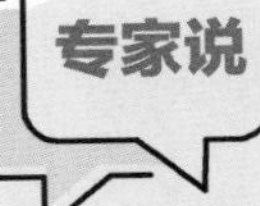

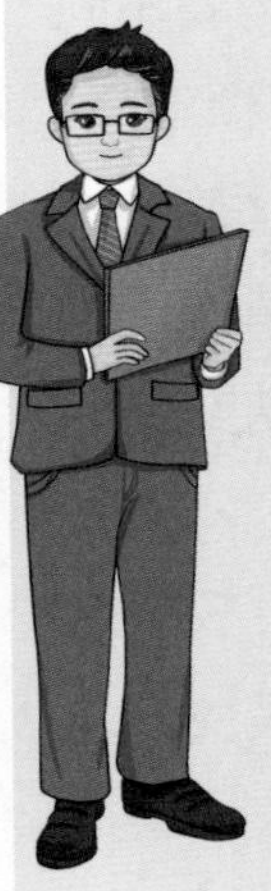

关键词

物品准备 心理准备 交接准备

1. 物品准备 老年人到新环境，周围是陌生人，容易想家。除了眼镜、拐杖、牙具、助听器这些必需品，建议带上老年人喜爱的物品，比如水杯、衣物、玩具、相册、集邮册等，这些熟悉的物品能缓解老年人的思念情绪，让老年人感觉和原来的世界保持着联系，生活仍然是安全、可控的。

2. 心理准备 最好带老年人提前到长照机构“预习”新环境，尽量征求和尊重老年人的意愿，等做好充分的准备后再入住。必要时家属可以陪住一段时间，等老年人适应后再离开。有的长照机构会为老年人准备特殊的礼物作为迎接或奖励，把房间布置成家一样的环境，将老年人喜欢的照片或图画挂在墙上，也能帮助老年人尽快喜欢上新居所。

3. 交接准备 入住长照机构通常意味着要更换照料者。家人应该将老年人的性格特点、饮食偏好、兴趣爱好、疾病史、过敏史、服药清单、作息习惯、洗澡习惯、排便规律、紧急联系人等做好交接和记录，以免突然发生环境和照料者改变后，因彼此陌生而造成意外事件。

4. 其他 可以选择已有熟人或亲友居住的养老机构，老年人入住后仍有熟悉的人做伴，就能更快适应和融入新集体。

（吕继辉）

35. 为什么入住长照机构后仍需**维系亲情**

关键词

长照机构　亲情

虽然有的老年人入住长照机构接受照顾，没有与家人住在一起，但这并不代表他们不再需要亲情。亲情是护理人员不能完全替代的，离开家庭后的老年人更需要家人的关心和问候，因此亲人们仍需设法与老年人保持联系，传递关爱，满足彼此的亲情需求。

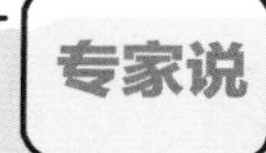

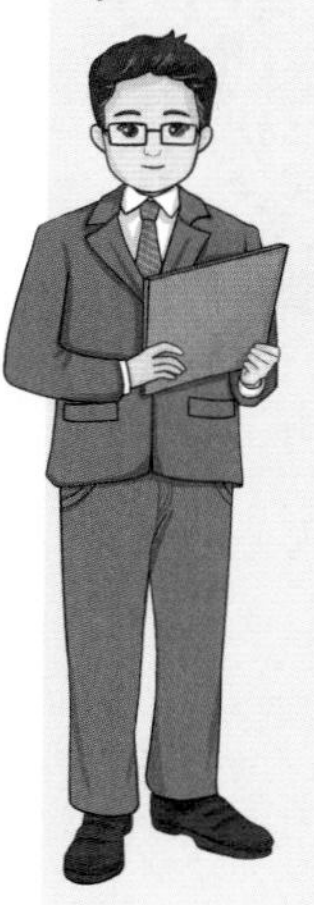

住在长照机构的老年人如同幼儿园的孩子一样，时刻盼望着亲人的探望，探视的日子里他们可能对子女的到来望眼欲穿。尤其是在重大节日，看到其他人儿孙绕膝时，更加思念亲人，如果缺少联系也就愈发失望。子女及其他亲朋好友应主动关爱住在长照机构的老年人，定期见面能促进亲情的维系，对老年人的身心健康有利。即使条件所限不能见面，也可以通过写信、电话或视频通话等方式问候，时常问候能让老年人感受到自己仍然被牵挂、被需要、被爱。

重要节日和休假时将老年人接回家享受团圆，平时寄送小礼物也能给老年人惊喜和感动，让他们觉得自己仍是家庭中重要的一员。重温这些往来信息和物件能够抚慰老年人空虚和寂寞的心灵，成为他们热爱生活、珍惜生命的理由

和精神支撑。所以，送长辈入住长照机构后，子女虽有更多的时间和精力投入到自己的家庭和工作中，但也要常常与老年人联系，利用不同方式维系亲情。

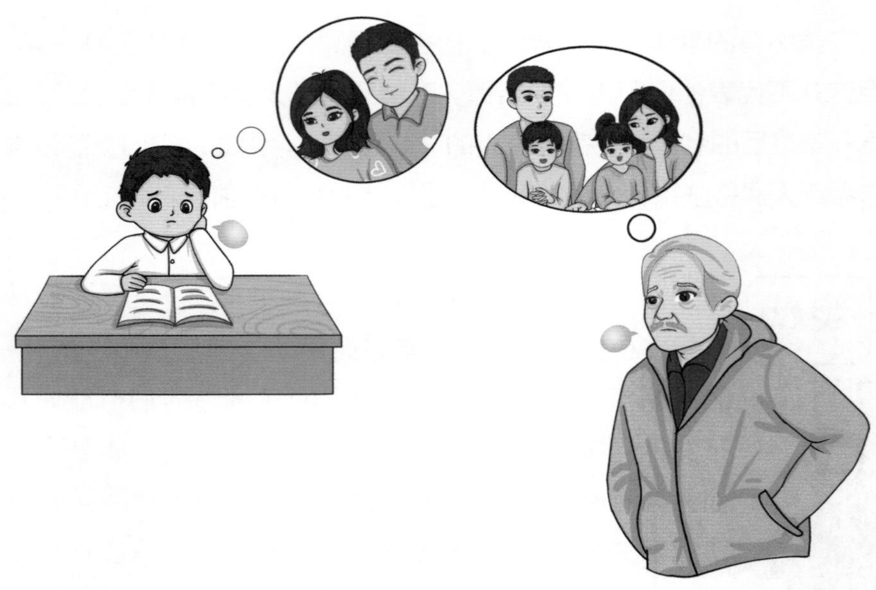

（吕继辉）